SÉRIE TERAPIA INTENSIVA PEDIÁTRICA E NEONATAL **2**

Monitorização e Suporte Hemodinâmico

Série Terapia Intensiva Pediátrica e Neonatal

*Conhecimentos atuais para uma
especialidade em crescimento*

Vol. 1 • Ventilação Não-invasiva em Neonatologia e Pediatria

Vol. 2 • Monitorização e Suporte Hemodinâmico

Vol. 3 • Fisioterapia em Terapia Intensiva Neonatal e Pediátrica

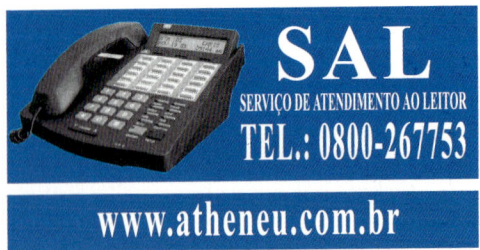

SÉRIE TERAPIA INTENSIVA PEDIÁTRICA E NEONATAL 2

Monitorização e Suporte Hemodinâmico

EDITORES

ARNALDO PRATA BARBOSA

Doutor em Clínica Médica (Saúde da Criança e do Adolescente) pela UFRJ. Especialista em Medicina Intensiva pela AMIB Professor Adjunto do Departamento de Pediatria da Faculdade de Medicina da UFRJ. Coordenador da UTI-Pediátrica do Hospital Copa D'Or, Rio de Janeiro, RJ

CÍNTIA JOHNSTON

Fisioterapeuta. Doutora em Medicina/Pediatria e Saúde da Criança pela Pontifícia Universidade Católica do Rio Grande do Sul (PUC-RS). Coordenadora do Serviço de Fisioterapia Pediátrica do Hospital São Paulo, Universidade Federal de São Paulo (UNIFESP)/Escola Paulista de Medicina (EPM). Coordenadora do Curso de Especialização em Fisioterapia Respiratória Pediátrica e Neonatal UNIFESP/EPM Professora Supervisora do Curso de Especialização em Fisioterapia Respiratória UNIFESP/EPM

WERTHER BRUNOW DE CARVALHO

Professor Adjunto, Livre Docente, do Departamento de Pediatria da UNIFESP/EPM. Chefe das Unidades de Cuidados Intensivos Pediátricos do Hospital São Paulo, Hospital Santa Catarina e Pronto Socorro/Hospital Infantil Sabará

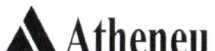

São Paulo • Rio de Janeiro • Ribeirão Preto • Belo Horizonte

EDITORA ATHENEU

São Paulo —	Rua Jesuíno Pascoal, 30 Tels.: (11) 6858-8750 Fax: (11) 6858-8766 E-mail: edathe@atheneu.com.br
Rio de Janeiro —	Rua Bambina, 74 Tel.: (21) 3094-1295 Fax: (21) 3094-1284 E-mail: atheneu@atheneu.com.br
Ribeirão Preto —	Rua Barão do Amazonas, 1.435 Tel.: (16) 3233-5400• 3233-5402 Fax: (16) 3233-5402 E-mail: editoratheneu@netsite.com.br
Belo Horizonte —	Rua Domingos Vieira, 319 — Conj. 1.104

PLANEJAMENTO GRÁFICO: Equipe Atheneu

Dados Internacionais de Catalogação na Publicação (CIP)

BARBOSA, Arnaldo Prata

B238m

Monitorização e suporte hemodinâmico / Arnaldo Prata Barbosa, Cíntia Johnston, Werther Brunow de Carvalho. – São Paulo: Atheneu, 2007.

14 x 21 cm. – (Série Terapia Intensiva Pediátrica e Neonatal, 2)

ISBN 978-85-7379-948-4
Inclui índice remissivo
Inclui leitura sugerida

1. Monitorização hemodinâmica. Sistema Cardiovascular - Doenças. I. Johnston, Cíntia. II. Carvalho, Werther Brunow de. III. Título. IV. Série.

CDD 616.10754

Índices para catálogo sistemático:

1. Monitorização hemodinâmica
   616.10754
2. Sistema Cardiovascular : Doenças
   614.591

BARBOSA A.P., CARVALHO, W.B., JOHNSTON, C.
Monitorização e Suporte Hemodinâmico
Série Terapia Intensiva Pediátrica e Neonatal, 2

© *Direitos reservados à EDITORA ATHENEU — São Paulo, Rio de Janeiro, Ribeirão Preto, Belo Horizonte, 2008*

Colaboradores

ALAN EDUARDO DA SILVA
Especialista em Cardiologia Pediátrica pela Sociedade Brasileira de Cardiologia e Sociedade Brasileira de Pediatria. Cardiopediatra do Instituto Nacional de Cardiologia Laranjeiras. Responsável pela Ecocardiografia-Fetal da Baby Cor

ALEXANDRE DE SOUZA CAUDURO
Especialista em Pediatria pela SBP e em Cardiologia Pediátrica pela SBC. Ex-residente de Cardiologia Pediátrica e Ecocardiografia em Cardiopatias Congênitas pelo INCOR/FMUSP. Ecocardiografista do Hospital Sírio Libanês, Hospital da Beneficência Portuguesa e do Hospital e Maternidade São Luis, SP

ALEXANDRE T. ROTTA, MD, FAAP
Diretor Associado da Unidade de Terapia Intensiva Pediátrica, Driscoll Children's Hospital, Corpus Christi, Texas. Professor Associado de Anestesiologia, University of Texas Medical Branch at Galveston, USA

ANDERSON GONÇALVES PANISSET
Especialista em Pediatria pela SBP. Ex-residente de Terapia Intensiva Pediátrica do Hospital Infantil Joana de Gusmão, Florianópolis, SC. Médico da Rotina da UTI-Pediátrica do Hospital Central do Exército, Rio de Janeiro, RJ. Médico da UTI-Pediátrica do IPPMG-UFRJ

ANDRESSA R. RUEDA RUIZ
Enfermeira Especialista em Pediatria pela UNIFESP/EPM. Enfermeira da UCIP do Hospital São Paulo UNIFESP/EPM.

CRISTIANE FREITAS PIZARRO
Mestre em Pediatria pela Faculdade de Medicina da Universidade de São Paulo. Médica Coordenadora da Pediatria e UTI Pediátrica do Hospital Estadual Vila Alpina. Médica da UTI Pediátrica do PSI Sabará e do Hospital Santa Catarina

CÍNTIA PIMENTA ALVARENGA
Enfermeira Coordenadora da Enfermagem da UCIP do Hospital São Paulo UNIFESP/EPM. Enfermeira da UCIP/Adulto do Hospital Sepaco

EDSON LUIZ DE LIMA
Médico Assistente da UCI Pediátrica do Hospital São Paulo UNIFESP/EPM. Cardiologista Pediátrico e Ecocardiografista do Hospital Infantil Cândido Fontoura e do Hospital Universitário da Universidade do Vale do Sapucaí, Pouso Alegre-MG

EDUARDO JUAN TROSTER
Doutor em Medicina pelo Departamento de Pediatria da Faculdade de Medicina da Universidade de São Paulo. Coordenador das Unidades de Terapias Intensivas Pediátricas do Instituto da Criança do Hospital das Clínicas da Faculdade de Medicina da Universidade de São Paulo e do Hospital Israelita Albert Einstein

FERNANDA MARTINS VIANA
Médica Assistente da Unidade Clínica de Cardiologia Pediátrica e Cardiopatias Congênitas do Adulto, Instituto do Coração do Hospital das Clínicas da FMUSP

JOSÉ FERNANDO CAVALINI
Doutor em Cardiologia pela FMUSP. Médico Assistente da Unidade Clínica de Cardiologia Pediátrica e Cardiopatias Congênitas do Adulto, Instituto do Coração do Hospital das Clínicas da FMUSP

JOSÉ OLIVA PROENÇA
Médico especialista em Medicina Intensiva Pediátrica pela Associação de Medicina Intensiva Brasileira e Sociedade Brasileira de Pediatria. Médico Chefe da Unidade de Terapia Intensiva Pediátrica e Neonatal do Hospital e Maternidade Brasil, São Paulo. Diretor de Publicações da Associação de Medicina Intensiva Brasileira

Lia Franco Serrou Camy
Fisioterapeuta Supervisora do Curso de Especialização em Fisioterapia em Neonatologia da Faculdade de Ciências Médicas da UNICAMP. Responsável pelo Semi-intensivo Neonatal do Centro de Assistência Integral à Saúde da Mulher – CAISM/UNICAMP. Especialista em Fisioterapia Neonatal: abordagem em UCI, Berçário e Ambulatório, Faculdade de Ciências Médicas da UNICAMP

Luiz Alberto Christiani
Fellow do Serviço de Cardiologia Pediátrica do Hospital Ramon Y Cajal, Madrid, Espanha. Especialista em Cardiologia Pediátrica pela Sociedade Brasileira de Cardiologia e Sociedade Brasileira de Pediatria. Mestre em Cardiologia pela Universidade do Estado do Rio de Janeiro (UERJ). Chefe do Serviço de Cardiopediatria da UERJ

Luiz Carlos Simões
Mestre em Cardiologia pela Universidade Federal Fluminense, UFF. Especialização em Cardiologia Pediátrica pelo Hospital Ramon Y Cajal, Madrid, Espanha. Especialista em Cardiologia Pediátrica pela Sociedade Brasileira de Pediatria (SBP) e Sociedade Brasileira de Cardiologia, SBC. Chefe do Serviço de Cardiologia da Criança e do Adolescente do Instituto Nacional de Cardiologia Laranjeiras, INCL, Rio de Janeiro, RJ

Maria Clara de Magalhães Barbosa
Mestre em Medicina (Pediatria) pela Universidade Federal Fluminense. Especialista em Medicina Intensiva pela AMIB Coordenadora da UTI-Pediátrica do Hospital Quinta D´Or, Rio de Janeiro, RJ

Maria de Fátima M. P. Leite
Especialista em Cardiologia Pediátrica pela Sociedade Brasileira de Cardiologia e Sociedade Brasileira de Pediatria. Mestre em Cardiologia pela Universidade do Estado do Rio de Janeiro (UERJ). Responsável pela Pós-graduação em Cardiopediatria da Universidade do Grande Rio (UNIGRANRIO)

Maria Júlia Barbosa da Silva

Especialista em Medicina Intensiva pela Associação de Medicina Intensiva Brasileira (AMIB) e Sociedade Brasileira de Pediatria (SBP). Membro da Câmara Técnica de Terapia Intensiva do CREMERJ. Chefe da UTI Pediátrica do Centro Pediátrico Lagoa, Rio de Janeiro. Médica da UTI Pediátrica do Hospital Geral de Jacarepaguá e do Instituto Nacional de Câncer (Inca), Rio de Janeiro

Maria Regina de Carvalho Coppo

Fisioterapeuta, Mestre em Saúde da Criança e do Adolescente, pelo Centro de Investigações Pediátricas da UNICAMP. Fisioterapeuta do Departamento de Pediatria da Faculdade de Ciências Médicas da UNICAMP. Responsável pela UCI Neonatal do Centro de Assistência Integral à Saúde da Mulher, CAISM/UNICAMP. Supervisora do Curso de Especialização em Fisioterapia em Neonatologia da Faculdade de Ciências Médicas da UNICAMP

Mario Marcondes Marques Júnior

Pediatra e Intensivista do Hospital Pequeno Príncipe de Curitiba Membro do Departamento Científico de Terapia Intensiva da Sociedade Paranaense de Pediatria

Mark S. Dowhy, BS

Gerente do Laboratório de Pesquisas em Terapia Intensiva Pediátrica Consultor do Programa de Suporte Extracorpóreo, The Women and Children's Hospital of Buffalo State University of New York at Buffalo, Buffalo, NY

Mônica Carvalho Sanchez Stopiglia

Fisioterapeuta, Mestre em Neurociência pelo Departamento de Neurologia, FCM/UNICAMP. Professora da Universidade Paulista UNIP, Campinas Responsável pela Área de Fisioterapia Neonatal/Pediátrica do Centro de Assistência Integral à Saúde da Mulher, CAISM/UNICAMP. Responsável pelo Curso de Especialização em Fisioterapia em Neonatologia da Faculdade de Ciências Médicas da UNICAMP. Responsável pelo Serviço de Fisioterapia da Maternidade de Campinas. Professora da Metrocamp

Nelson Horigoshi
*Diretor Clínico do Pronto-socorro Infantil Sabará.
Médico Intensivista da Unidade de Terapia Intensiva
Pediátrica do Pronto Socorro Infantil Sabará*

Nilton Ferraro Oliveira
*Doutor em Ciências pela Universidade Federal de São Paulo –
Escola Paulista de Medicina. Médico Assistente da Unidade de Cuidados
Intensivos Pediátricos do Hospital São Paulo*

Paulo Ramos David João
*Professor de Pediatria das Faculdades de Medicina da PUC-PR
e do UNICENP (Centro Universitário Positivo) de Curitiba
Chefe da UTI Pediátrica do Hospital Pequeno Príncipe de Curitiba.
Membro do Conselho Científico do Departamento de Terapia
Intensiva da Sociedade Brasileira. Presidente do Departamento de
Terapia Intensiva da Sociedade Paranaense de Pediatria*

Priscilla Joyal, RN, BSN, CPN
*Coordenadora Clínica do Programa de Suporte Extracorpóreo,
Driscoll Children's Hospital, Corpus Christi, Texas*

Raul Gutierrez y Lamellas
*Chefe da UTI Pediátrica do Hospital do Câncer SP, Médico Diarista
da UTI Pediátrica do Hospital Municipal Arthur Ribeiro de Saboya, SP*

Sandra J. Pereira
*Especialista em Cardiologia pela Sociedade Brasileira de Cardiologia
(SBC) e em Cardiologia Pediátrica pela SBC e Sociedade Brasileira
de Pediatria (SBP). Representante para a America do Sul da Pediatric
Cardiac Intensive Care Society (EUA). Chefe do Serviço de Cardiologia
Pediátrica do Hospital dos Servidores do Estado do Rio de Janeiro, RJ.
Responsável pelo Pós-operatório de Cirurgia Cardíaca Pediátrica da
Rede Perinatal Laranjeiras, Rio de Janeiro*

Prefácio

Dando continuidade à Série de Terapia Intensiva Pediátrica e Neonatal, neste exemplar, Volume nº 2, "Monitorização e Suporte Hemodinâmico" serão abordados a avaliação e o suporte cardiocirculatório da criança grave em 15 capítulos, procurando fornecer um material atual e que possa servir como fonte de referência em relação aos diferentes aspectos da monitorização e do suporte hemodinâmico. As técnicas de monitorização diferem em relação à sua efetividade, outras apresentam pouco benefício e consomem um recurso muito grande e, algumas técnicas podem ocasionar efeitos adversos importantes à criança. A utilização de tecnologia relacionada à monitorização, nunca deve ser um fim, utilizada isoladamente, mas um meio para um manejo mais adequado da criança.

Relembrando que com esta série pretende-se facilitar ao leitor o aprendizado e a reciclagem de temas atuais, polêmicos e em processo de busca de evidências. No próximo volume será abordado o tema "Fisioterapia em Terapia Intensiva Pediátrica e Neonatal.

Agradecemos a todos os colaboradores que aceitaram o nosso convite e tornaram possível a realização deste volume.

Arnaldo Prata Barbosa
arnaldoprata@ufrj.br

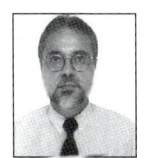

Cíntia Johnston
cintiajohnston@terra.com.br

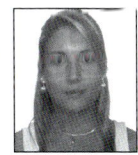

Werther Brunow de Carvalho
wertherbru.dped@unifesp.epm.br

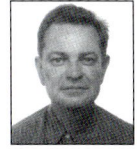

Sumário

1 Embriologia e Anatomia do Sistema Cardiovascular, *1*
Luiz Carlos Simões

2 Princípios de Fisiologia Cardiocirculatória, *31*
Anderson Gonçaves Panisset
Alexandre de Souza Cauduro
Arnaldo Prata Barbosa

3 Interação Cardioventilatória, *65*
Nelson Horigoshi
Nilton Ferraro Oliveira

4 Monitorização Hemodinâmica Básica, *77*
Werther Brunow de Carvalho
Cíntia Johnston

5 Monitorização Hemodinâmica Avançada, *109*
Edson Lima

6 Disfunção Miocárdica, *121*
Luiz Alberto Christiani
Alan Eduardo da Silva
Maria de Fátima M.P. Leite

7 Reposição Volêmica, *147*
José Oliva Proença Filho
Raul Gutierrez y Lamelas

8 Drogas Vasoativas, *161*
Eduardo Juan Troster
Cristiane Freitas Pizarro

9 Choque Hipovolêmico, *179*
José Fernando Cavalini
Fernanda Martins Viana

10 Choque Cardiogênico, *193*
Maria Júlia Barbosa da Silva
Sandra J. Pereira

11 Choque Séptico, *235*
Arnaldo Prata Barbosa
Maria Clara de Magalhães Barbosa

12 Outros Tipos de Choque, *263*
Paulo Ramos David João
Mário Marcondes Marques Júnior

13 Suporte Hemodinâmico Extracorpóreo, *279*
Alexandre T. Rotta
Priscilla Joyal
Mark S. Dowhy

14 Cuidados de Fisioterapia para o Paciente com Alterações Hemodinâmicas, *303*
Mônica Carvalho Sanchez Stopiglia
Maria Regina de Carvalho Coppo
Lia Franco Serrou Camy

15 Cuidados de Enfermagem para o Paciente com Alterações Hemodinâmicas, *339*
Andressa R. Rueda Ruiz
Cíntia Pimenta Alvarenga

Índice Remissivo, *347*

Embriologia e Anatomia do Sistema Cardiovascular

Luiz Carlos Simões

EMBRIOLOGIA CARDIOVASCULAR

- ❑ O desenvolvimento embriológico do coração tem sido estudado por muitos autores, tanto em embriões humanos quanto em embriões de outras espécies (aves, ovelhas, ratos, entre outros). A maioria destes estudos é realizada com as técnicas clássicas de embriologia descritiva (cortes histológicos seriados e reconstruções em cera). Entretanto, considera-se inadequado, por muitos autores, estudar por estas técnicas os processos de um desenvolvimento eminentemente dinâmico, como o do coração e dos grandes vasos.
- ❑ Porém, a utilização crescente de técnicas experimentais, no estudo do desenvolvimento cardíaco, tem permitido importantes avanços neste campo da ciência e, sem dúvida, demonstra-nos que há muito ainda a ser conhecido e estabelecido.
- ❑ Ainda que os eventos morfológicos do desenvolvimento embrionário estejam relacionados no espaço e no tempo, para facilitar o entendimento, será feita uma descrição em separado, até quando possível, do desenvolvimento embriológico dos diferentes segmentos e estruturas de fusão, incorporação e absorção do coração e dos grandes vasos.

A. A Formação do Tubo Cardíaco

❏ No período de blástula, o embrião está formado por duas capas celulares – o "epiblasto" e o "hipoblasto" – separadas por uma cavidade denominada "blastocele". Neste período, os futuros órgãos não estão representados por grupos celulares com localização topográfica específica, mas são semelhantes entre si na histologia e denominados "pré-áreas". As "pré-áreas cardíacas" estão situadas no "epiblasto", são bilaterais e simétricas a cada lado da linha primitiva, aproximadamente no nível de seu terço médio (Fig. 1.1A).

❏ No período de gástrula, o embrião tem uma estrutura em três lâminas – ectoderma, mesoderma e endoderma – e os órgãos estão representados por grupos celulares com uma localização em uma das três lâminas mencionadas, ainda semelhantes entre si, que agora são denominadas "áreas". As "áreas" estão determinadas para um órgão específico. As "áreas cardíacas" estão situadas no mesoderma, sendo bilaterais, simétricas e situadas a cada lado do nódulo de Hensen (Fig. 1.1B).

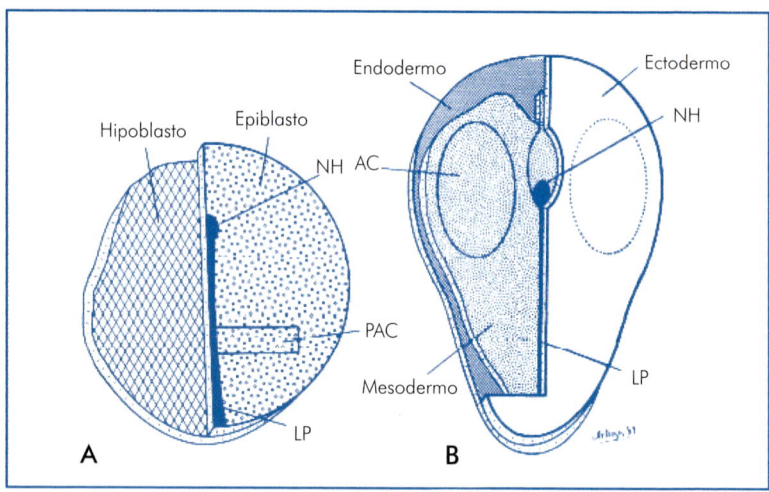

Fig. 1.1 – *Representação esquemática do disco embrionário nos períodos de blástula e gástrula. Visão superior. A. Blástula em que foi suprimida a metade esquerda do epiblasto para ilustrarmos as características da estrutura bilaminar que o embrião apresenta nesta etapa do desenvolvimento. Observe a localização das "pré-áreas" cardíacas (PAC) no epiblasto. B. Gástrula em que se suprimiu a metade esquerda do ectoderma, ilustrando a morfologia trilaminar que o embrião apresenta nesta fase. Observamos que as áreas cardíacas (AC) estão no mesoderma, a cada lado do nódulo de Hensen (NH). LP: linha primitiva.*

- No final do período de gástrula, as áreas cardíacas se unem no seu extremo cefálico, em forma de "U" invertido. Ao terminar a gástrula começa o período de tubulação do coração, iniciando-se a segmentação do mesoderma e o desenvolvimento do tubo neural, do intestino anterior e das paredes do corpo.

- O mesoderma compreende três segmentos: o "mesoderma para-axial" que dará origem aos somitos; o "mesoderma intermediário", do qual se origina o sistema genitourinário; e o "mesoderma lateral", formado por duas folhas separadas por uma cavidade denominada celoma embrionário. Uma destas folhas se une ao "ectoderma" (parede do corpo), constituindo a "somatopleura", e a outra ao "endoderma" (parede do intestino), formando a "esplancnopleura" (Fig. 1.2).

- As *células pré-cardíacas* ou *cardiogênicas* que durante o final do período de gástrula estavam situadas no mesoderma e em forma de ferradura são agora identificadas na esplancnopleura (Fig. 1.2A), constituindo a placa cardiogênica.

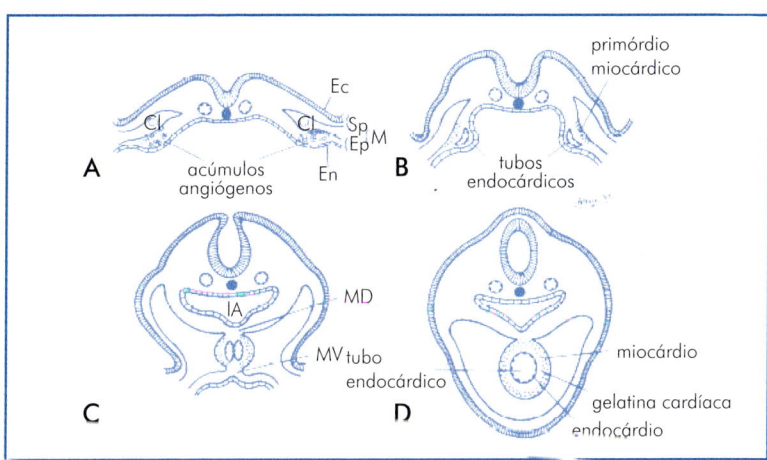

Fig. 1.2 – Representação esquemática de cortes transversais de embriões no plano dos esboços cardíacos durante o processo de tubulação e fusão dos primórdios cardíacos. A. Início da tubulação. Observe a delaminação do mesoderma (M) e a presença de acúmulos angiogênicos na esplancnopleura (Ep). B. A tubulação se acentua e os acúmulos angiogênicos constituem tubos endocárdicos, a cada lado do embrião, circundados por grupamentos celulares que formam os primórdios miocárdicos. C. Os tubos endocárdicos se encontram na região posterior e medial e iniciam sua fusão. A tubulação termina, assim como a fusão dos tubos endocárdicos, os quais constituem um tubo endocárdico único e situado na posição posterior em relação ao intestino anterior. IA: intestino anterior; Cl: celoma intra-embrionário; Ec: ectoderma; En: endoderma; MD: mesocárdio dorsal; MV: mesocárdio ventral (posterior); Sp: somatopleura.

- A placa cardiogênica se encontra em posição pré-cefálica, circundando a prega cefálica e sendo limitada dorsalmente pela cavidade pericárdica primitiva, que tem a forma de ferradura, e ventralmente pelo endoderma do saco vitelino.

- Esta placa é precursora do "manto mioendocárdico" e dela, a partir de pequenos grupos de células provenientes de sua parede ventral, originam-se múltiplos "acúmulos angiogênicos" que se cavitam e se interconectam formando plexos extensos em ambos os ramos da "ferradura cardiogênica" e constituem, ao longo da mesma, o tubo endocárdico em cada um de seus ramos.

- A esplancnopleura próxima sofre um processo de espessamento, do qual irão se originar os primórdios miocárdicos (Fig. 1.2B). Nesta fase, a placa cardiogênica ainda não tem evidência morfológica que indique a localização das cavidades cardíacas primitivas.

- A placa cardiogênica, que inicialmente tem uma posição cefálica em relação à prega cefálica, sofre um deslocamento em direção póstero-medial (Fig. 1.2), o que determina sua aproximação dos tubos endocárdicos e primórdios miocárdicos. Estes se fundem e constituem um "tubo único endocárdico", circundado posterior e lateralmente pelo miocárdio (Fig. 1.2D).

- A fusão dos primórdios miocárdicos ocorre no nível da região do tubo cardíaco primitivo, conhecido como *bulbus cordis*. A partir da fusão dos primórdios cardíacos, este vai progredindo caudalmente, constituindo o tubo cardíaco primitivo (Fig. 1.3).

- O tubo cardíaco primitivo está formado externamente por uma grossa capa miocárdica, contendo em seu interior o tubo endocárdico, e entre estes dois se encontra uma grossa capa de material amorfo,

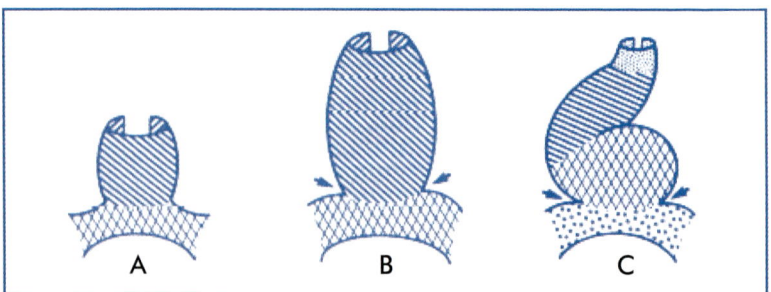

Fig. 1.3 – *Representação esquemática do tubo cardíaco em sua fase inicial. Visão posterior. A, B e C. O coração tem uma forma tubular, somente estando presentes os primórdios dos ventrículos, do bulbus cordis e dos átrios primitivos.*

acelular, rica em mucopolissacarídeos, colágeno e glicoproteínas, conhecida como "gelatina cardíaca de Davis". Esta capa miocárdica está formada exclusivamente por miócitos cardíacos em desenvolvimento (originados do mesoderma esplâncnico pré-cardíaco) com uma característica de acumulação de miofibrilas em seu interior.

❏ Durante a terceira semana de desenvolvimento, o coração está formado por células aglutinadas em um conjunto em forma de "U" invertido denominado região cardiogênica.

❏ No 19º dia (terceira semana) e a partir deste conjunto de células, formam-se dois tubos endocárdicos. Como o coração sofre uma dobra lateral, os dois tubos se fundem formando o que se denomina tubo cardíaco primitivo. Este tem, em seu desenvolvimento, áreas das quais se desenvolvem as estruturas do coração de anatomia normal.

❏ No 22º dia, o coração inicia os batimentos; no 23º dia, o coração dobra, gira e o ventrículo primitivo se move para a esquerda do embrião e o átrio primitivo e o seio venoso se movem superiormente. O *bulbus cordis* se desloca em direção inferior e anterior, e para a direita do embrião. O seio venoso é agora posterior ao átrio primitivo (Fig. 1.4).

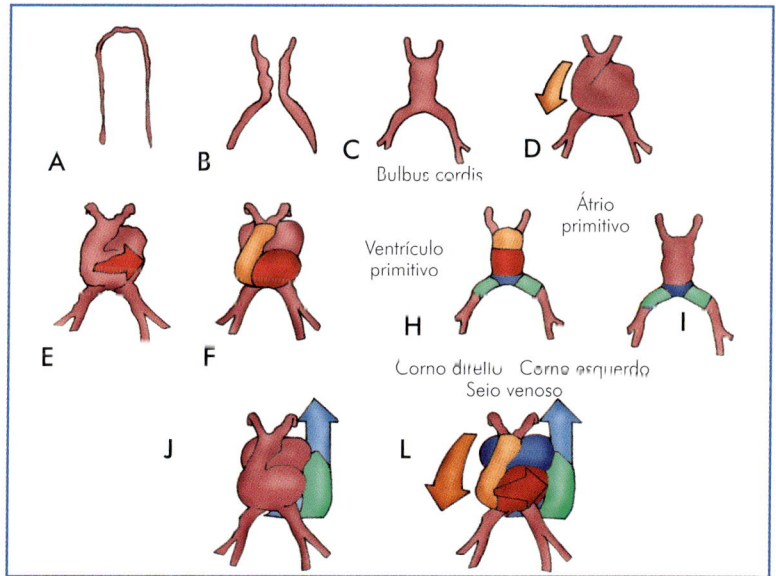

Fig. 1.4 – *Formação do tubo cardíaco primitivo.*

B. Formação e Desenvolvimento do Septo Interatrial

- Os átrios definitivos são estruturas que se originam a partir dos átrios primitivos e de um componente venoso: o seio venoso no átrio direito ou a veia pulmonar primitiva no átrio esquerdo.

- No feto em desenvolvimento, os pulmões (e a circulação pulmonar) não são funcionais do ponto de vista hemodinâmico. A resistência vascular pulmonar é elevada e as pressões no ventrículo direito são similares ou superiores às do ventrículo esquerdo. As pressões no átrio direito são também elevadas, o que provoca o desvio de grande parte do débito do átrio direito ao átrio esquerdo.

- O primeiro esboço de septação atrial se inicia com o crescimento do *septum primum*, que aparece ao final da quarta semana de gestação como um tecido em forma de crescente que se desenvolve em direção aos coxins endocárdicos. Este septo está formado por uma delgada capa miocárdica que se origina na parede dorsal e cefálica do átrio comum entre o *ostium* sinoatrial e a veia pulmonar primitiva. O bordo livre e côncavo do *septum primum* e os coxins endocárdicos superior e inferior do canal atrioventricular delimitam uma ampla comunicação entre as metades direita e esquerda do átrio comum, o forame *primum*. Este permite a passagem de sangue da direita para a esquerda no período da embriogênese.

- O *septum primum* cresce em direção caudal e ventral, produzindo uma progressiva diminuição do tamanho do forame *primum*. Este finalmente é fechado por tecidos do *septum primum* e dos coxins do canal atrioventricular.

- Mas pouco antes que ocorra o fechamento do forame *primum*, na região dorsal do *septum primum* aparecem múltiplas zonas de morte celular, que deixam várias perfurações que finalmente coalescem e constituem um orifício único denominado *septum secundum*.

- Este novo orifício assegura a passagem de sangue da direita para a esquerda quando se fecha totalmente o forame *primum*. À direita do *septum primum*, irá se desenvolver um segundo septo, o *septum secundum*. Este se forma na parede dorsal do átrio, entre o *septum primum* e a valva esquerda do seio venoso, e tem também uma forma decrescente com suas pontas dirigidas para a desembocadura da futura veia cava inferior.

- Este segundo *septum* cresce fundamentalmente por suas pontas, crescendo pouco por seu bordo livre. As pontas do *septum secundum* finalmente se encontram e se fusionam na região próxima da desembocadura da veia cava inferior, deixando desprovido de *septum secundum* a sua porção central, justamente abaixo do forame *secundum*. Esta porção central é denominada orifício oval, com um assoalho constituído de *septum primum* e o anel ou limbo, formado por *septum secundum*.

- Esta característica disposição do forame *secundum* e da fossa oval em diferentes níveis do *septum primum* e do *septum secundum*, respectivamente, permite a passagem de sangue da direita para a esquerda no espaço compreendido entre eles e impede a passagem da esquerda para a direita pela ação valvar do *septum primum*. É indispensável que esta comunicação entre os átrios permaneça permeável durante a vida embrionária.

- Após o nascimento ocorre o fechamento fisiológico do orifício oval devido ao aumento da pressão no átrio esquerdo e diminuição do átrio direito. O fechamento anatômico desta comunicação ocorre durante os 2 primeiros anos de vida, ainda que cerca de 25% dos indivíduos normais a tenham permeável durante toda a vida (forame oval patente).

- Ao final da quarta semana, um tecido em forma decrescente denominado *septum primum* inicia seu crescimento em direção aos coxins endocárdicos, formando entre os átrios o *ostium primum*. Com o crescimento do *septum primum* temos a diminuição da abertura entre o *septum primum* e os coxins endocárdicos, e o denominado forame *primum* diminui progressivamente, mas permanece aberto da direita para esquerda, devido ao *shunt* da direita para esquerda por direcionamento do fluxo e pressões elevadas no átrio direito.

- Antes do fechamento do forame *primum*, perfurações aparecem na parede do *septum primum*. Estas perfurações se fundem e formam uma comunicação única que se denomina *ostium secundum*. Forma-se então uma nova passagem de sangue do átrio direito para o átrio esquerdo antes do forame *primum* se fechar. À medida que o forame *primum* se fecha, o forame *secundum* aumenta suas dimensões. Um novo tecido em forma decrescente aumenta em direção aos coxins endocárdicos.

- O *septum secundum* é muscular e mais espesso do que o *septum primum*, que é membranoso. Próximo à sexta semana, o *septum primum* termina seu crescimento. Mantém, entretanto, uma permanente abertura em sua parede posterior e inferior, denominada forame *ovale*.

❑ O forame *secundum* alarga-se e a parte superior do *septum primum* gradualmente se absorve. A porção inferior do *septum primum* mantém-se, e agora é a valva do forame *ovale*. Ela cobre o forame *ovale* e constitui um tecido em forma de aba que se move quando o fluxo de sangue se dirige do átrio direito para o átrio esquerdo.

❑ Quando a criança nasce e inicia a respiração, os pulmões e a circulação pulmonar se tornam funcionais e, como resultado, as pressões no lado direito do coração tornam-se menores do que as do lado esquerdo do coração. O aumento das pressões no átrio esquerdo pressiona a valva do forame *ovale* contra seus bordos, evitando a passagem de sangue entre os átrios.

❑ Esta valva do forame oval progressivamente se funde com os bordos do *septum secundum,* e em torno do primeiro ano de vida, 70% das pessoas têm os átrios funcional e anatomicamente sem comunicação entre os átrios através do forame *ovale*.

❑ O seio venoso inicialmente se conecta com o segmento atrial através do *ostium* sinoatrial. Externamente, o *ostium* sinoatrial tem dois sulcos, denominados sulcos sinoatriais direito e esquerdo e, internamente, duas pregas laterais que resguardam este orifício e são denominadas valvas direita e esquerda do seio venoso.

❑ A veia pulmonar primitiva aparece desde a parede dorsal do átrio esquerdo. Enquanto isto ocorre, os pulmões estão iniciando seu desenvolvimento desde a faringe primitiva e envolvidos por um extenso plexo venoso pulmonar, que drena as veias cardinais e o plexo esplênico.

❑ Posteriormente, a veia pulmonar primitiva conecta-se com o plexo venoso pulmonar, estabelecendo uma conexão entre ambos os sistemas. O plexo venoso pulmonar forma um ramo pulmonar principal para cada pulmão, que são progressivamente incorporados à parede posterior do átrio esquerdo, estabelecendo uma conexão destes ramos venosos pulmonares através de quatro orifícios independentes. A incorporação da veia pulmonar primitiva e de seus ramos direito e esquerdo ao átrio primitivo originam a porção sinusal do átrio esquerdo primitivo (Fig. 1.5).

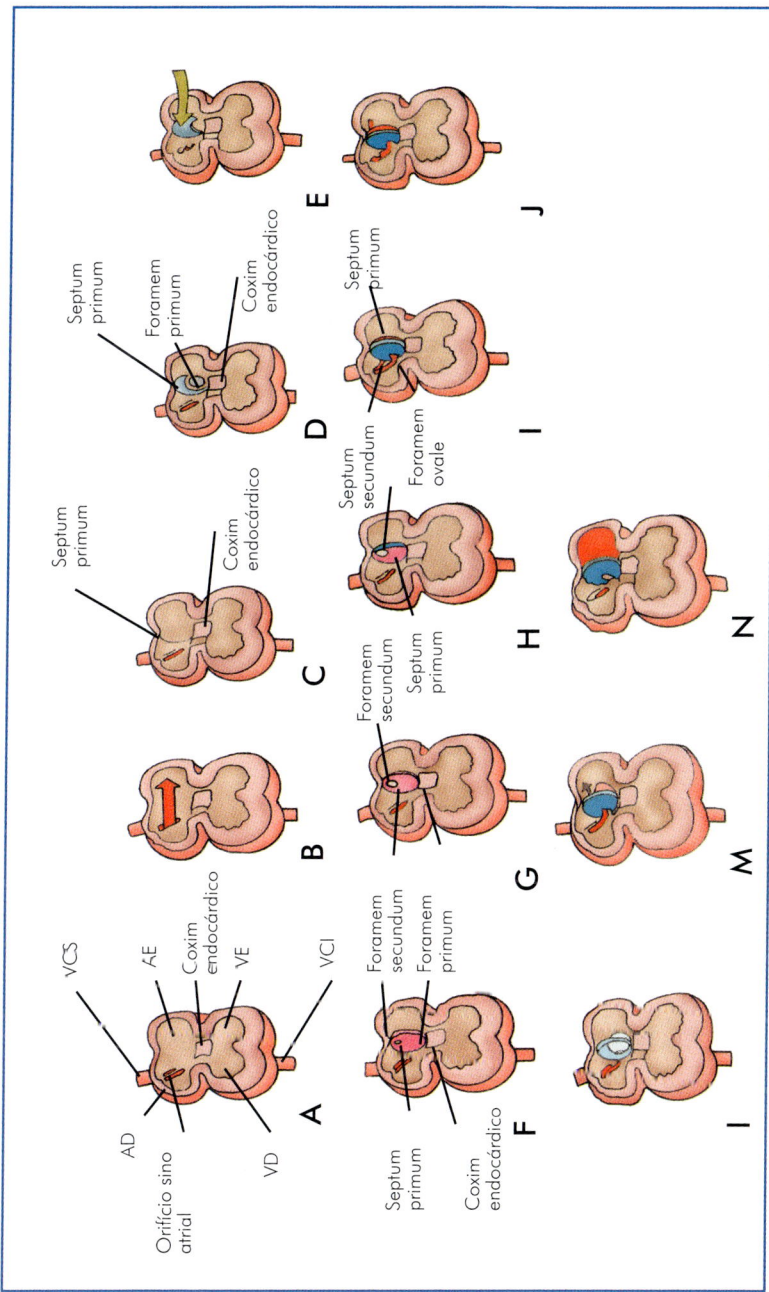

Fig. 1.5 – *Formação e desenvolvimento do septo interatrial.*

C. A Divisão do Canal Atrioventricular (Visões Lateral e Anterior)

- A divisão entre os segmentos atrial e ventricular se faz através do canal atrioventricular, e de estruturas das quais se origina o septo atrioventricular e que participam no desenvolvimento das valvas atrioventriculares e dos septos atrial e ventricular.

- O canal atrioventricular aparece na etapa de asa, fazendo uma união entre o átrio comum e a asa do bulbo ventricular. Externamente, há dois sulcos denominados sulcos atrioventriculares e que têm internamente a correspondência de duas cristas. Na fase de pós-asa, o desenvolvimento da asa bulboventricular e o deslocamento do átrio comum em direção cefálica, mudam a orientação do canal atrioventricular para dorsal e ventral, situando-se o átrio primitivo em posição dorsal e o ventrículo primitivo em posição ventral.

- No interior do canal atrioventricular, em seus bordos ventral, superior, dorsal e inferior, aparecem duas grandes massas de tecido mesenquimal – os coxins endocárdicos do canal atrioventricular. Estes coxins endocárdicos, quando vistos desde sua face ventricular, têm uma forma mais ou menos quadrilátera, continuando-se sem linha de demarcação com os septos atrial e ventricular, que iniciam seu desenvolvimento.

- Os coxins endocárdicos crescem progressivamente para a luz do canal atrioventricular, aproximando-se entre si e, ainda que não fusionados, dividem o canal atrioventricular em orifícios direito e esquerdo. Os extremos atriais de ambos os coxins endocárdicos com as extremidades (pontas) do *septum primum* atrial, delimitam o forame *primum*. O forame *primum* se fecha por tecido dos coxins endocárdicos do canal atrioventricular, iniciando a fusão destes últimos por seu extremo atrial e progredindo em direção aos ventrículos. Ao mesmo tempo em que ocorre a divisão do canal atrioventricular, nas paredes laterais do mesmo aparecem duas protuberâncias de tecido mesenquimal denominadas coxins laterais direito e esquerdo e que irão participar no desenvolvimento da porção lateral das valvas atrioventriculares.

- O extremo ventricular do coxim dorsal inferior se continua com o extremo dorsal do septo interventricular primitivo, enquanto o coxim ventral superior o faz com o extremo ventral do septo interventricular primitivo, anexando-se ao extremo ventricular da crista ventral esquerda do cono. Estas estruturas delimitam o forame bulboventricular, que está presente neste momento. O coxim súpero-anterior começa a sofrer um processo de remodelação e adelgaçamento e adquire uma morfologia de túnel, com concavidade para a esquerda.

❏ Enquanto os coxins endocárdicos estão se fundindo, o cono é incorporado ao segmento ventricular, ficando alojado o cono posterior e medial na caneleta formada no coxim posterior e superior, desta forma adquirindo o ventrículo esquerdo sua via de saída.

❏ O coxim posterior e inferior se curva para a direita de tal forma que seu tubérculo direito fica em um nível mais baixo do que o esquerdo. Do primeiro se originará a valva septal da tricúspide, e do segundo, o segmento aórtico da valva mitral. Esta diferença de nível entre os dois tubérculos determina a existência de um nível distinto de inserção da valva septal da tricúspide e da porção aórtica da valva mitral e define a existência de uma porção septal que separa o átrio direito do ventrículo esquerdo e que é conhecida como septo atrioventricular.

❏ Os átrios e os ventrículos são conectados internamente por uma abertura interna chamada de canal atrioventricular. O sangue entra no átrio e através do canal atrioventricular chega ao ventrículo e é ejetado do ventrículo por meio do tronco arterioso comum.

❏ Uma massa de tecidos chamados coxins endocárdicos está localizada em lados opostos do canal atrioventricular. Os coxins endocárdicos denominados anterior e superior crescem em direção um ao outro, fundem-se e dividem o canal atrioventricular em dois orifícios independentes (separados).

❏ Estas duas aberturas independentes são denominadas canais atrioventriculares direito e esquerdo. Os canais atrioventriculares se tornam os orifícios atrioventriculares direito e esquerdo do coração. Agora, o sangue que entra nos átrios chega ao ventrículo através de dois orifícios atrioventriculares independentes e então se escoa do coração (Figs. 1.6 e 1.7).

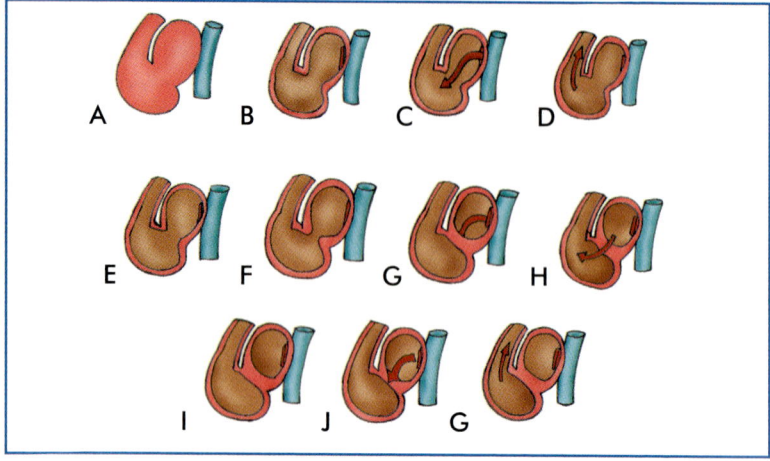

Fig. 1.6 – *Desenvolvimento do canal atrioventricular (visão lateral).*

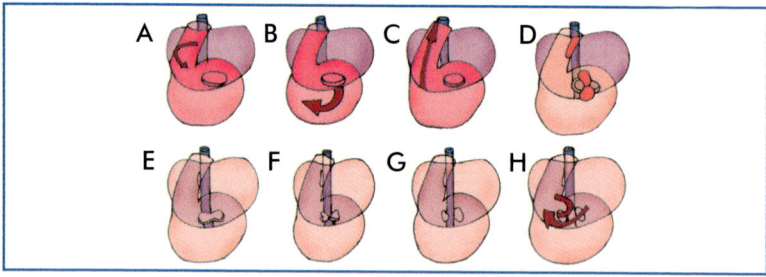

Fig. 1.7 – *Desenvolvimento do canal atrioventricular (visão anterior).*

D. Desenvolvimento da Aorta, da Artéria Pulmonar Principal, do Septo Interventricular e do Pericárdio

- ❏ O septo interventricular definitivo se forma de um mosaico por tecidos provenientes do septo ventricular primitivo, dos coxins do canal atrioventricular e das cristas do tronco cono.

- ❏ O septo ventricular primitivo está diretamente relacionado com o processo de desenvolvimento ventricular. Durante a etapa de pós-asa precoce (horizontes XII e XIII), no ápice da região bulboventricular, forma-se uma crista miocárdica proeminente, maior do que o restante das trabéculas, que irá se constituir no esboço do septo ventricular primitivo.

- As bolsas trabeculares dos ventrículos iniciam um crescimento centrífugo, que tem como resultado a aproximação e o adosamento de suas paredes apicais e mediais, justamente abaixo do esboço do septo interventricular primitivo. Este septo tem em sua porção cefálica um bordo livre côncavo e um extremo dorsal que se continua com o coxim posterior e inferior do canal atrioventricular e com a crista esquerda do cono. O septo interventricular primitivo e sua continuidade com os coxins do canal atrioventricular irão separar as porções de entrada e trabecular dos ventrículos.

- Precocemente no desenvolvimento do coração, o sangue flui desde o átrio para o ventrículo comum através dos canais atrioventriculares direito e esquerdo e sai pelo tronco arterioso comum. Ao final da quarta semana, o septo muscular cresce desde o assoalho do ventrículo comum. Este septo em crescimento divide o ventrículo comum em ventrículos direito e esquerdo. Uma abertura permanece entre o septo muscular ventricular e os coxins endocárdicos fusionados. Esta abertura residual se denomina forame interventricular.

- Dois coxins (tecidos) aparecem no tronco arterioso e estes crescem em direção um ao outro e formam um septo espiralado chamado septo aórtico pulmonar. Este septo aórtico pulmonar divide o tronco arterioso comum no tronco pulmonar e na aorta. O septo aórtico pulmonar se fundirá com os coxins endocárdicos e o septo muscular ventricular. Quando o septo aórtico pulmonar, o septo muscular ventricular e os coxins endocárdicos se fundem por volta da oitava semana, esta fusão ao final formará o septo ventricular membranoso.

- O septo membranoso fecha o que se denominava anteriormente de forame interventricular. Na Fig. 1.8 ilustramos como o septo aórtico pulmonar está alinhado e espiralado dentro do tronco arterioso comum. Nas imagens A e B demonstramos como o fluxo entra desde o canal atrioventricular direito ao ventrículo direito e é ejetado pelo tronco pulmonar, o mesmo ocorre no lado esquerdo que agora é ejetado na aorta (Fig. 1.8).

- No início da quinta semana, a dobra pleuropericárdica desenvolve-se desde a parede lateral e cresce em direção à linha mediana. Nesta migração, a dobra pleuropericárdica leva com ela o nervo frênico. Enquanto a dobra se dirige para linha média do embrião, sua base se move ventralmente. Este crescimento explica porque o nervo frênico está próximo e fixado ao pericárdio. Ao final da quinta semana, a dobra pleuropericárdica se funde, dividindo a cavidade torácica nas cavidades pleurais e pericárdica (Fig. 1.9).

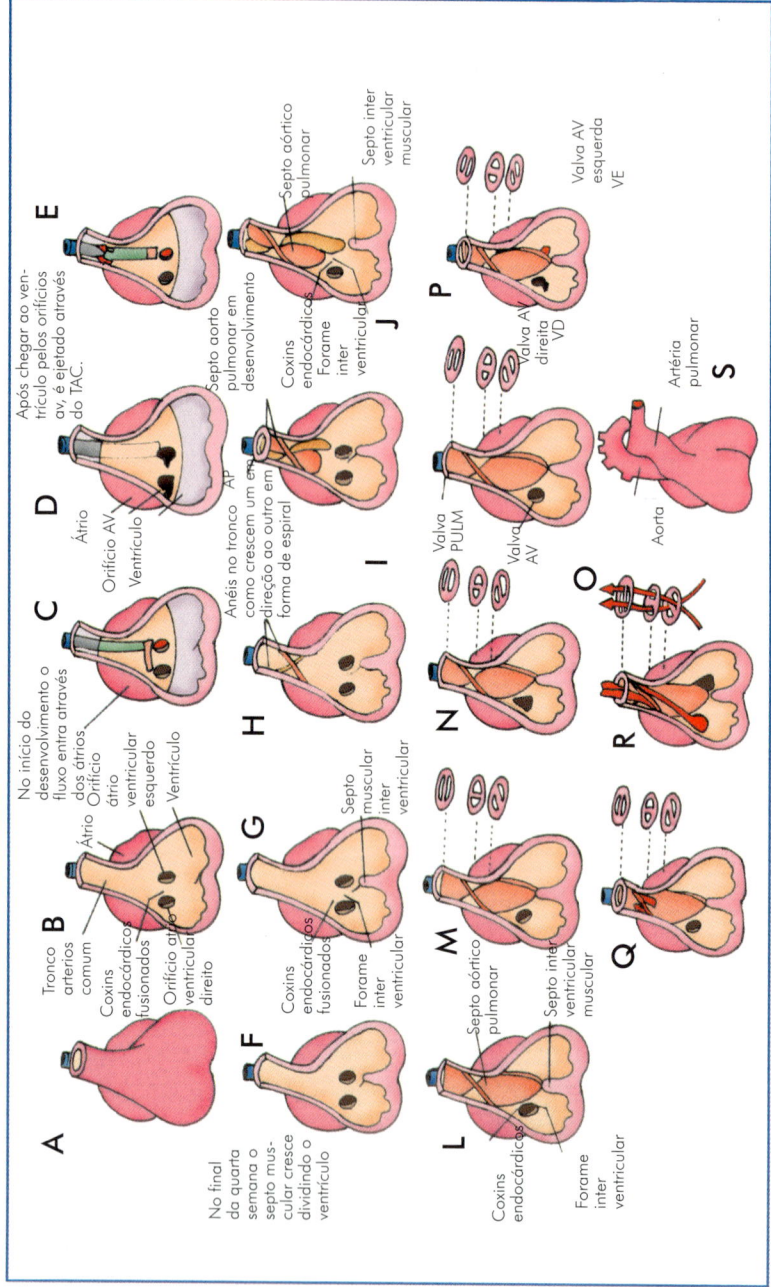

Fig. 1.8 – *Desenvolvimento do septo interventricular, aorta e artéria pulmonar principal.*

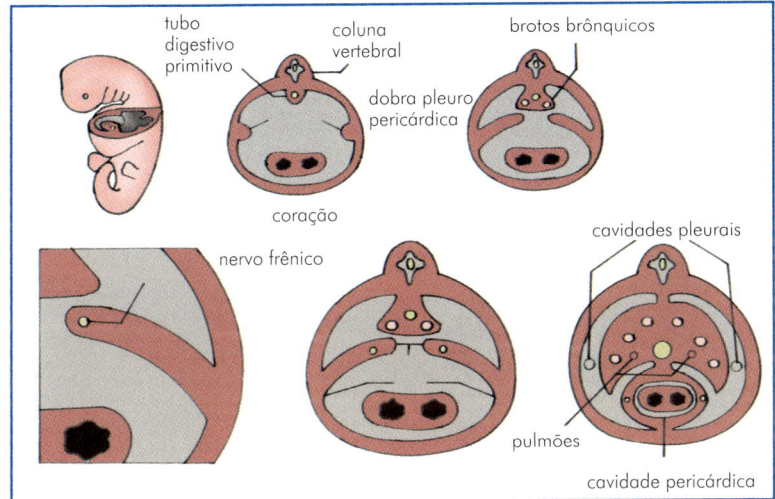

Fig. 1.9 – *Desenvolvimento do pericárdio.*

E. Desenvolvimento da Aorta, de Vasos Aórticos Principais, das Artérias Pulmonares e de Ducto Arterioso

❑ Nas Figs. 1.10 e 1.11 e na Tabela 1.1 observa-se um resumo do desenvolvimento dos arcos aórticos embrionários e dos vasos correspondentes.

Tabela 1.1 – Desenvolvimento dos Vasos do Arco Aórtico (do dia 29 à 7ª semana)		
Vasos	Esquerda	Direita
1º arco	Regride – Parte da artéria maxilar	
2º arco	Regride – a. Estapédica	
3º arco	Artérias carótida comum, interna e externa, D e E	
4º arco	Parte do Arco Aórtico	Parte da a. subclávia D
6º arco	A. pulmonar D	Ductus Arteriosus
7º arco	A. subclavia E	Parte da a. subclávia D
Aorta dorsal	Aorta torácica descendente	Regride – parte da artéria subclávia D

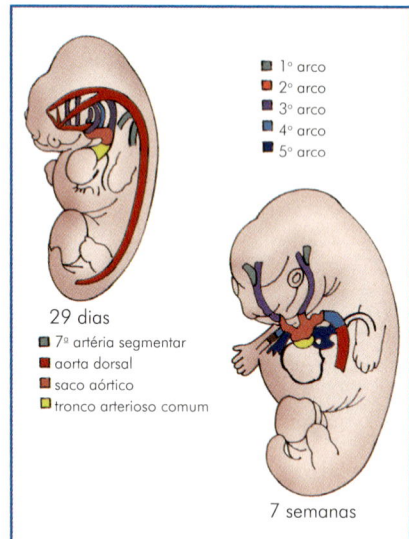

Fig. 1.10 – Desenvolvimento da aorta, dos vasos aórticos principais, da artéria pulmonar e do ducto arterioso.

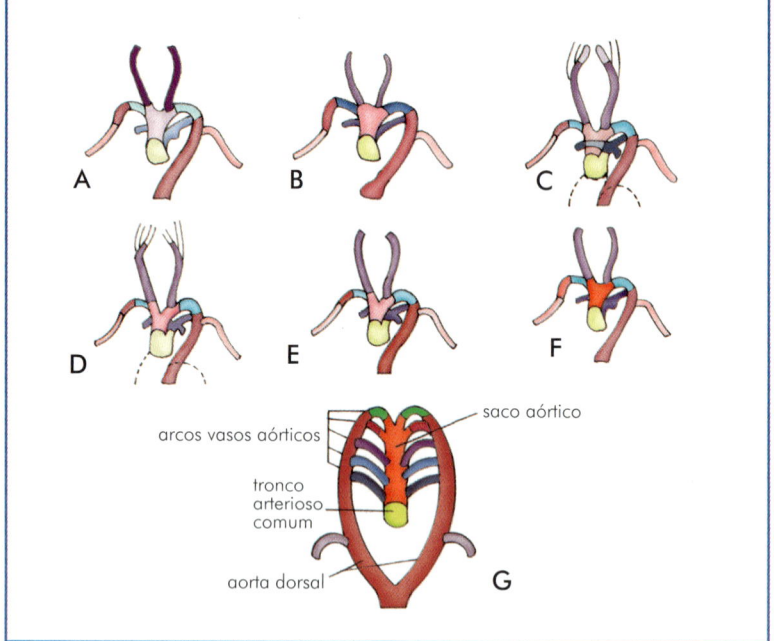

Fig. 1.11 – Desenvolvimento da aorta, dos vasos aórticos principais, da artéria pulmonar e do ducto arterioso.

F. Anatomia Cardíaca

❑ O coração foi dividido em três segmentos: um segmento atrial, um segmento ventricular e um segmento arterial, e as características internas do coração normal e as constantes de cada cavidade cardíaca descritas.

1. Segmento Atrial

i. Átrio Anatomicamente Direito

❑ É uma câmara posterior e lateral direita que, junto às veias cavas, forma a borda lateral direita da silhueta cardíaca. As características externas do átrio anatomicamente direito são:
  a) apêndice atrial direito com forma triangular, de base ampla e borda livre independente e que se estende em direção cranial entre a veia cava superior e o ventrículo direito;
  b) superfície irregular, exceto na porção posterior localizada entre o sulco interatrial e o sulco *terminalis* de His, que corresponde à porção sinusal do átrio. Ambas estruturas anatômicas são constantes na aurícula morfologicamente direita;
  c) outras estruturas relacionadas com o átrio anatomicamente direito são: desembocadura da veia cava superior em seu extremo superior e a desembocadura da veia cava inferior em seu extremo inferior.

❑ As características internas que são constantes no átrio direito são:
  a) a crista *terminalis*, uma banda muscular que separa a parede posterior da parede externa no átrio e que externamente correspondente ao sulco *terminalis* de His (local onde encontramos o trato e a condução internodal). Esta é uma trabécula muscular que se estende em frente à abertura da veia cava superior até a abertura da veia cava inferior;
  b) a porção sinusal, que corresponde à parede posterior, que é totalmente lisa e está localizada entre a crista *terminalis* e o septo interatrial, sendo o produto da incorporação do seio venoso ao átrio direito;
  c) os músculos pectíneos (Figs. 1.12 e 1.13), situados na parede livre e externa do apêndice atrial, que se dirigem em forma de leque desde a crista *terminalis* até a ponta do apêndice atrial direito, dando o aspecto trabeculado da câmara;

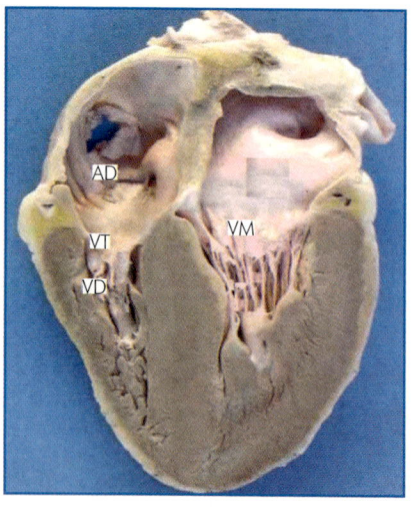

Fig. 1.12 – Corte em quatro câmaras. Observar a superfície totalmente lisa do átrio direito e o implante mais apical da valva tricúspide. AD: átrio direito; VD: ventrículo direito; VT: válvula tricúspide; VM: válvula mitral.

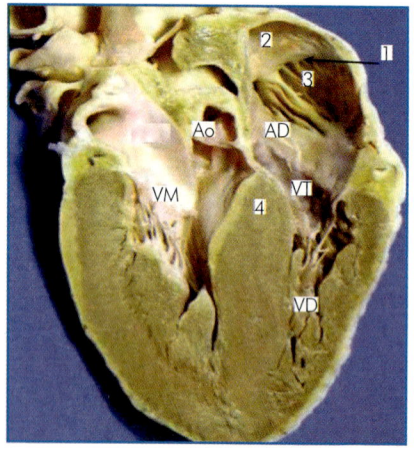

Fig. 1.13 – Corte em quatro câmaras. Observar a crista terminalis e os músculos pectíneos no átrio direito. AD: átrio direito; AE: átrio esquerdo; VD: ventrículo direito; VE: ventrículo esquerdo; VT: valva tricúspide; VM: valva mitral; Ao: aorta; 1: crista terminalis; 2: porção lisa do átrio direito; 3: músculos pectíneos.

d) o orifício da veia cava superior e o orifício da veia cava inferior. A veia cava superior abre-se na parte cranial e posterior ao seio venoso, seu óstio está dirigido caudal e ventralmente. Sua abertura é desprovida de válvula. A veia cava inferior abre-se em porção mais caudal, próximo ao septo interatrial. Por dentro do orifício da veia cava inferior se encontra a válvula de Eustáquio – dupla prega valvular com algumas pregas fibrosas – que começa no bordo direito do orifício, percorre seu bordo anterior e termina no septo interatrial;

e) o orifício do seio coronário, que é localizado na face inferior, à frente do orifício da veia cava inferior e próximo ao septo interatrial. Drena o sangue da parede do próprio coração. Seus bordos anterior e externo estão cobertos por uma dupla prega valvular, a valva de Tebésio. Tanto a valva de Eustáquio quanto a valva de Tebésio são vestígios da valva direita do seio venoso;

f) o seio venoso (*sinus venarum cavarum*) é a parte da cavidade entre as duas veias cavas e o óstio atrioventricular. Suas paredes se fundem com as duas veias cavas e sua superfície interna é lisa. Sua junção com o átrio direito é marcada externamente pelo sulco terminal;

g) forames venosos mínimos que são aberturas de pequenas veias de Tebésio;

h) septo interatrial, que forma a maior parte da parede interna do átrio direito (Fig. 1.14). Em sua parede média se encontra uma zona adelgaçada e deprimida, a fossa oval, rodeada por um anel incompleto em sua parte póstero-inferior – o limbo da fossa oval, ou anel de Vieussens. A porção da parede interna do átrio direito, compreendida entre a inserção septal da valva da tricúspide e a porção septal da valva anterior da válvula mitral no lado esquerdo, formam parte do septo atrioventricular (Fig. 1.15). A inserção da valva septal da tricúspide tem uma posição mais apical e anterior em relação à inserção da porção septal da valva anterior da válvula mitral. Nesta porção de septo localizada entre estas inserções das valvas atrioventriculares encontramos o septo atrioventricular. Este septo apresenta uma porção muscular e outra membranosa. A porção muscular se encontra na região que separa o átrio direito do trato de entrada do ventrículo esquerdo, e a porção membranosa separa o átrio direito do trato de saída do ventrículo esquerdo. A porção da parede interna do átrio direito, localizada entre a desembocadura da veia cava superior e a dupla prega superior da fossa oval, não formam parte do septo interatrial, correspondem a uma prega do sulco de Waterson ou de Sondergaard, localizado entre a veia cava superior e as veias pulmonares direitas. No septo atrioventricular encontramos o triângulo de Koch, estrutura que contém o nodo atrioventricular e a porção penetrante do feixe de His;

i) a valva tricúspide, que se encontra na parede anterior do átrio direito, é formada por três cúspides, separadas por três comissuras: a cúspide interna ou septal, a cúspide anterior ou ântero-superior e a cúspide inferior ou posterior. Entre a cúspide septal e a ântero-superior, encontra-se a comissura ântero-septal; entre a cúspide ântero-superior e a cúspide inferior, a comissura ântero-inferior, e entre a valva septal e valva inferior, a comissura inferior. O folheto anterior é mais móvel e o folheto septal, devido ao grande número de cordoalhas, é menos móvel. O anel fibroso que suporta a válvula tricúspide, forma, junto com o anel mitral e o anel aórtico, o esqueleto fibroso do coração.

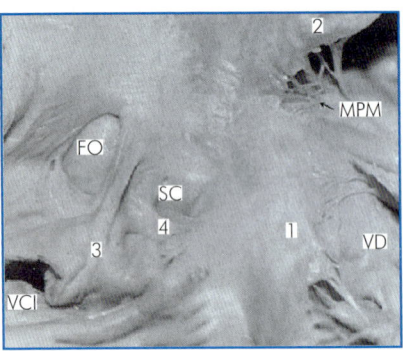

Fig. 1.14 – *Aspecto interno do átrio direito mostrando a fossa oval, a desembocadura das veias cavas superior e inferior e as valvas de Estáquio e Tebésio. A parede direita do átrio direito e o anel tricúspide foram removidos. FO: Fossa oval; VCS: veia cava superior; VCI: veia cava inferior; SC: seio coronário; VD: ventrículo direito; MPM: músculo papilar medial. 1: valva septal tricúspide; 2: valva superior; 3: valva de Eustáquio; 4: valva de Tebésio.*

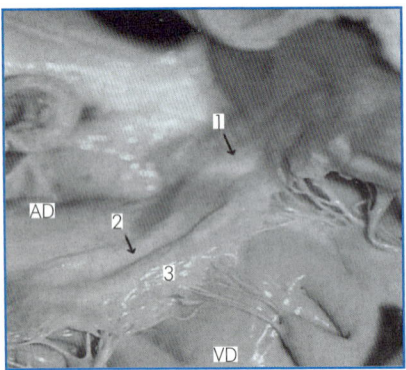

Fig. 1.15 – *Aspecto interno do átrio direito, demonstrando as porções muscular e membranosa do septo atrioventricular. A porção membranosa pode ser observada por transiluminação. A parede direita do átrio direito e o anel tricúspide foram removidos. AD: átrio direito; VD: ventrículo direito; 1: porção membranosa; 2: porção muscular; 3: cúspide septal da valva tricúspide.*

ii. Átrio Anatomicamente Esquerdo

❑ É uma câmara póstero-superior, mediana, que não contribui com a silhueta cardíaca frontal. As características externas do átrio esquerdo são:

   a) apêndice esquerdo, largo, de base estreita, bordo fenestrado e extremo livre terminando em ponta;

b) superfície interna completamente lisa. Ambas as estruturas são constantes no átrio morfologicamente esquerdo. Estas regiões são separadas externamente pela veia coronariana esquerda e pelo ligamento de Marshall, internamente, pelo *ostium* do apêndice. Outras estruturas relacionadas com o átrio anatomicamente esquerdo são as desembocaduras das veias pulmonares em sua porção posterior, duas à direita e duas à esquerda. Estas veias não são dotadas de valvas;

c) a característica interna constante no átrio anatomicamente esquerdo é a presença da superfície interna totalmente lisa. Outras estruturas são: 1. orifício do apêndice atrial esquerdo, que é localizado na união da parede externa com a porção superior da parede anterior. O óstio do apêndice é limitado posteriormente por um sulco, este separa o *ostium* da abertura posterior das veias pulmonares esquerdas; 2. septo interatrial, situado na parede interna do átrio e inteiramente interatrial, que apresenta na parte superior uma dupla prega da concavidade ântero-superior, dupla prega semilunar. À frente do mesmo se encontra uma zona deprimida, uma pequena fossa pré-septal. A superfície esquerda do septo interatrial corresponde a esta pequena fossa pré-septal;

d) os orifícios das veias pulmonares, localizados na parede posterior;

e) a valva mitral, que se encontra na porção inferior da face anterior, sendo formada por duas cúspides: uma anterior ou aórtica e outra posterior ou mural, separadas por uma comissura ântero-lateral e outra póstero-medial. Assim como o anel fibroso tricúspide, forma parte integrante do esqueleto fibroso do coração.

2. *Segmento Ventricular*

i. Ventrículo Direito

❑ É uma câmara anterior e à direita, que não contribui com a silhueta cardíaca frontal. Este ventrículo não apresenta nenhuma característica externa constante, apenas a borda existente entre a união da face anterior com a face inferior, denominada borda aguda do coração. Sua parede tem aproximadamente um terço da espessura da parede do ventrículo esquerdo.

❑ As características internas a seguir são constantes no ventrículo anatomicamente direito (Figs. 1.16):

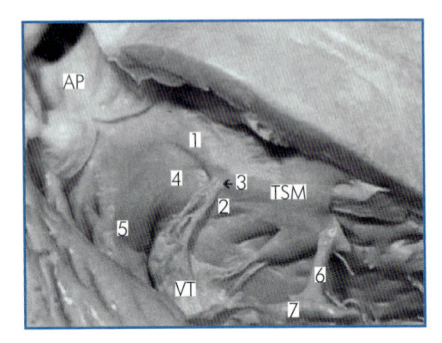

Fig. 1.16 – *Características anatômicas do ventrículo direito, mostrando as regiões de entrada, trabeculada e de saída. A parede anterior do ventrículo direito foi removida. TSM: trabécula do septo marginal; VT: valva tricúspide; AP: artéria pulmonar; 1: braço posterior da trabécula septo marginal; 2: braço posterior da trabécula septo marginal; 3: músculo papilar medial; 4: porção septal da crista supraventricular; 5: porção parietal da crista supraventricular; 6: banda moderadora; 7: músculo papilar anterior.*

a) a trabécula do septo marginal, uma estrutura muscular em forma de Y, visualizada na superfície septal direita, onde é observada como um relevo variável sobre a face direita do septo interventricular. Seu extremo inferior está bifurcado em dois ramos, um anterior e outro posterior; seu extremo apical se une à banda moderadora;

b) a banda moderadora (trabécula do septo *marginalis*), uma formação muscular que se estende desde a trabécula do septo marginal até a base do músculo papilar anterior. Em geral, contém um ramo do feixe de condução atrioventricular;

c) a crista supraventricular é uma formação muscular que separa a valva tricúspide da valva pulmonar. Nesta, podemos reconhecer duas porções: uma parietal, que se estende desde a parede anterior do ventrículo direito até a superfície septal direita; e outra septal, situada entre os ramos da trabécula do septo marginal. A crista supraventricular forma uma saliência no teto do ventrículo direito, direcionando o fluxo de sangue da via de entrada, ou trabecular, até a via de saída, ou infundibular.

❑ Outras características internas do ventrículo direito são:

a) o músculo papilar anterior, que se localiza na parte média da parede anterior. Sua base se continua com a banda moderadora e seu vértice recebe cordas tendíneas das cúspides ântero-superior e inferior da valva tricúspide;

b) o músculo papilar medial ou do cone de Luschka: é um músculo papilar curto, de forma cônica, que emerge do ramo posterior da trabécula do septo marginal e recebe cordoalhas das cúspides septal e ântero-superior da valva tricúspide;

c) os músculos papilares inferiores: em número variável, originam-se da parede inferior do ventrículo direito e recebem cordas tendíneas das cúspides septal e anterior da valva tricúspide;

d) a valva tricúspide: encontra-se dentro da porção de entrada do ventrículo direito. A porção de entrada se estende desde o anel tricúspide até a inserção dos músculos papilares. A inserção da cúspide medial no anel fibroso constitui o limite anterior do septo atrioventricular observado na superfície septal atrial direita (Fig. 1.17). A cúspide septal apresenta, em seu bordo livre, cordas tendíneas, que em sua maioria se inserem diretamente na superfície septal direita, sem interposição dos músculos papilares. As outras cúspides que formam a valva tricúspide são a ântero-superior e a posterior. A cúspide infundibular é presa à parede ventral na região do cone arterial-infundíbulo. A cúspide dorsal prende-se à parte do ventrículo que se encurva da superfície esternocostal até a diafragmática;

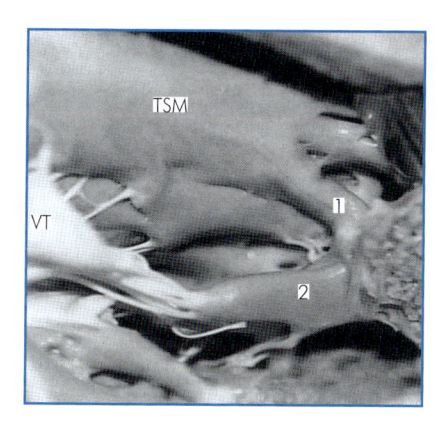

Fig. 1.17 – *Aspecto da cavidade ventricular direita mostrando a trabécula do septo marginal, a união de seu extremo apical com a banda moderadora e o músculo papilar anterior. Observar a inserção septal da cúspide septal da valva tricúspide. VT: valva tricúspide; TSM: trabécula do septo marginal; 1: banda moderadora; 2: músculo papilar anterior.*

e) o septo interventricular forma a parede interna do ventrículo direito, constituído por uma porção de entrada, uma porção trabecular e uma porção de saída:

1. porção de entrada do septo interventricular – como parte da porção de entrada do ventrículo direito, está situado entre o anel tricúspide e a inserção dos músculos papilares. Aqui podemos reconhecer uma parte membranosa e outra muscular.

A porção membranosa (septo membranoso) está localizada imediatamente embaixo e à esquerda da comissura ânteroseptal da tricúspide. Seu limite posterior constitui a inserção da cúspide septal, que se divide em septo membranoso e em um segmento atrioventricular e outro interventricular. O segmento atrioventricular se observa na superfície septal atrial direita; o segmento interventricular, recoberto pela cúspide septal da válvula tricúspide, separa a porção de entrada do ventrículo direito da porção de saída do ventrículo esquerdo. Porções musculares do septo e a entrada estão também recobertas pela cúspide septal da valva tricúspide;

2. porção trabecular – representada por trabéculas carnosas em toda sua extensão, compreende o segmento do septo interventricular que se estende desde a inserção dos músculos papilares até o ápice;

3. porção de saída – forma parte do infundíbulo ou *conus* do ventrículo direito. Seu limite inferior corresponde a uma linha que se estende da borda livre da crista supraventricular até a parede livre do ventrículo direito. Seu limite superior forma a valva pulmonar. A zona posterior da via de saída é constituída pela porção septal da crista supraventricular, que está situada entre os ramos da trabécula do septo marginal e forma a superfície direita do septo de saída, o septo infundibular. A zona anterior é constituída por um ramo anterior da trabécula septo marginal. O infundíbulo do ventrículo direito é totalmente muscular, diferente da via de saída do ventrículo esquerdo;

f) valva pulmonar – constitui o limite superior do infundíbulo do ventrículo direito. É formada por três cúspides que se inserem de maneira semilunar, parte na parede da artéria pulmonar e outra no miocárdio ventricular direito. Este tipo de inserção determina, por um lado, que não se observe, no nível da valva pulmonar, um anel fibroso circular; e por outra, que existam porções triangulares de parede arterial pulmonar, denominados triângulos intervalvares (Fig. 1.18), incorporados ao trato de saída do ventrículo direito, e três semilunares de musculatura infundibular direita, incorporadas ao seio de Valsalva da valva pulmonar. A união do ventrículo direito com a artéria pulmonar forma uma estrutura fibrosa semelhante a uma coroa de três picos. O orifício da valva pulmonar está situado na zona anterior da base do coração, à frente e ligeiramente à esquerda da aorta, próximo ao septo interventricular. Encontra-se em um plano superior em relação à aorta, sendo sustentada por um anel muscular pertencente ao infundíbulo ventricular direito. A valva pulmonar é constituída de três cúspides semilunares denominadas anterior, posterior direita e posterior esquerda, formadas pelo desdobramento do revestimento endocárdico e reforçadas por tecido fibroso. Atrás de cada cúspide há um seio e o ponto através do qual as cúspides se unem, as comissuras. Cada cúspide tem um nódulo espessado – corpo de Aranzio – no centro da margem livre. A linha de contato encontra-se entre as cúspides quando a valva se fecha no nível dos nódulos e lúnulas, não no nível da margem livre.

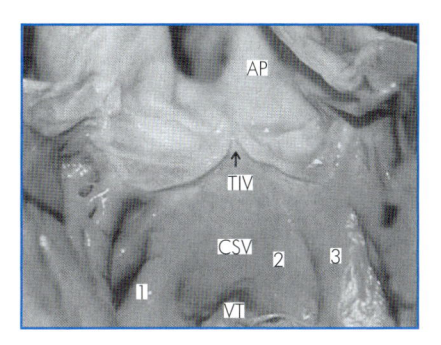

Fig. 1.18 – *Aspecto da união do ventrículo direito; artéria pulmonar demonstrando a crista supraventricular; o trato de saída do ventrículo direito; a valva pulmonar e os triângulos intervalvares. Observe as inserções semicirculares ou semilunares das valvas pulmonares na parede da artéria pulmonar e no miocárdio ventricular direito. TIV: triângulo intervalvar; CSV: crista supraventricular; VT: valva tricúspide; AP: artéria pulmonar; 1: porção parietal da crista supraventricular; 2: porção septal da crista supraventricular; 3: braço anterior da trabécula septo marginal.*

ii. Ventrículo Esquerdo

❏ É uma câmara posterior que forma a borda esquerda do coração na silhueta frontal. É maior e mais cônico que o ventrículo direito, e suas paredes, três vezes mais espessas. Não apresenta nenhuma estrutura externa constante, entretanto a união da face lateral esquerda com a face inferior, denominada margem obtusa do coração, tende a ser bastante característica. Entre as características internas do ventrículo esquerdo, observamos:

a) músculos papilares – existem dois grupos de músculos papilares: postero-mediais e ântero-laterais. O primeiro recebe cordas tendíneas da metade inferior das cúspides anterior e posterior da valva mitral. O segundo grupo recebe cordas tendíneas da metade superior de ambas as cúspides. Além das cordoalhas tendíneas usuais, há dois grupos de cordas proeminentes de suporte, uma para cada grupo de músculo papilar;

b) valva mitral – localizada na porção de entrada do ventrículo esquerdo. Da porção de entrada, estende-se desde o anel mitral até a inserção dos músculos papilares. Na cúspide anterior podemos reconhecer duas partes: uma septal, que se insere o anel fibroso atrioventricular esquerdo, e outra livre, que constitui a parte externa fibrosa do trato de saída do ventrículo esquerdo. Esta porção livre da cúspide aorta ascendente constitui a continuidade mitroaórtica (Fig. 1.19). O anel fibroso que sustenta a valva mitral forma, junto com o anel tricúspide e a estrutura fibrosa da válvula aórtica, o esqueleto fibroso anterior, que se continua com a parede posterior do coração. Neste nível, existe a continuidade mitro-aórtica-tricuspídea;

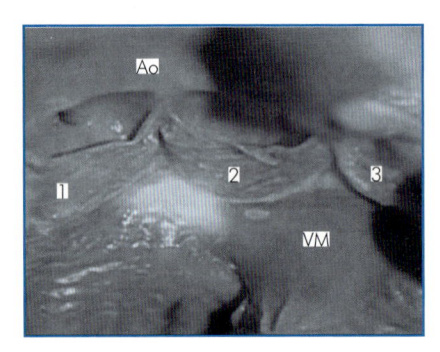

Fig. 1.19 – *Trato de saída do ventrículo esquerdo mostrando as porções muscular e membranosa do septo interventricular. A porção membranosa do septo interventricular se observa claramente por transiluminação.* VM: valva mitral; Ao: Aorta; 1: cúspide coronariana direita; 2: cúspide coronariana não-coronária; 3: cúspide coronariana esquerda.

c) septo interventricular – constitui a parede interna do ventrículo esquerdo, sendo igual ao ventrículo direito com uma porção de entrada, porção trabeculada e porção de saída:

1. porção de entrada do septo interventricular é lisa em toda sua extensão e está situada entre o anel mitral e a inserção dos músculos papilares;

2. porção trabeculada apresenta trabeculações finas e compreende o segmento de septo interventricular que se estende desde a inserção dos músculos papilares até o ápice. Neste, encontramos trabeculações pequenas e superficiais;

3. porção de saída está situada entre a porção trabeculada e o plano da válvula aórtica. Está encoberta pela porção livre da cúspide anterior da válvula mitral e podemos observar a porção interventricular do septo membranoso, situada abaixo da metade posterior da cúspide anterior direita e da metade anterior da cúspide posterior ou não-coronariana da aorta;

d) valva aórtica – constitui o limite superior da via de saída do ventrículo esquerdo. Formada por três cúspides que se inserem de maneira semilunar, parte na parede do miocárdio ventricular esquerdo e parte na parede da aorta (Fig. 1.19). As lúnulas são mais distintas e os nódulos de Arânzio, mais espessos e proeminentes. Este tipo de inserção determina que, por um lado, não se observe, no nível da válvula aórtica, um anel fibroso circular e, por outro, que existam três porções triangulares de parede aórtica, denominados triângulos intervalvares, incorporados ao trato de saída do ventrículo esquerdo e três porções semilunares incluídas no seio de Valsalva da válvula aórtica. A união ventrículo esquerdo-aorta forma uma estrutura fibrosa semelhante a uma coroa de três picos.

O orifício aórtico está situado na zona anterior da base do coração, atrás e à direita do orifício da valva pulmonar e encravado em um entalhe ventral localizado entre ambos orifícios auriculoventriculares. Encontra-se em um plano inferior em relação à valva pulmonar e está sustentada por estrutura musculofibrosa. A porção muscular corresponde ao septo interventricular e a porção fibrosa da porção livre da cúspide anterior da valva mitral constitui a continuidade mitroaórtica. A valva aórtica é formada por três cúspides que se denominam anterior direita ou coronariana direita, anterior esquerda ou coronariana esquerda e posterior ou não-coronariana. Entre as cúspides e a parede da aorta formam-se bolsas dilatadas chamadas seios aórticos – os seios de Valsalva. As artérias coronárias têm origem nestes dois seios.

3. *Segmento Arterial*

❏ O segmento arterial é constituído por grandes artérias que emergem do coração: a artéria pulmonar e a aorta.

i. Artéria Pulmonar

❏ O tronco da artéria pulmonar se inicia pela união ventriculoarterial anatômica, que contém a valva pulmonar e está situada à frente e ligeiramente à esquerda da valva aórtica, próximo ao septo ventricular. Junto com a aorta, o pedículo arterial está encoberto pela bainha serosa pericárdica.

❑ Situado entre os dois apêndices atriais, cobre parcialmente a porção inferior da face anterior da porção ascendente da aorta e se dirige para trás, rodeando a face esquerda da mesma. Abaixo da parte horizontal do arco aórtico, bifurca-se em ramos terminais: as artérias pulmonares direita e esquerda.

❑ No nível da bifurcação e próximo à origem da artéria pulmonar esquerda, encontra-se o ducto arterioso ou seu remanescente, o ligamento arterioso. A artéria pulmonar direita é mais larga do que a esquerda, cruza por trás da veia cava superior e da aorta ascendente e pela frente da bifurcação da traquéia e do brônquio direito. Sua face inferior, recoberta pelo pericárdico seroso, constitui o teto do seio transverso.

❑ A artéria pulmonar esquerda é mais curta e tem direção oblíqua, é ligeiramente para cima, para fora e para trás; cruza a face anterior e superior do brônquio esquerdo por baixo e à esquerda da porção horizontal do arco aórtico, para situar-se depois à frente da porção descendente da aorta.

ii. Aorta

❑ Inicia-se na união ventriculoarterial anatômica que contém a valva aórtica. Localiza-se dentro da bainha arterial da serosa pericárdica, e está à direita da artéria pulmonar. Neste vaso, podemos reconhecer os segmentos: a raiz aórtica, a porção ascendente, a porção transversa, a porção descendente torácica e abdominal.

❑ A raiz aórtica é a porção da aorta que contém os seios de Valsalva ou seios aórticos, as cúspides e os triângulos intervalvares do trato de saída ventricular esquerdo. Está separada da porção ascendente da aorta pela crista ou união sinotubular. Os seios de Valsalva constituem uma porção dilatada da raiz da aorta, compreendida entre a parede aórtica e a valva correspondente; seu limite superior forma a união sinotubular, e seu limite inferior, o ponto mais baixo de inserção das valvas aórticas.

❑ As artérias coronarianas se originam dos seios de Valsalva das sigmóides da aorta. A artéria coronariana direita, do seio coronariano anterior direito, e a artéria coronariana esquerda, do seio coronariano anterior esquerdo. Habitualmente, os óstios das artérias coronárias se encontram na parte média da parede dos seios de Valsalva anterior direito e anterior esquerdo, abaixo da união sinotubular.

❑ A porção ascendente ou porção tubular da aorta se estende desde a união sinotubular até a origem do tronco braquiocefálico, onde se continua à porção horizontal do arco aórtico. A porção proximal se dirige de forma ligeiramente oblíqua para cima, para frente e para a direita, e sua face anterior está parcialmente coberta pelo apêndice atrial direito. A porção distal tem uma direção vertical, estando situada à esquerda da veia cava superior. Seu extremo cefálico está situado à frente e à direita do tronco da artéria pulmonar, mais acima e à frente da artéria pulmonar direita.

LEITURA SUGERIDA

1. Angelini P, Villalón S, Chan AV Jr et al. Normal and anomalous coronary arteries in humans. In: Angelini P, ed. Coronary artery anomalies. A comprehensive approach. Philadelphia, Lippincott Williams & Wilkins 1999:27-150.
2. Moore KL, Persaud TVN. Embriologia Clínica. 7ª ed. Rio de Janeiro: Elsevier. 2004:361-414.
3. Valdés-cruz LM, Cayré RO. Anomalies of the left ventricular outflow tract. In: Valdés-Cruz LM, Cayré RO, eds. Echocardiographic diagnosis of congenital heart disease. An embryologic and anatomic approach. Philadelphia: Lippincott-Raven Publishers 1999:349-69.
4. Vlodaver Z, Neufeld HN, Edwards JE. Positions of coronary ostia. Spectrum of the normal. Ectopic positions. In: Vlodaver Z, Neufeld HN, Edwards JE, eds. Coronary arterial variations in the normal heart and in congenital heart disease. New York: Academic Press 1975:19-22.

INTERNET (ACESSO LIVRE)

1. Cardiovascular Embryology. Disponível em: http://www.indiana.edu/~anat550/cvanim/
2. Davies M, Hollman A. Embryology of the heart. Heart 1999; 81:5. Disponível em http://www.pubmedcentral.nih.gov/articlerender.fcgi?artid=1728903.
3. Heart embryology. Disponível em http://www.newmediamedicine.com/videos/2007/01/08/heart-embryology.

Princípios de Fisiologia Cardiocirculatória

2

Anderson Gonçaves Panisset
Alexandre de Souza Cauduro
Arnaldo Prata Barbosa

❑ O sistema cardiovascular humano é um sistema fechado, constituído por uma rede de vasos com características próprias, movimentado por uma bomba muscular, que tem como objetivo o transporte de oxigênio, substâncias e nutrientes para os tecidos.

❑ O entendimento de como ocorre a contração dessa bomba e o fluxo de sangue para os diversos órgãos do corpo é fundamental para a posterior compreensão dos meios de monitorização, de como e por que monitorar e o que fazer para otimizar esse sistema, para que desempenhe sua função com menor consumo energético possível.

O CORAÇÃO COMO BOMBA

❑ O coração é constituído de três tipos principais de fibras: atrial, ventricular e fibras condutoras e excitatórias especializadas. Os músculos atriais e ventriculares são constituídos por fibras estriadas, que se contraem de forma semelhante aos músculos esqueléticos. As fibras condutoras e excitatórias contraem-se pouco, porém apresentam ritmo e velocidade de condução variável, proporcionando um sistema excitatório e de condução para o coração. Esse sistema tem mecanismos de disparo e retardo que fazem com que a seqüência contração ⇒ relaxamento, atrial e ventricular, ocorra de forma independente, porém sincronizada.

A. O Ciclo Cardíaco

❑ O período do início de um batimento cardíaco até o início do batimento seguinte é denominado ciclo cardíaco. Cada ciclo é iniciado pela geração espontânea de um potencial de ação no nodo sinusal, ou sinoatrial, que se difunde pela musculatura estriada, fazendo com que haja o estímulo à contração atrial e ventricular.

❑ Consiste de um período de relaxamento, denominado diástole, durante o qual o coração se enche de sangue, e outro de contração, denominado sístole. Como o sistema cardiovascular é fechado, essa seqüência de contração e relaxamento irá gerar diferentes pressões, nos diferentes momentos e cavidades onde ocorre. As pressões geradas podem ser registradas, permitindo a construção de um gráfico de pressões, cuja análise possibilita identificar cada fase do ciclo de contração ⇒ relaxamento. Comparando-se tais curvas com o traçado eletrocardiográfico, pode-se entender os momentos em que ocorre cada fase do ciclo e o que a seqüência despolarização ⇒ repolarização irá determinar em termos de contração muscular (Fig. 2.1).

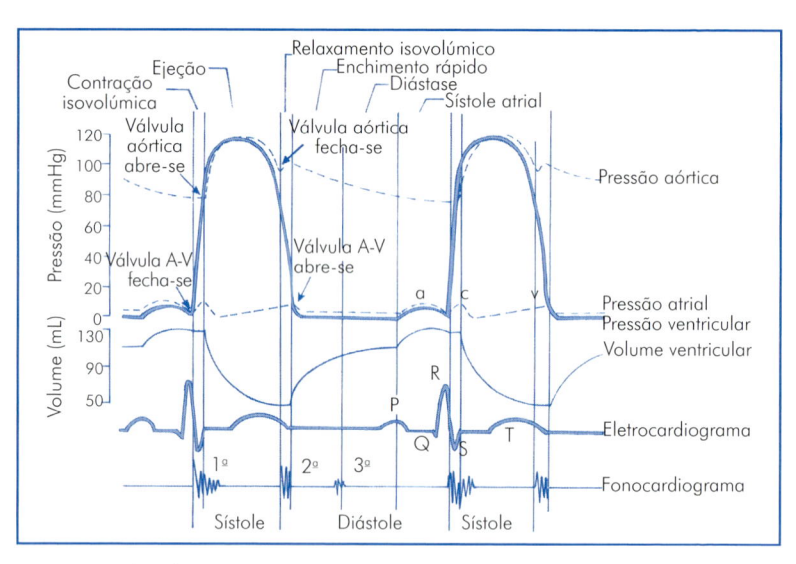

Fig. 2.1 – *A despolarização cardíaca inicia-se através de um estímulo gerado no nodo sinoatrial, que se difunde pelos átrios, gerando a onda P no traçado eletrocardiográfico. A essa despolarização segue-se a contração atrial, que gera ligeira elevação na curva de pressão atrial imediatamente após a onda P. À despolarização atrial (onda P) segue-se a despolarização ventricular (complexo QRS), que faz com que os ventrículos se contraiam e a pressão intraventricular suba, o que ocorre imediatamente após a despolarização ventricular. Finalmente, tem-se a repolarização ventricular (onda T), ocasião em que as fibras musculares começam a se relaxar.*

- Note-se que, além das curvas de pressão ventriculares, obtêm-se também as curvas de pressão atriais, cuja compreensão pode ser de grande valor para o entendimento à beira do leito da monitorização invasiva gráfica das medidas de pressão venosa central, na interpretação das disfunções valvares e arritmias.

1. Diástole

- Durante a sístole ventricular as valvas atrioventriculares (AV) encontram-se fechadas e grande quantidade de sangue se acumula nos átrios (diástole atrial), enquanto os ventrículos se esvaziam nas artérias pulmonar e aorta. Conforme o esvaziamento ocorre, as pressões no interior dos ventrículos caem. Esta fase inicial, em que o gradiente pressórico entre átrios e ventrículos ainda não é grande o suficiente para abrir as valvas AV, chama-se de fase de relaxamento isovolumétrico, que no eletrocardiograma (ECG) corresponde ao período que se segue à onda T, identificando-se eventualmente uma pequena onda, conhecida como onda U.

- No momento em que as pressões atriais suplantam as ventriculares (uma vez que os átrios se encontram cheios), as valvas AV abrem-se, dando início à segunda fase da diástole ventricular, conhecida como fase de enchimento rápido. Como a diferença de pressões é grande nesse período inicial e os orifícios AV são grandes, quase não há resistência ao fluxo de sangue e aproximadamente dois terços do volume ventricular são preenchidos de forma passiva e rápida.

- Esta fase diastólica ocorre no primeiro terço da diástole e sofre influência tanto do estado de complacência ventricular, conferido pelas propriedades elásticas passivas do ventrículo, quanto da propriedade ativa do ventrículo em relaxar. Conforme vai diminuindo a pressao nos átrios e aumentando nos ventrículos, esse fluxo de sangue lentifica-se. O sangue, no entanto, continua a chegar das veias para os átrios e passa através deles para os ventrículos num segundo terço de tempo, conhecido como fase de enchimento lento. No último terço da diástole, os átrios se contraem (sístole atrial) e fornecem um impulso adicional ao fluxo de sangue para os ventrículos, correspondendo a aproximadamente 25% do enchimento dos ventrículos a cada ciclo. Isto ocorre logo após o traçado da onda P no ECG e gera a onda "A" na curva de pressão atrial (Fig. 2.2).

Relaxamento isovolumétrico	**Enchimento ventricular rápido**	**Sístole atrial**
Segue a onda T	Valvas atrioventriculares abertas	Segue a onda P durante a sístole elétrica atrial
Todas as valvas fechadas	Cerca de 2/3 do enchimento ventricular	Produz a onda A no traçado atrial
Antecede a queda da pressão ventricular		Ejeta o volume remanescente
Termina no *dip* diastólico		

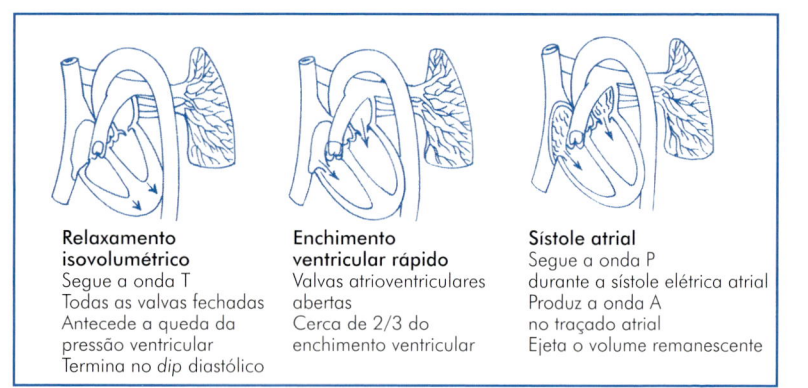

Fig. 2.2 – *Fases da diástole ventricular.*

- Por muito tempo imaginou-se que a função diastólica tivesse em grande parte propriedades exclusivamente passivas. A observação do funcionamento ventricular sob determinadas circunstâncias revelou o caráter ativo da função diastólica, regido por múltiplos fatores, cardíacos e extracardíacos (pressão intratorácica, pericárdica, resistência pulmonar e sistêmica). Durante o exercício o tempo de enchimento está consideravelmente diminuído, geralmente em menos da metade do tempo de ejeção e, no entanto, o volume sistólico se mantém estável em situações compensadas. Esta habilidade de enchimento não seria o esperado se o ventrículo se comportasse somente como uma estrutura de propriedades exclusivamente elásticas.

- A função diastólica pode ser avaliada sob diferentes aspectos. A complacência ventricular denota especificamente as relações de pressão-volume. A análise dinâmica da taxa de queda de pressão ventricular em relação ao tempo – índice tau – medido logo após o fechamento da valva aórtica (Ao), bem como o tempo de relaxamento isovolumétrico, que é a medida do tempo entre o fechamento da valva Ao e o início do fluxo mitral, são métodos bastante utilizados. Quando este tempo está prolongado, significa que a diástole está prejudicada.

- Outro método, de bastante utilidade clínica, é a análise do fluxo transvalvar mitral pela análise ecocardiográfica do Doppler. O fluxo mitral possui dois componentes bem distintos: o fluxo do enchimento rápido demonstrado pela onda E e o fluxo causado pela contração atrial, onda A. Problemas da função diastólica alteram a relação da velocidade de fluxo entre as ondas E/A. Classicamente são reconhecidos três padrões distintos de comportamento da relação E/A (Figs. 2.3A e 2.3B).

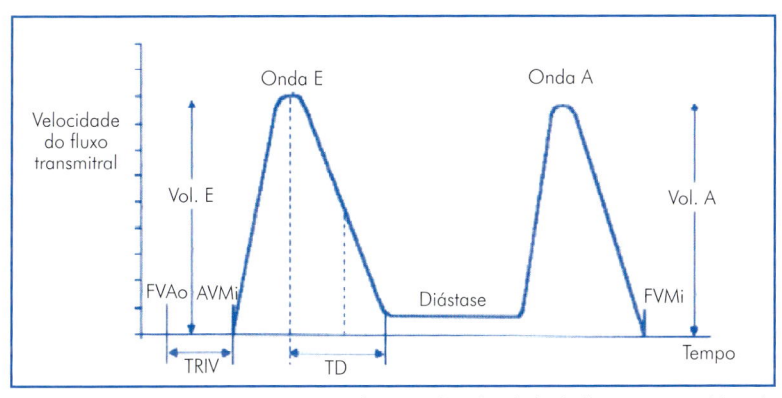

Fig. 2.3A – Representação esquemática da curva de velocidade do fluxo transmitral (via de entrada de ventrículo esquerdo), obtida pelo Doppler, com as referências no tempo. VE = ventrículo esquerdo; FVAo = fechamento da valva aórtica; AVMi = abertura da valva mitral; TRIV = tempo de relaxamento isovolumétrico; Vel. E = pico de velocidade da onda E (enchimento rápido); Vel. A = pico de velocidade da onda A (contração atrial); TD = tempo de desaceleração; FVMi = fechamento da valva mitral. Fonte: Graziosi P. Análise ecocardiográfica da função diastólica do ventrículo esquerdo na hipertensão arterial. HiperAtivo 1998;3:175-88.

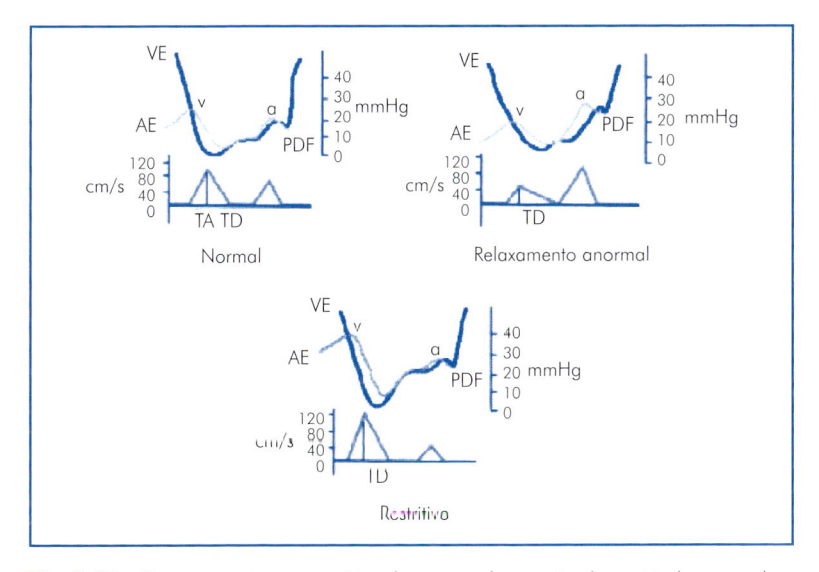

Fig. 2.3B – Representação esquemática das curvas de pressão de ventrículo esquerdo e do átrio esquerdo na diástole, e as respectivas curvas de velocidade do fluxo transmitral (obtidas do Doppler), que estão diretamente relacionadas com o gradiente pressórico átrio esquerdo-ventrículo esquerdo, nas diferentes condições: normal, alteração do relaxamento e padrão restritivo. VE = ventrículo esquerdo; AE = átrio esquerdo; TA = tempo de aceleração; TD = tempo de desaceleração; PDF = pressão diastólica final. Fonte: Graziosi P. Análise ecocardiográfica da função diastólica do ventrículo esquerdo na hipertensão arterial. HiperAtivo 1998;3:175-88.

2. Sístole

❏ Em resposta ao estímulo elétrico, inicia-se a contração ventricular. A pressão no interior dos ventrículos eleva-se para valores superiores aos atriais, o que faz as valvas AV se fecharem. Segue-se, então, um breve período em que os ventrículos continuam contraindo-se, as pressões intraventriculares continuam aumentando, porém não o bastante para vencer as pressões dos vasos da base e abrir as valvas semilunares pulmonar e aórtica. Portanto, aumenta-se a pressão, sem se alterar o volume. Esse período é chamado de contração isovolumétrica e corresponde ao período que se segue logo após o complexo QRS do ECG produzido pela despolarização intraventricular. É durante a contração isovolumétrica que 80% do oxigênio do miocárdio são consumidos.

❏ Quando a pressão nos ventrículos aumenta para valores acima das pressões na aorta (aproximadamente 80 mmHg) e pulmonar (aproximadamente 8 mmHg), as valvas semilunares são forçadas a se abrirem, ocorrendo o período de ejeção rápida, que ocupa o primeiro terço da sístole, e corresponde normalmente a cerca de 80% do volume sistólico, fase que se processa ao longo do segmento ST no ECG. Os 20% restantes ocorrem nos dois terços seguintes (período de ejeção lenta).

❏ Ao final da sístole o relaxamento ventricular inicia-se subitamente, fazendo com que as pressões no interior dos ventrículos diminuam para valores inferiores aos das pressões na aorta e artéria pulmonar. Nesse momento, fecham-se as valvas semilunares. Os ventrículos continuam a se relaxar, agora com as valvas semilunares e AV fechadas (relaxamento isovolumétrico). Os ventrículos continuam se relaxando até que as pressões ventriculares caiam a valores menores que as pressões atriais; eles estavam se enchendo durante a sístole ventricular e agora estão cheios e com pressões elevadas. Esse aumento do volume atrial gera um pico pressórico conhecido como onda "V". Esta última fase corresponde à onda "T" no ECG. Após esse momento, as valvas AV abrem-se e inicia-se um novo ciclo (Fig. 2.4).

RELAÇÕES ENTRE PRESSÃO, VOLUME, FLUXO E RESISTÊNCIA

❏ Inicialmente, deve-se ter em mente que o sistema circulatório humano é um sistema fechado, interposto por uma bomba, que é a responsável por fazer com que o sangue flua. Dessa forma, cada contração do músculo cardíaco dentro desse sistema fechado irá gerar pressões nas paredes dos vasos. A movimentação do fluido será proporcional às pressões geradas pelas contrações cardíacas e ao calibre dos vasos por onde flui. A análise precisa do fluxo pulsátil do sangue através do sistema cardiovascular é difícil. O coração é uma bomba complexa e muitos fatores físicos e químicos alteram seu comportamento.

❏ Os vasos sangüíneos são multirramificados e suas elasticidades asseguram variações complexas nas suas dimensões. O próprio sangue não é um composto solúvel simples e homogêneo, mas uma suspensão complexa de elementos celulares e glóbulos lipídicos dispersos numa solução de proteínas. Apesar dessa complexidade, pode-se entender a dinâmica do sistema cardiovascular através da aplicação dos princípios elementares da dinâmica dos fluidos observados nos sistemas hidráulicos simples.

❏ Volume pode ser definido como o espaço ocupado pela matéria. De acordo com o estado da matéria, o volume pode assumir a forma sólida, líquida ou gasosa. Neste capítulo, o volume será abordado em sua forma líquida, mais especificamente o volume sangüíneo e de líquidos corporais.

❏ Fluxo, por sua vez, pode ser definido como a velocidade com que o volume se movimenta. Portanto, é sempre expresso como o volume em relação à unidade de tempo, ex: L/min, mL/s, L/min/m2, entre outros.

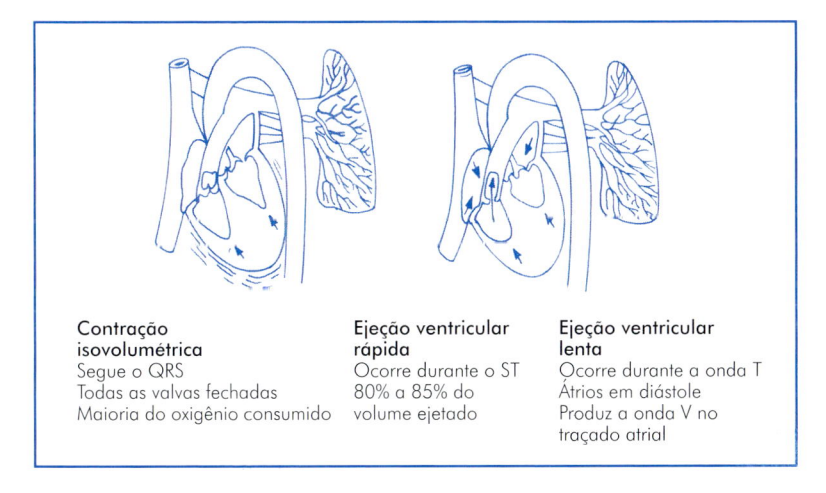

Contração isovolumétrica
Segue o QRS
Todas as valvas fechadas
Maioria do oxigênio consumido

Ejeção ventricular rápida
Ocorre durante o ST
80% a 85% do volume ejetado

Ejeção ventricular lenta
Ocorre durante a onda T
Átrios em diástole
Produz a onda V no traçado atrial

Fig. 2.4 – *Fases da sístole ventricular.*

- Para que haja fluxo através de um cilindro (podemos imaginar um vaso sangüíneo), é necessário existir uma diferença de pressão positiva (gradiente de pressão positivo) entre a entrada e a saída do cilindro (vaso sangüíneo), ou seja, a pressão na entrada do sistema precisa ser maior do que a pressão na saída. Quanto maior for esta diferença de pressão (P1-P2, ou na prática médica, por exemplo: PA sistólica-PA diastólica, PAM-PVC, P arterial pulmonar-P átrio esquerdo, PAM-P intra-abdominal), maior será o fluxo através do cilindro (vaso).

- Em Medicina, esta diferença de pressão pode ser chamada de "pressão de perfusão" ou "pressão de pulso". À medida que este gradiente de pressão diminui (fica menos positivo), o fluxo cai e, portanto, a perfusão se reduz.

- No entanto, apesar de muito importante, este não é o único fator determinante do fluxo. A força hidráulica total que se opõe ao fluxo através dos vasos é conhecida como impedância, que por sua vez é o produto de duas outras forças importantes: (1) a complacência ou elasticidade tecidual vascular, que se opõe à taxa de alteração no fluxo; e (2) a resistência, que se opõe ao fluxo médio ou volumétrico.

- A complacência vascular não é facilmente medida à beira do leito, mas a resistência pode ser derivada utilizando-se por analogia a lei de Ohm, que para um sistema elétrico prevê que a resistência ao fluxo de uma corrente elétrica (R) é diretamente proporcional à queda de voltagem através de um circuito (E) e inversamente proporcional ao fluxo da corrente (I), de onde: R = E/I, ou de outro modo, I = E × (1/R).

- De acordo com o mesmo princípio, o fluxo de sangue ao longo de um vaso é determinado principalmente por dois fatores: (1) a diferença de pressão entre as duas extremidades do vaso (Pentrada – Psaída); e (2) a resistência vascular.

- O fluxo sangüíneo pode, então, ser calculado como sendo:

$$Q = \Delta P \times (1/R)$$

Onde: Q = fluxo

ΔP = gradiente de pressão entre o segmento proximal e o distal da secção por onde flui o sangue (Pentrada – Psaída)

R = resistência a esse fluxo

- Portanto, o fluxo é diretamente proporcional ao gradiente pressórico entre os segmentos e inversamente proporcional à resistência à movimentação do fluido.
- A mesma equação pode ser aplicada para a resistência, como:

$$R = \Delta P \times (1/Q)$$

- Esta equação pode ser aplicada para as circulações sistêmica e pulmonar, criando as conhecidas derivações da:

    Resistência vascular sistêmica (RVS) = (PAM − PVC) / DC

    Resistência vascular pulmonar (RVP) = (PAPM − PAE) / DC

    Onde PAM é a pressão arterial média, PVC é a pressão venosa central, DC é o débito cardíaco, PAPM é a pressão arterial pulmonar média e PAE é a pressão no átrio esquerdo.
- A resistência vascular deveria ser expressa como mmHg por mL/segundo. No entanto, na prática costuma se utilizar dinas/segundo/cm5. A conversão é a seguinte: 1 dina/segundo/cm5 = 1.333 × mmHg/mL/segundo.

A. Perfil Parabólico de Velocidade Durante o Fluxo Laminar

- Quando o sangue flui com velocidade constante em um vaso longo e liso, ele flui em camadas, sendo que cada camada mantém a mesma distância da parede vascular. A porção central do sangue permanece no centro do vaso. Este tipo de fluxo é chamado de fluxo laminar ou aerodinâmico, ao contrário do fluxo turbilhonar, em que o sangue flui em todas as direções no interior do vaso.
- Ao fluir por um vaso, as moléculas que se encontram mais próximas à parede aderem-se a ela, e quase não se movem. A camada seguinte de moléculas desliza sobre esta, e assim sucessivamente. A camada do meio move-se mais depressa do que as da periferia, pois existem várias camadas de moléculas deslizantes entre a parede do vaso e o meio deste. Dessa maneira, forma-se um perfil parabólico de fluxo, o que o torna mais eficaz do que o fluxo turbilhonar, em que as moléculas se deslocam de forma anárquica (Fig. 2.5).
- O volume sistólico ejetado distende as paredes arteriais em resposta à grande pressão gerada pela contração, empurrando um elevado volume de sangue pelos vasos. Quando estes se distendem, parte do volume recebido fica armazenada nesses vasos,

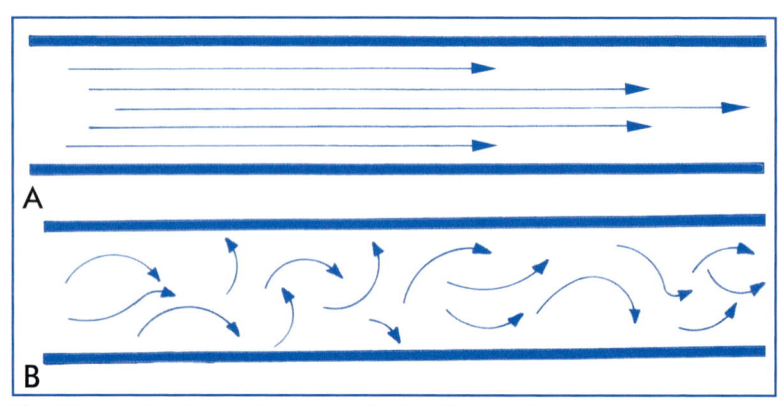

Fig. 2.5 – A. Fluxo laminar (perfil parabólico). B. Fluxo turbilhonar.

gerando um quantum de energia potencial que irá transformar-se em cinética no momento da diástole, fazendo com que esse volume de sangue armazenado seja propelido para adiante. Dessa forma, apesar da característica pulsátil dos batimentos cardíacos, o fluxo sangüíneo tecidual é constante.

1. Fluxo Sangüíneo Periférico

❏ Observando-se o fluxo em um vaso de pequeno calibre, temos que grande parte das moléculas do sangue em seu interior encontra-se em contato com sua parede, fazendo com que fiquem aderidas a esta, lentificando o fluxo. Quando aumentamos o diâmetro deste vaso, diminuímos a quantidade de moléculas em contato com a parede do vaso, gerando um fluxo laminar parabólico, com maior velocidade. Ao integrar as velocidades de todos os anéis concêntricos do fluxo de sangue e multiplicar pelas áreas dos anéis, podemos derivar a seguinte fórmula, conhecida como Lei de Poisseuille:

$$Q = \Delta P \times (\pi r4/8 \, CV)$$

Onde: ΔP = diferença de pressão entre as extremidades do vaso (Pentrada – Psaída)

r = raio, e então $\pi r4$ a área de secção transversa do vaso por onde flui o sangue

C = comprimento do vaso

V = viscosidade do sangue

- Observe-se que a velocidade do sangue é proporcional à quarta potência do raio, o que, comparado com outros fatores, desempenha o mais importante papel na determinação da velocidade de fluxo pelo vaso. Assim, um aumento de duas vezes no raio interno do vaso irá resultar em um aumento de 16 vezes no fluxo: (2r)4 = 16r.
- O fluxo varia menos com os outros determinantes da resistência, por exemplo, um aumento de duas vezes no comprimento do tubo ou na viscosidade do sangue resulta em um decréscimo de 50% na velocidade do fluxo. A viscosidade do sangue é determinada principalmente pelo hematócrito, e em menor escala pelas proteínas plasmáticas.
- Conforme o exposto até então, temos que:

$$Q = \Delta P \times (1/R)$$

e também:

$$Q = \Delta P \times (\pi r4/8\ CV)$$

de onde se conclui que:

$$R = \Delta P/Q$$

e também:

$$R = 8CV/\pi r4.$$

- O fluxo através de um vaso também pode ser expresso como o produto da velocidade do fluxo pela área da secção transversa do vaso. Então:

$$Q = V \times A$$

- Em condições normais o volume de sangue que sai do ventrículo esquerdo deve ser igual ao volume de sangue que retorna ao ventrículo direito (no mesmo período de tempo), ao que se chama de princípio da continuidade. Como compatibilizar a Lei de Poisseuille com este princípio, uma vez que esta equação prevê que à medida que o sangue se move do coração e encontra vasos de diâmetros cada vez menores, a resistência ao fluxo deve aumentar e a velocidade de fluxo deve diminuir?
- A resposta está em se considerar a área transversa total dos vasos em uma determinada região e não a área transversa de um vaso individualmente. Assim, conseguimos entender por que, mesmo considerando que os vasos têm diâmetros decrescentes, o fluxo sangüíneo permanece constante e o princípio da continuidade é

respeitado, pois a área transversa, dos vasos de pequeno calibre, considerada em seu conjunto (área transversa total), é proporcionalmente maior que a dos vasos de grande calibre, considerados individualmente (Fig. 2.6).

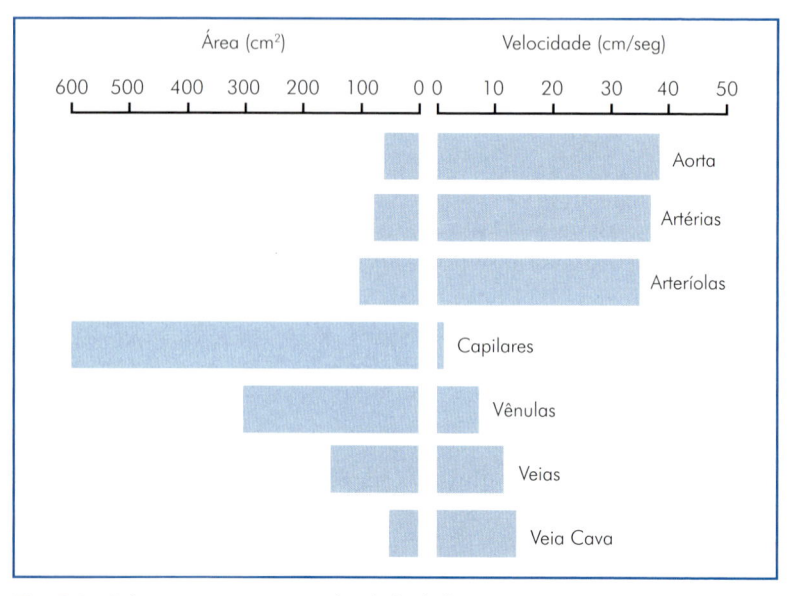

Fig. 2.6 – *Diferenças regionais na velocidade de fluxo e na área de secção transversa do sistema cardiovascular humano.*

❑ Até então, consideramos as relações hidráulicas aplicáveis teoricamente ao fluxo através de vasos de calibre constante, mesmo que decrescentes. No entanto, in vivo, a situação é mais complexa, pois os vasos sangüíneos, particularmente as arteríolas de menor calibre, podem sofrer variações de sua secção transversa na dependência de diversos fatores. Desta forma, os vasos com maior capacidade de contração e dilatação (arteríolas) são os que determinam as maiores mudanças na resistência vascular e no fluxo, em resposta a sinais neuronais e teciduais locais, podendo através de pequenas variações no diâmetro dos vasos, regular o fluxo regional.

i. Oferta de O_2

❑ Uma das funções do sistema cardiovascular é ofertar nutrientes para os tecidos. Dentre esses, o principal é o oxigênio, que atua como receptor final de elétrons das vias metabólicas principais.

Portanto, pode-se entender as regulações ocorridas no débito cardíaco como mecanismos que visam manter uma oferta de oxigênio adequada para os tecidos, proporcional ao seu consumo.

❑ A principal tarefa do sistema cardiovascular é oferecer a quantidade suficiente de oxigênio para atender às necessidades metabólicas. A hipoxia tecidual, quando presente por período prolongado, é um dos principais determinantes da disfunção de múltiplos órgãos e ocorre quando há um desequilíbrio entre a oferta (DO_2) e o consumo (VO_2) de oxigênio.

❑ A oferta de oxigênio para os tecidos pode ser definida como:

$$\text{Oferta de } O_2 \, (DO_2) = \text{débito cardíaco (DC)} \times \text{conteúdo arterial de } O_2 \, (CaO_2)$$

Onde o conteúdo arterial de O_2 representa a quantidade de oxigênio carregada pelo sangue tanto sob a forma ligada à hemoglobina quanto diluída no plasma. Assim:

$$CaO_2 = [PaO_2 \times 0{,}003] + [1{,}34 \times Hb \times SaO_2]$$

Onde:

PaO_2 = pressão parcial de oxigênio no sangue arterial (mmHg)

0,003 = coeficiente de solubilidade do oxigênio no plasma (por dL/mmHg)[a]

1,34 = quantidade de oxigênio carreado por 1 g de Hb 100% saturada[b]

Hb = concentração de hemoglobina (g/dL)

SaO_2 = saturação arterial de oxigênio da hemoglobina (expressa como fração e não como %)

---

a. O coeficiente de solubilidade do oxigênio no plasma a 37°C é de 0,028 mLO₂/L/mmHg. No entanto, para expressar a concentração em mL de oxigênio /100 mL de plasma, o coeficiente de solubilidade é dividido por 10, levando ao número expresso na equação: 0,0028 ~ 0,003.

b. Na verdade, 1 g de hemoglobina pode ligar-se a 1,39 mL de oxigênio quando 100% saturada. Por este motivo, vemos em muitas fórmulas para cálculo do conteúdo de oxigênio 1,39 em vez de 1,34. No entanto, uma pequena fração da hemoglobina circulante é constituída por formas que não se ligam prontamente ao oxigênio (carboxiemoglobina e metemoglobina). Por isso, a capacidade de ligação final é menor e 1,34 mL/g Hb descreve melhor o comportamento do pool de hemoglobina.

- Por outro lado, o consumo de oxigênio é representado segundo o princípio de termodiluição de Fick, da seguinte forma:

$$VO_2 = DC \times (CaO_2 - CvO_2)$$

Como:

$$CvO_2 = [PvO_2 \times 0{,}003] + [1{,}34 \times Hb \times SvO_2]$$

onde PvO_2 = pressão parcial de oxigênio no sangue venoso e SvO_2 = saturação venosa de oxigênio da hemoglobina (fração). Como a quantidade de O_2 dissolvido no sangue arterial ou venoso ($PO_2 \times 0{,}0031$) pode ser considerada fisicamente desprezível, as equações acima podem ser transpostas para a seguinte forma:

$$VO_2 = DC \times Hb \times 1{,}34 \times (SaO_2 - SvO_2)$$

o que representa a captação de oxigênio pela microcirculação (Fig. 2.7).

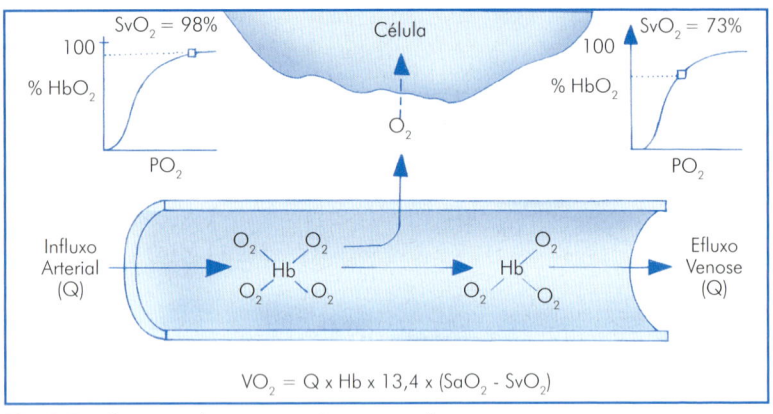

Fig. 2.7 – *Captação de oxigênio pela microcirculação.*

- Tomando-se ainda a equação $VO_2 = DC \times (CaO_2 - CvO_2)$, pode-se derivar: $CvO_2 = CaO_2 - (VO_2 / DC)$

  ou: $[1{,}34 \times Hb \times SvO_2] = [1{,}34 \times Hb \times SaO_2] - (VO_2/DC)$

  e, portanto: $SvO_2 = SaO_2 - (VO_2/DC)$

- Esta equação mostra que a saturação venosa de O_2 (SvO_2) é diretamente proporcional à razão do consumo de oxigênio pelo débito cardíaco e simula a relação corporal global entre consumo e oferta de O_2. Toda vez que a SvO_2 cai abaixo de seus valores normais, significa que o organismo está sob estresse oxidativo e de alguma forma a oferta não atende plenamente ao consumo de oxigênio.

- A oxigenação venosa só tem valor na análise do balanço de forças entre oferta e consumo se o organismo mantiver a sua capacidade de extração. Nos casos de shunts A-V ou em caso de morte celular, a extração não ocorre, pois não há consumo e, portanto, a SvO_2 encontra-se elevada.
- A taxa de extração de oxigênio (TEO_2) é a razão entre a captação de O_2 e a oferta de O_2 (VO_2/DO_2) aos tecidos, correspondendo à fração do oxigênio ofertada à microcirculação e que é captada pelos tecidos.
- O organismo normalmente responde ao aumento do consumo elevando a taxa de extração de O_2 (TEO_2). Na hipoxia tecidual, os mecanismos compensatórios da extração estão exauridos e a célula passa a obter energia através do metabolismo anaeróbio, produzindo ácido lático. A partir deste momento, o consumo fica limitado pela DO_2 e seus determinantes. A DO_2 na qual a VO_2 torna-se dependente da oferta, é denominada de oferta crítica de oxigênio (Fig. 2.8), que em indivíduos normais anestesiados é de aproximadamente 300 mL/minuto/m2, mas em pacientes gravemente enfermos pode variar de 150 mL/min/m2 a 1.000 mL/min/m2. Portanto, a DO_2 crítica deve ser determinada individualmente para pacientes em Unidades de Cuidados Intensivos (UCI).
- A relação entre a oferta e o consumo de oxigênio ($DO_2 \times VO_2$) em situações anormais, como na sepse, hipovolemia, insuficiência cardíaca e nos quadros clínicos de choque descompensado, encontra-se representada na Fig. 2.9.

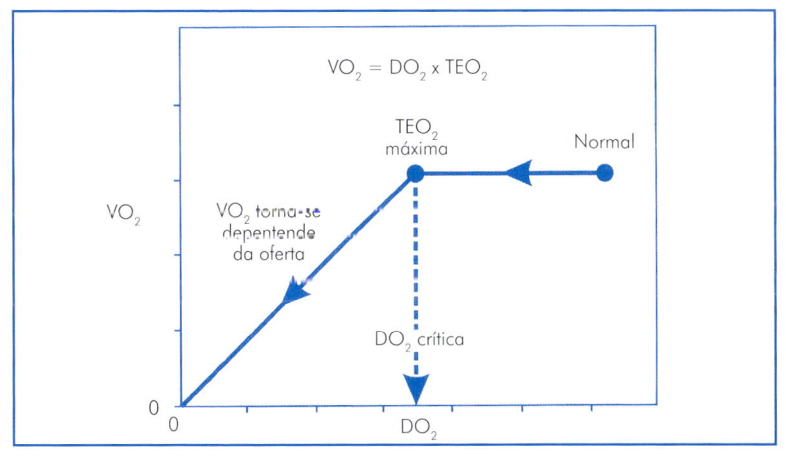

Fig. 2.8 – Relação entre a oferta (DO_2) e o consumo de oxigênio nos tecidos (VO_2), onde TEO_2 = taxa de extração de oxigênio.

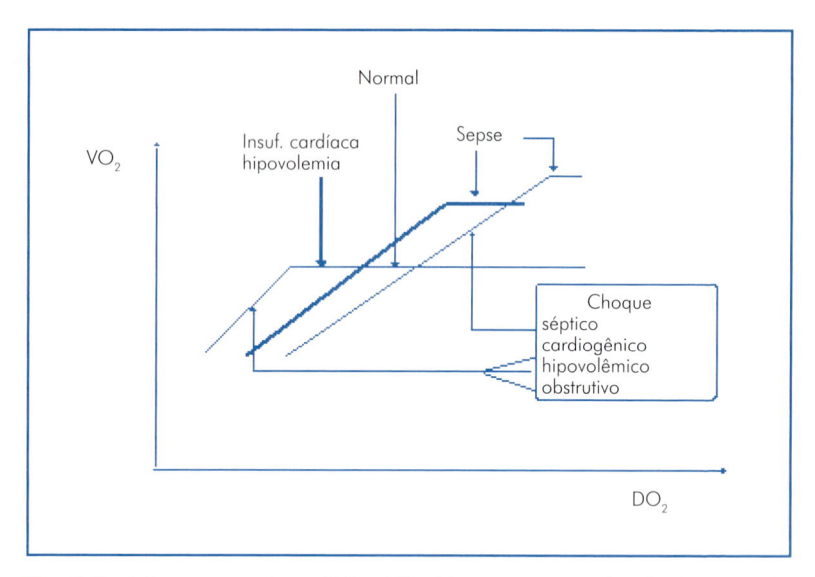

Fig. 2.9 – *Relação anormal entre DO_2 e VO_2. Notar que nos quadros de choque a relação é de dependência, isto é, o consumo de oxigênio aumenta proporcionalmente com o aumento da oferta, demonstrando a existência de um déficit de oxigenação tecidual. No choque hipovolêmico, cardiogênico e obstrutivo observa-se a redução absoluta da DO_2 e do VO_2. No choque séptico, apesar do VO_2 aumentado em termos absolutos, observa-se que, se houver incremento da DO_2, o VO_2 aumentará ainda mais, demonstrando o déficit de oxigenação tecidual existente (redução relativa do VO_2).*

- Em um paciente com choque séptico e em qualquer outro indivíduo realizando intenso esforço físico, a SvO_2 estará diminuída. Enquanto no paciente em choque, o débito cardíaco está prejudicado por uma série de fatores, como hipovolemia, vasoplegia, hipoxia, fatores depressores do miocárdio, estado inflamatório sistêmico, uremia, insuficiência adrenal (e outros aspectos do contexto clínico), não conseguindo atender à demanda de O_2, no indivíduo em exercício moderado, o débito cardíaco tem funcionamento normal, não afetando a oferta de oxigênio (DO_2) aos tecidos.

- Nos pacientes com insuficiência cardíaca crônica, os valores de SvO_2 estão abaixo da normalidade e, mesmo assim, não ocorre hipoxia tecidual, pois estes pacientes estão adaptados em condições de hiperextração de O_2 para compensar a baixa reserva cardíaca. Estes pacientes não toleram aumento do consumo e, portanto, a DO_2 está principalmente dependente da capacidade de extração de O_2.

TRANSPORTE DE O_2 NO SANGUE

❏ O transporte de O_2 no sangue é feito de duas formas: dissolvido no plasma ou ligado à hemoglobina (Hb). A hemoglobina fica armazenada nas hemácias, prevenindo a sua ultrafiltração pelos rins e limitando o aumento da viscosidade que pode ocorrer se esta estiver diluída no plasma. Cada grama de hemoglobina é capaz de transportar 1,34 mL de oxigênio, quando 100% saturada.

❏ De acordo com a lei de Henry, que rege a solubilidade dos gases no meio líquido, a quantidade de oxigênio dissolvida no plasma é proporcional à sua pressão parcial. Assim, na temperatura corpórea (37ºC), 0,003 mL de O_2 estão dissolvidos em 100 mL de plasma por mmHg. A Fig. 2.10 mostra graficamente a proporção entre o volume de oxigênio transportado pela hemoglobina (quase a totalidade) e o volume transportado dissolvido no plasma (desprezível).

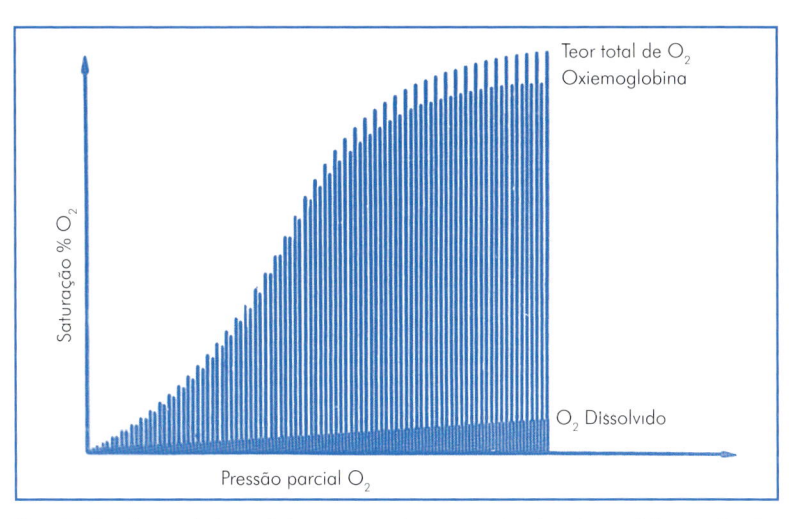

Fig. 2.10 – Capacidade total de transporte de oxigênio ligado à hemoglobina e dissolvido no plasma.

❏ A molécula de hemoglobina é constituída por quatro unidades protéicas, cada uma ligada a um grupamento heme, contendo os anéis pirrólicos e o Fe^{++} (ferro reduzido ou ferroso). Cada molécula de hemoglobina é capaz de carrear quatro moléculas de O_2, cada uma ligada a um grupamento heme, através da oxidação da molécula de ferro. Quando a Hb está 100% saturada, não é mais possível ligar quantidade adicional de oxigênio.

❏ A curva de dissociação-associação da hemoglobina é sigmóide, em vez de hiperbólica, facilitando a associação de O_2 nos pulmões e a dissociação nos tecidos. Os efeitos do pH, PCO_2, e da temperatura sobre a curva de dissociação da hemoglobina são conhecidos em seu conjunto como efeito Bohr (Fig. 2.11). Este efeito é regulado por uma enzima eritrocitária produzida durante a glicólise, conhecida como 2,3-difosfoglicerato. Ela age reduzindo a afinidade da Hb pelo O_2 e deslocando a curva para a direita. Nas situações de hipoxia tecidual o organismo privilegia a extração do oxigênio da hemoglobina.

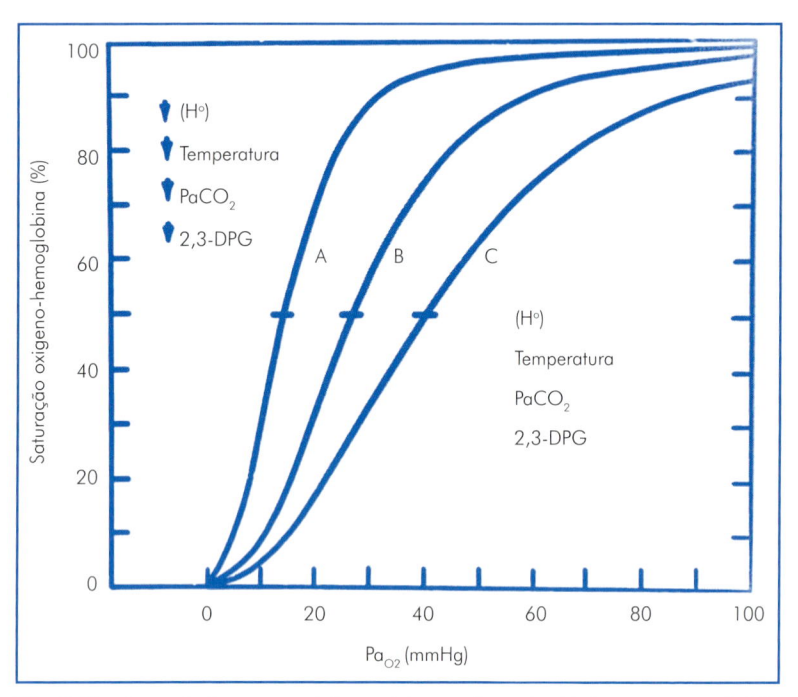

Fig. 2.11 – *Curva de dissociação da hemoglobina e efeitos do pH, da temperatura, $PaCO_2$ e dos níveis de 2-3-DPG.*

❏ Interessante notar a diferença entre situações de hipoxemia e anemia em relação à capacidade de transporte de oxigênio. Ambas podem levar à hipoxia tecidual (hipoxia hipóxica e hipoxia anêmica), no entanto, o impacto é maior na anemia, particularmente se aguda (Tabela 2.1). A hipoxemia terá um impacto menor e proporcional à alteração que acarretar concomitantemente na

SaO$_2$ (ver curva de dissociação da Hb). Portanto, alterações no nível de Hb e na SaO$_2$ têm importância significativamente maior do que alterações na PaO$_2$. Em termos práticos, podemos dizer que a SaO$_2$ (verificada pela oximetria de pulso) tem maior significado clínico do que a PaO$_2$ obtida pela gasometria arterial.

Tabela 2.1 – Influência Relativa da Anemia e Hipoxemia sobre a Oxigenação Arterial

Parâmetro	Normal	Hipoxemia	Anemia
PaO$_2$ (mmHg)	90	45	90
SaO$_2$ (%)	98	80	98
Hb (g/dL)	150	150	75
CaO$_2$ (mL/L)	200	163	101
Alteração percentual na CaO$_2$ (%)		18,6	49,5

Fonte: Marino PL: The ICU book. 2nd ed. Philadelphia: Williams & Wilkins, 1998.

TRANSPORTE DE CO$_2$ NO SANGUE

- O CO$_2$ é o principal produto final do metabolismo oxidativo e o controle de sua eliminação é feito fundamentalmente pela função respiratória (ventilação pulmonar), de maneira sensível. O organismo é capaz de responder a aumentos de apenas 5 mmHg na PaCO$_2$, com aumento de até duas vezes no volume-minuto ventilatório, enquanto para produzir o mesmo efeito a PaO$_2$ teria que cair para 55 mmHg.

- O transporte do gás carbônico é feito de três maneiras. (1) dissolvido no plasma ou na própria hemácia, que ao contrário do oxigênio, corresponde por uma parcela transportada um pouco mais significativa (3,5%), visto que a capacidade de solubilidade do CO$_2$ é 20 vezes maior[c]; (2) transportado sob a forma de

---

c. Enquanto o coeficiente de solubilidade do oxigênio no plasma a 37°C é de 0,028 mLO$_2$/L/mmHg, o do dióxido de carbono é da ordem de 0,686 mLCO$_2$/L/mmHg.

bicarbonato, no plasma (75% do total) ou na hemácia (20%) e (3) ligado às terminações-N da hemoglobina e de proteínas do sangue, denominadas de carbaminas, o que constitui a menor parcela do conteúdo total de CO_2 (1,5%).

❏ O dióxido de carbono é captado nas hemácias e, na presença da anidrase carbônica (presente nas hemácias, mas não no plasma), é rapidamente hidratado a ácido carbônico, que se dissocia em hidrogênio e bicarbonato. A maior parte do bicarbonato retorna ao plasma enquanto o hidrogênio é tamponado pela hemoglobina. Parte do CO_2 liga-se diretamente à hemoglobina (carbamina) e parte prossegue dissolvido na hemácia e no plasma (Fig. 2.12).

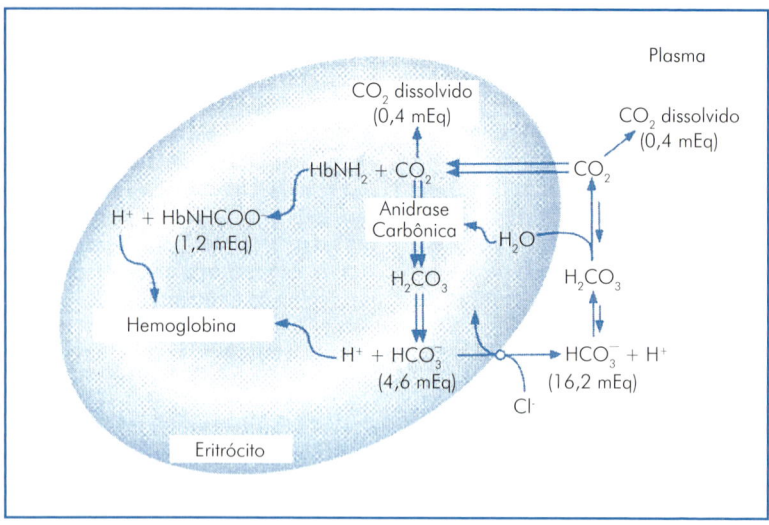

Fig. 2.12 – *Transporte de CO_2. Os valores entre parênteses representam as quantidades em 1 L de sangue total (venoso).*

❏ A capacidade tamponante de íons hidrogênio advindos do CO_2 pela hemoglobina é considerável, sendo seis vezes maior do que a capacidade tamponante de todas as proteínas plasmáticas combinadas.

❏ Esta capacidade tampão é maior quando a hemoglobina se encontra na forma não-saturada pelo oxigênio, podendo atingir até 60 mL/L de CO_2 adicional em situação de total dessaturação. O aumento do conteúdo de CO_2 quando o sangue se encontra dessaturado é conhecido como efeito Haldane, que é responsável por uma parcela significativa da diferença de conteúdo de CO_2 entre o sangue arterial e venoso (Fig. 2.13).

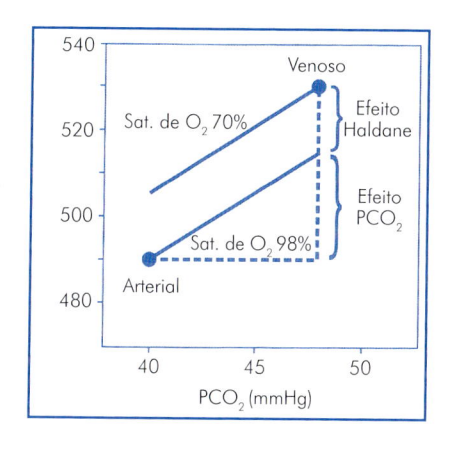

Fig. 2.13 – Efeito Haldane (maior capacidade de ligação do CO_2 à hemoglobina, quando esta se encontra menos saturada pelo oxigênio), que explica o maior conteúdo de CO_2 no sangue venoso.

❑ Para eliminação do CO_2 pelos pulmões, ele é reconstituído e sua eliminação pela ventilação alveolar pode ser medida diretamente (VCO_2) e correlacionada com o VO_2, correspondendo a aproximadamente 80% do VO_2, relação esta conhecida como quociente respiratório (Fig. 2.14). Quando o VCO_2 é expresso em mEq/L, representa a taxa de excreção de ácidos pelo pulmão. Esta taxa é de aproximadamente 10 mEq/min ou 14.000 mEq/24 h, podendo ser aumentado no exercício para aproximadamente 40.000 mEq/24 h. Comparando-se com a capacidade de excreção ácida dos rins, de apenas 40 mEq/24 h a 80 mEq/24 h, percebe-se a importância dos pulmões como principais reguladores de situações agudas de acidose metabólica.

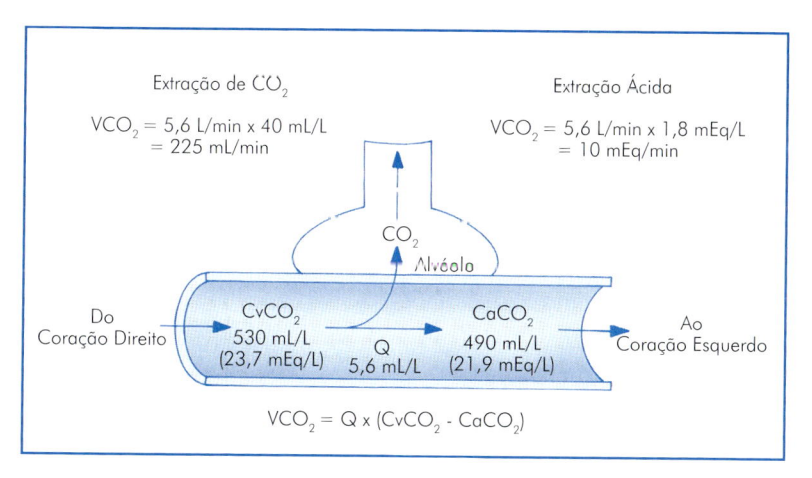

Fig. 2.14 – Eliminação de CO_2 nos pulmões. Extração de CO_2 e extração ácida.

O DÉBITO CARDÍACO E SEUS DETERMINANTES

- Débito cardíaco é o volume de sangue ejetado pelo coração em 1 minuto. Portanto, uma medida de fluxo, sendo expressa em mL/min (ou mL/min/m2, quando dividido pela superfície corpórea, neste caso denominado índice cardíaco), pode ser descrita como o produto da freqüência cardíaca pelo volume sistólico, sendo o volume sistólico a quantidade de sangue ejetada a cada sístole, e a freqüência a quantidade de ciclos em 1 minuto.

- Entretanto, o débito cardíaco deve ser entendido como uma medida de *performance*, conjugando, além do volume sistólico e da freqüência cardíaca, a função ventricular e o trabalho do miocárdio, sendo um produto final da relação complexa entre os seus diversos determinantes. A relação entre a freqüência e a contratilidade cardíaca e os elementos que compõem a pré e a pós-carga são as bases fundamentais do entendimento do tratamento da disfunção miocárdica e do manejo hemodinâmico do paciente crítico em colapso cardiovascular.

A. Freqüência Cardíaca

- É definida como a quantidade de batimentos por minuto, influenciada pelo tônus autonômico. Um aumento da freqüência cardíaca ocasiona aumento do débito cardíaco até o limite em que a freqüência alta limita o tempo de enchimento durante a diástole, reduzindo o volume sistólico, a perfusão miocárdica e finalmente a contratilidade e o débito cardíaco. Por outro lado, conforme a freqüência cardíaca é aumentada, aumenta também a força de contração em um fenômeno conhecido como relação força-freqüência. Muitos mecanismos estão relacionados a este comportamento, mediados principalmente pela maior disponibilidade de cálcio no miofilamento.

B. Volume Sistólico

- Definido como a diferença entre o volume contido no ventrículo esquerdo ao final da diástole (VDFVE) e o volume sistólico final do ventrículo esquerdo (VSFVE), correspondendo à mudança no volume observada durante a fase de ejeção do ciclo cardíaco, ou o que o coração ejeta a cada sístole. Classicamente, o volume sistólico é determinado por três parâmetros: pré-carga, pós-carga e contratilidade.

1. *Pré-Carga*

- Pré-carga é a carga imposta a um músculo antes do início da contração. A força da pré-carga age indiretamente para aumentar a força da contração. Corresponde em última análise ao comprimento das fibras miocárdicas ao final da diástole, ou ao volume diastólico final (VDF) do coração. É influenciada pelo volume intravascular, pela capacidade do sistema venoso e também pela função diastólica e contratilidade propriamente ditas.

- Isoladamente, observa-se que em determinadas faixas de enchimento ventricular existe uma relação positiva entre estiramento miocárdico e *performance* cardíaca. No início do século XX, Otto Frank e Ernest Starling demonstraram que quanto maior o estiramento diastólico, maiores seriam o volume sistólico e a força de contração ventricular (lei de Frank-Starling).

- Essa lei postula também que existe um limite para o estiramento, a partir do qual maiores tensões produziriam um declínio na *performance* cardíaca. Experimentalmente, a máxima tensão desenvolvida por uma fibra miocárdica ocorre a uma medida de sarcômero de 2,0 μm a 2,3 μm, o que permite uma máxima formação de pontes que fazem o contato entre os filamentos finos (actina) e espessos (miosina) que compõem o sarcômero, e são responsáveis por aproximar as linhas Z (extremidades dos sarcômeros), produzindo a contração muscular. Clinicamente, isso se traduz como um pico de volume sistólico ocorrendo a uma pressão de enchimento de 10 mmHg a 12 mmHg.

- Se a medida do sarcômero é menor que a ideal, os filamentos finos podem estar comprimidos ou se sobrepor, o que pode interferir na formação adequada das pontes de ligação e na geração de força. De forma inversa, se o tamanho do sarcômero for maior que o ótimo, pode haver insuficientes pontes entre os filamentos finos e espessos, o que pode reduzir a *performance* contrátil. De fato, a uma medida de 3,6 μm, não há formação de pontes entre os filamentos, e a força contrátil é quase zero (Figs. 2.15 e 2.16).

- No coração normal, o volume diastólico final (pré-carga) é o principal fator que determina a força da contração ventricular, indicando que o débito cardíaco é, primariamente, um reflexo do VDF. Portanto, o modo mais efetivo de se preservar o débito é garantindo um volume diastólico adequado, o que enfatiza a necessidade de se evitar a hipovolemia e corrigir as deficiências de volume.

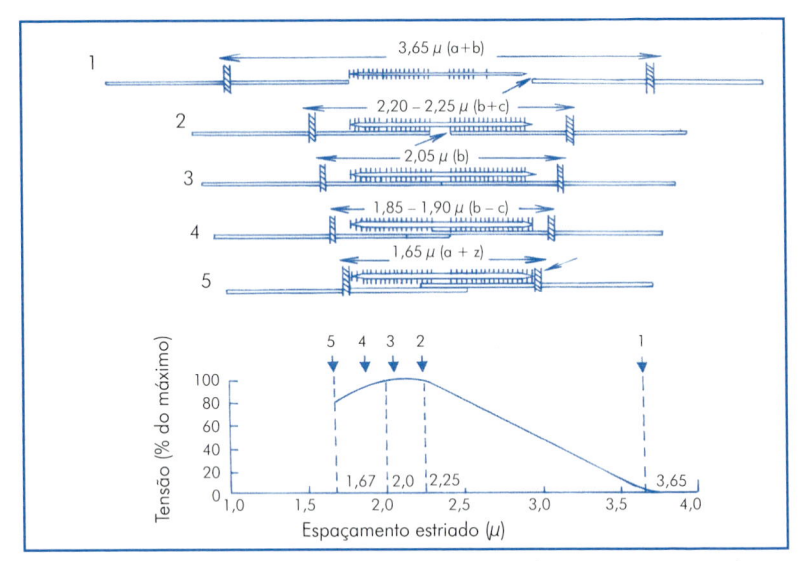

Fig. 2.15 – *A pressão aumenta até que uma pressão sistólica máxima seja atingida, em uma pré-carga ótima. Se o enchimento diastólico continuar além desse ponto, nenhum aumento adicional de pressão sistólica ocorrerá. O coração trabalha na fase ascendente da curva de função sistólica, portanto, com uma reserva para tolerar incrementos do volume diastólico e responder com o aumento do débito.*

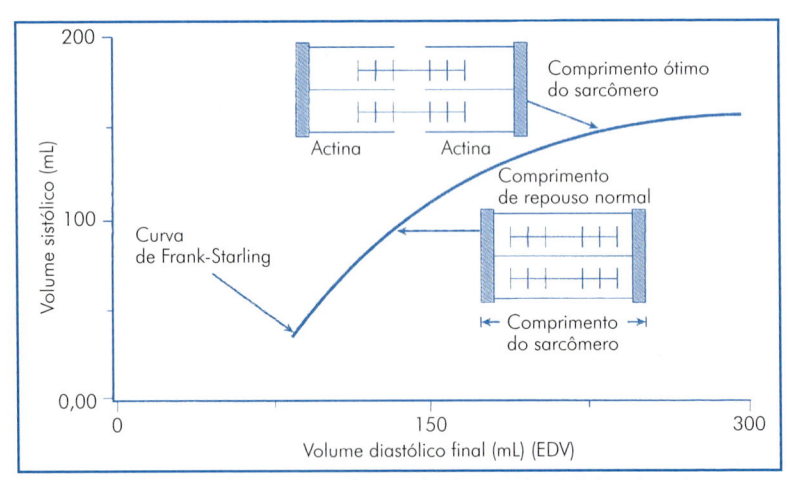

Fig. 2.16 – *Alterações de pré-carga relacionadas (ventricular end diastolic volume ou volume diastólico final) com o volume sistólico (stroke volume) e o tamanho dos sarcômeros. Note que, à distância de repouso normal (normal resting length), as fibras dos filamentos finos se tocam, permitindo ainda um incremento na função contrátil com aumento de volume diastólico final. A distância ótima permite também a melhor condição de formação de pontes entre os filamentos e, assim, melhor performance contrátil. A partir desse ponto, incrementos de volume diastólico não permitem incrementos no volume sistólico.*

❑ Entretanto, a elasticidade ventricular pode estar modificada em múltiplas condições clínicas, traduzindo-se como cenários de alta ou baixa complacência. Diante de uma curva de baixa complacência, pequenas variações do volume ventricular podem gerar grandes variações na leitura da pressão. De forma contrária, diante de uma complacência alta, mesmo grandes variações de volume induzem a pequenos aumentos da pressão. O fato de a pressão e o volume não mostrarem variáveis de comportamento paralelo tem grande impacto na interpretação clínica dos dados hemodinâmicos (Fig. 2.17).

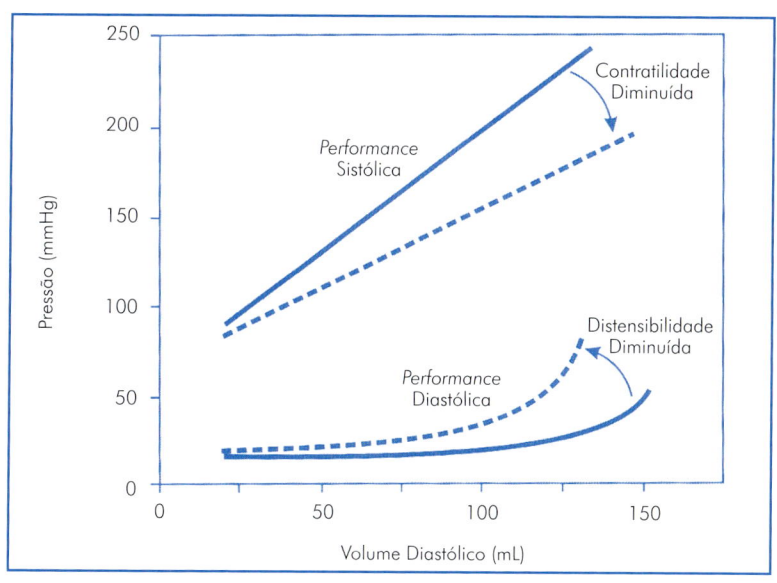

Fig. 2.17 – *Relação entre volume diastólico final e pressões desenvolvidas. As linhas sólidas correspondem a relações normais e as linhas pontilhadas a estados de redução da contratilidade (performance sistólica) e distensibilidade (performance diastólica).*

❑ No mesmo indivíduo e entre indivíduos, a complacência ventricular não é constante, nem estável. O impacto da complacência ventricular tem grande importância quando observamos as diferenças de função ventricular entre o período fetal para o neonatal, assim como a hipertrofia ventricular esquerda e direita altera a complacência ventricular. Na tetralogia de Fallot, por exemplo, o ventrículo direito encontra-se hipertrófico e pouco complacente. O manejo pós-operatório da correção desta cardiopatia congênita deve incluir medidas que visem melhorar esta situação utilizando pressões maiores de enchimento ventricular direito, como também o uso de drogas que melhorem a função diastólica, como o propranolol.

❏ A diminuição do débito cardíaco que acompanha a queda na complacência ventricular é conhecida como insuficiência cardíaca diastólica.

2. Pós-carga

❏ Definida como a carga imposta ao músculo após o início da contração, pode ser compreendida como a força que se opõe à ejeção ventricular. Inclui a força inercial da parede ventricular (tensão transmural), que é produzida conforme as fibras se encurtam durante a contração isovolumétrica e depende do raio da câmara (volume diastólico final) e da pressão sistólica (representada pela pressão pleural) e a impedância ao fluxo de saída, determinada principalmente pela resistência e complacência vascular (Fig. 2.18).

❏ O componente elástico do leito vascular exerce os seus efeitos no início do período de ejeção, enquanto os efeitos da resistência vascular periférica são exercidos no final da ejeção ventricular.

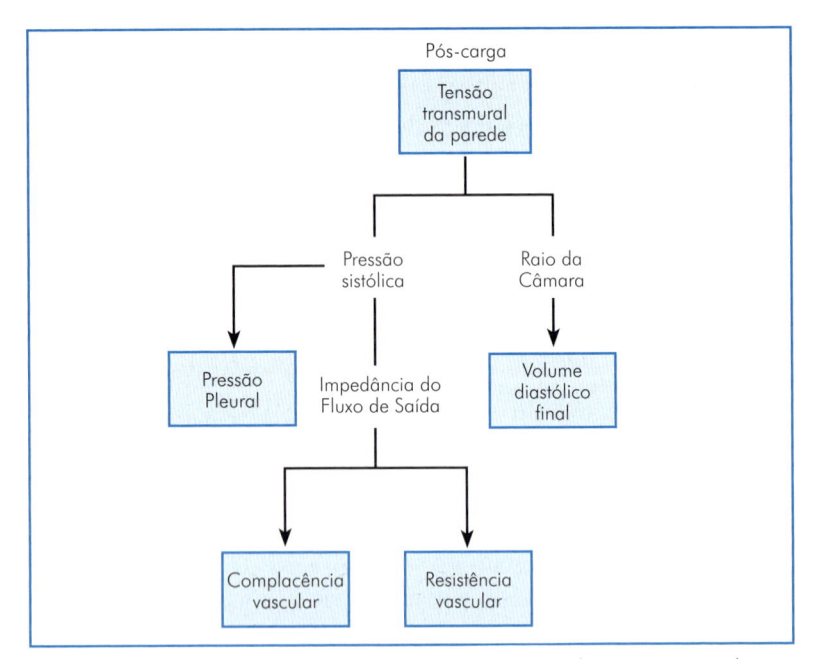

Fig. 2.18 – *Forças que contribuem para a pós-carga ventricular. As representadas nas caixas são facilmente definidas ou medidas.*

❑ A forma mais conveniente de se aferir a pós-carga é por meio do cálculo das resistências sistêmica ou pulmonar. Existe uma relação inversa entre pós-carga e volume sistólico: quanto maior a pós-carga, menor o volume sistólico. Em condições normais, essa relação tem pouco significado, em vista da auto-regulação homeométrica. Porém, na presença de disfunção miocárdica e nos estados de choque, em que ocorre a vasoplegia e manipulação de drogas vasopressoras, tal relação pode ser determinante na redução do débito e do transporte de O_2 para os tecidos.

3. Contratilidade

❑ É definida como a habilidade inotrópica inerente do miocárdio e sofre influência das mudanças em outros co-determinantes do débito cardíaco. Tem como os principais fatores determinantes o nível de catecolaminas circulantes, as interações com o sistema nervoso autônomo simpático, a oxigenação miocárdica, e as alterações metabólicas, principalmente, os estados acidóticos. É regulada pelo ajuste da concentração intracelular de cálcio ou pela sensibilidade dos miofilamentos ao cálcio.

❑ São muitos os índices de mensuração da contratilidade utilizados na avaliação da função ventricular. Os mais utilizados nos diversos estudos sobre a função ventricular são: (1) a taxa de aumento máximo da pressão ventricular em relação ao tempo, medida durante a contração isovolumétrica (dP/dT); (2) o tempo de duração do período pré-ejeção, medido entre o tempo de ativação ventricular (onda QRS no ECG), e a abertura das valvas semilunares.

❑ Outros métodos utilizam a variação dos volumes ventriculares durante a fase de ejeção, dentre os principais destaca-se a medida da fração de ejeção, determinada pela diferença do volume diastólico inicial pelo volume sistólico final, dividida pelo volume diastólico inicial.

❑ De uma forma geral, estas medidas não são exclusivamente representativas da contratilidade, uma vez que os diferentes resultados observados entre os métodos ocorrem em virtude da técnica utilizada e por influências das condições de pré e pós-carga. A medida mais representativa atualmente em termos conceituais, porém de pouca aplicabilidade clínica, é a análise das curvas de pressão-volume geradas durante o ciclo cardíaco.

DIAGRAMA PRESSÃO-VOLUME E FUNÇÃO CONTRÁTIL

❑ Uma das formas de se entender os mecanismos de funcionamento cardíaco é estudando o diagrama pressão-volume. O diagrama fornece uma ferramenta útil para o entendimento dos efeitos da pré-carga, pós-carga e contratilidade na função miocárdica (Fig. 2.19).

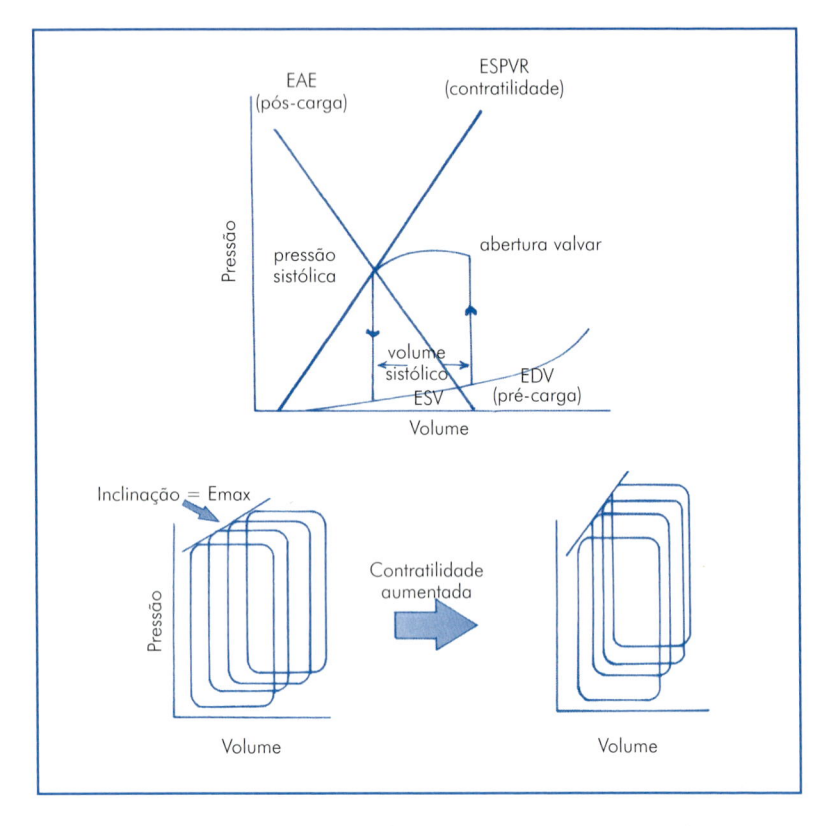

Fig. 2.19 – *Diagrama pressão-volume e função contrátil. A curva pressão-volume inicia-se na porção diastólica, onde a pressão é próxima a zero no volume sistólico final. As valvas AV abrem-se e os ventrículos enchem-se passivamente. A pressão de enchimento imediatamente antes da contração ventricular é também conhecida como pré-carga (volume diastólico final [VDF]). As valvas AV fecham-se e a pressão ventricular aumenta abruptamente (contração isovolumétrica) até que se iguale à pressão aórtica. As valvas semilunares abrem-se quando a pressão ventricular excede a pressão aórtica e o conteúdo ventricular é ejetado. Ao final da ejeção, as valvas semilunares fecham-se e a pressão ventricular cai a zero (volume sistólico final [VSF]). O volume sistólico é a diferença entre o VDF e o VSF. EAE = elastância arteriolar efetiva; ESPVR = relação pressão/volume sistólica final; EDV = volume diastólico final; ESV = volume sistólico final; Emáx = elastância máxima.*

- A relação pressão-volume sistólico final representa os pontos na curva de pressão-volume no momento final de sístole que podem ser entendidos como os momentos de maior contração, onde os miócitos estão maximamente encurtados, ou mais elásticos, com a maior resistência à distensão. Portanto, representativo da contratilidade e denominado de ponto de elastância máxima (Emáx).

- Quando essas curvas são analisadas utilizando-se valores diferentes de pré-carga, observa-se uma relação linear entre os pontos de Emáx. A inclinação (ou slope) desta relação linear traduz o estado contrátil que pode ser modificado com intervenções que aumentem ou diminuam a contratilidade. A inclinação da curva de elastância arteriolar elástica (EAE) representa a pós-carga (Fig. 2.19).

- A relação pressão-volume diastólico final representa a pressão diastólica com volumes de enchimento progressivamente crescentes, e corresponde à função diastólica, numa relação matemática complexa de descrever (Fig. 2.20).

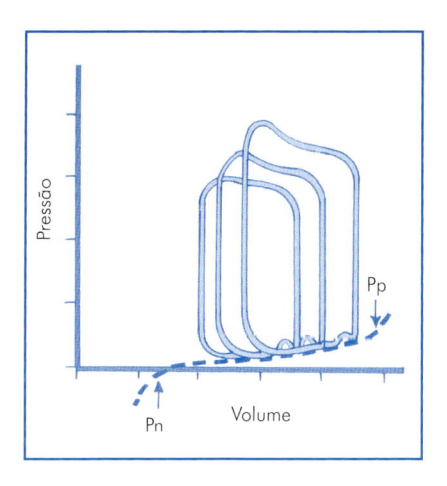

Fig. 2.20 – Relação pressão-volume diastólico final.

O CORAÇÃO DIREITO

- Todo o comportamento fisiológico do sistema cardiovascular descrito até o momento foi desenhado segundo os padrões encontrados de funcionamento no ventrículo esquerdo. Tais conclusões não podem ser completamente dirigidas ao ventrículo direito (VD) devido às condições próprias da circulação pulmonar, caracterizada como um circuito de baixa pressão, baixa resistência e alta complacência.

- Fisiologicamente, o VD ejeta o seu volume de forma quase contínua, gerando uma pressão de perfusão baixa e sustentada. Anatomicamente, o VD pode ser dividido em duas cavidades, o seio e o cone ventricular. O seio gera a pressão e o cone regula a transmissão desta pressão.

- A contração do VD ocorre em três fases: a contração dos músculos papilares, seguida do movimento da parede livre do VD em direção ao septo intraventricular (IV) e, finalmente, a contração do VE, que também contribui para o esvaziamento devido ao movimento de torção aplicado ao VD.

- O resultado desta contração é a geração de pressão no seio, com movimento peristáltico em direção ao cone. Como a parte superior do cone possui alta complacência devido à sua parede ventricular delgada, o pico de pressão é atenuado e prolongado.

- Deste modo, o período de ejeção é prolongado até o VD esvaziar-se completamente, a pressão diastólica final ser mínima e o retorno venoso ser ótimo. A pré-carga do VD é determinada pelo retorno venoso sistêmico e pela complacência ventricular.

- Normalmente o VD se adapta a pequenas alterações da pré-carga, como aquelas ocasionadas pelos movimentos respiratórios; porém, grandes aumentos do retorno venoso são acompanhados por dilatação do VD.

- A curva de pressão-volume do VD tem um formato triangular, se comparada à curva P-V do VE. No VD há pequenos períodos de contração e relaxamento isovolumétricos, e a ejeção é prolongada e contínua, mesmo com o declínio da pressão. O esvaziamento prolongado sob baixa pressão implica que o VD seja muito vulnerável ao aumento da pós-carga.

- Em pacientes com hipertensão pulmonar, a curva P-V perde o seu formato triangular e torna-se semelhante à curva desenhada pelo VE (Fig. 2.21). A contração peristáltica é perdida, ocasionando aceleração de fluxo e aumento da pressão na artéria pulmonar. O aumento da pós-carga causa prolongamento dos períodos de contração isovolumétrica e de ejeção, determinando um maior consumo de oxigênio.

- A perfusão coronariana do VD também está modificada. Em condições normais, a perfusão do VD ocorre principalmente pela coronária direita (CD) durante a sístole e a diástole. A coronária esquerda, pelo contrário, é perfundida apenas durante a diástole. Na hipertensão pulmonar a perfusão da CD ocorre apenas na

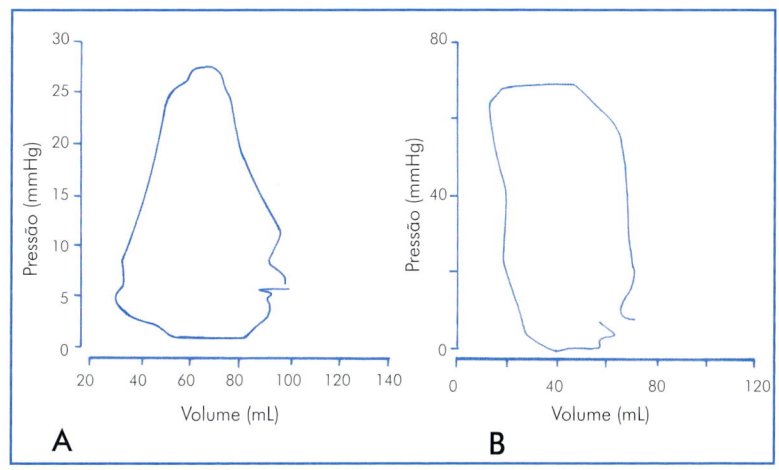

Fig. 2.21 – *Curvas de função ventricular do ventrículo direito. A. Pós-carga normal. B. Pós-carga alta.*

diástole, prejudicando potencialmente a oferta de O_2 em uma situação na qual o consumo está aumentado.

ESTIMULAÇÃO E SINALIZAÇÃO CELULAR DOS RECEPTORES ß-MIOCÁRDICOS

- ❑ O receptor β constitui o principal ativador do miócito cardíaco e no coração são encontradas apenas as subclasses β1 e β2. Estes receptores estão acoplados a proteínas estimulatórias (Gs) e inibitórias (Gi). Apenas o receptor β2 está ligado à proteína inibitória e sua função parece estar relacionada com a limitação da resposta inotrópica positiva e com efeitos protetores antiapoptóticos do miocárdio (Fig. 2.22).

- ❑ A estimulação β1 leva à formação e ao aumento do AMP cíclico, ativando a proteína cinase (PKA). A PKA provoca a fosforilação de uma série de proteínas citoplasmáticas e de membrana: o canal de Ca tipo L, fosfolambam e troponina I. Conseqüentemente, o canal de Ca tipo L aumenta o transporte de cálcio para dentro da célula, a fosfolambam seqüestra maior quantidade de Ca do retículo sarcoplasmático para o citoplasma, e a troponina torna-se mais sensível ao cálcio.

- ❑ Estes eventos culminam com o aumento da função sistólica e diastólica. O AMPc é degradado pela enzima fosfodiesterase III. O uso de inibidores da fosfodiesterase, tais como a milrinona,

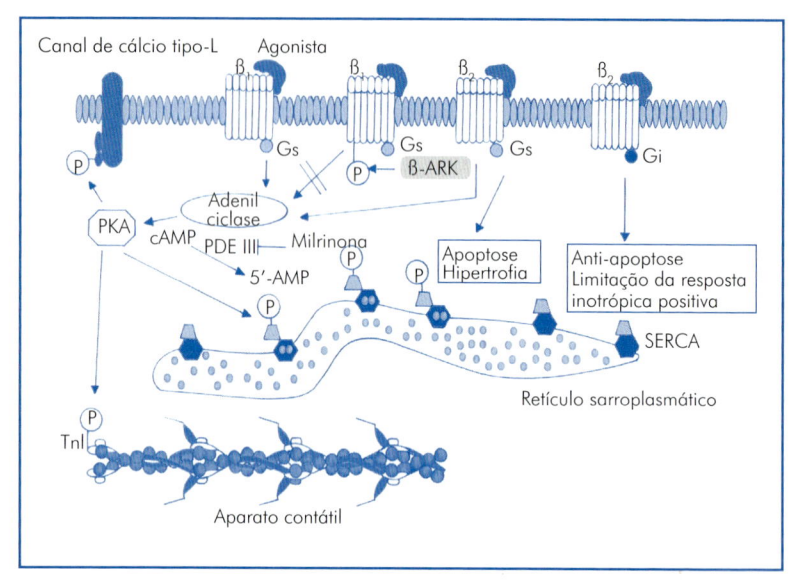

Fig. 2.22 – *Receptores beta 1 e beta 2 e o miócito cardíaco. Gs = proteínas estimulatórias; Gi = proteínas inibitórias; PKA = proteína cinase A; cAMP = AMP cíclico; PDE = fosfodiesterase; SERCA = ATPase de cálcio do retículo sarcoplasmático; PLB = fosfolambam (proteína reguladora).*

aumenta a quantidade de AMPc sem que haja necessidade do estímulo β. Isto permite que os efeitos estimulatórios ocorram, mesmo nas situações em que há *down regulation* dos receptores β. Este fato é de imensa importância no manejo clínico dos pacientes críticos. O levosimedam é outra droga que aumenta a contratilidade por mecanismos independentes do receptor β. Ele é capaz de aumentar a sensibilidade da troponina ao cálcio.

CONCLUSÃO

❑ Utilizando os conhecimentos de fisiologia aqui expostos, poderemos passar aos capítulos subseqüentes para estudar as condições de doenças que envolvem o sistema cardiocirculatório.

❑ Na prática clínica dos profissionais que atuam nas áreas de pediatria e neonatologia, a monitorização invasiva, ainda que disponível e validada, ainda é subutilizada, pelos mais variados motivos, desde falta dos equipamentos necessários até a inexperiência dos serviços. Isso torna mais difícil a compreensão dos mecanismos descritos neste capítulo, os quais só podem ser plenamente compreendidos com a utilização de uma monitorização efetiva.

❑ Portanto, é imprescindível que estes profissionais procurem compreender da maneira mais abrangente possível a fisiologia cardiovascular, para que, utilizando seu raciocínio clínico, possam buscar métodos alternativos para o acompanhamento adequado, diagnóstico e tratamento dos estados de descompensação cardiovascular.

LEITURA SUGERIDA

1. Anderson RH, Baker EJ, Macartney FJ et al., eds. Paediatric Cardiology. 2nd ed. New York: Churchill Livingstone. 2002.
2. Guyton AC, Hall JE. Tratado de Fisiologia Médica. 10ª ed. Rio de Janeiro: Guanabara Koogan. 2002:92-108.
3. Marino PL. Compêndio de UTI. 2ª ed. Porto Alegre: Artmed. 1999.
4. Mebazaa A, Karpati P, Renaud E et al. Acute right ventricular failure-from pathophysiology to new treatments. Intensive Care Med 2004; 30:185-96.
5. Shaddy RE, Wernovsky G. Pediatric Heart Failure. London: Taylor & Francis. 2005.

INTERNET (ACESSO LIVRE)

1. Atik FA. Monitorização hemodinâmica em cirurgia cardíaca pediátrica. Arq Bras Cardiol 2004; 82:199-208. Disponível em: http://www.scielo.br/scielo.php
2. Klabunde RE. Cardiovascular Physiology Concepts. Disponível em: http://www.cvphysiology.com/index.html

Interação Cardioventilatória

3

Nelson Horigoshi
Nilton Ferraro Oliveira

❏ Entre os inúmeros órgãos e sistemas que compõem nosso organismo, poucos apresentam uma interação tão intensa quanto os sistemas cardíaco e respiratório, sendo essa interação representada pelas relações entre as alterações que ocorrem no sistema respiratório induzidas por alterações no sistema cardiovascular ou vice-versa.

❏ As interações cardioventilatórias ocorrem porque as circulações pulmonar e sistêmica estão dispostas em série e porque os pulmões e a parede torácica envolvem fisicamente o coração e os grandes vasos, expondo-os às pressões intratorácicas. Além disso, o coração direito e o esquerdo estão mecanicamente envoltos numa membrana rígida, que é o pericárdio. O tórax, o coração, os pulmões, e as circulações pulmonar e sistêmica estão em equilíbrio dinâmico em condições normais e podem sofrer, em condições de doença, alterações acentuadas desse complexo equilíbrio. Entender a fisiologia dessas interações é fundamental para a correta avaliação do estado clínico do paciente, assim como para a instituição de terapêutica individualizada.

❏ Os pacientes pediátricos apresentam peculiaridades nos sistemas respiratório e cardiovascular que os tornam muito suscetíveis às alterações fisiopatológicas encontradas em diversas doenças e àquelas provocadas pela utilização da ventilação pulmonar mecânica (VPM). Não é incomum que pediatras subestimem os efeitos que as alterações na fisiologia respiratória provocam na *performance* cardiovascular.

FISIOLOGIA NO PACIENTE SADIO

A. A Caixa Torácica e seu Conteúdo

❑ O tórax contém os pulmões, a vasculatura pulmonar, o coração e os grandes vasos (grandes veias e aorta torácica). A proximidade desses órgãos dentro do tórax, juntamente com suas propriedades mecânicas dinâmicas (volume, elastância), faz com que alterações no volume pulmonar e na pressão pleural se transmitam e influenciem a função cardíaca mesmo durante a respiração espontânea. Na Fig. 3.1 é apresentada uma representação esquemática das interações cardiorrespiratórias.

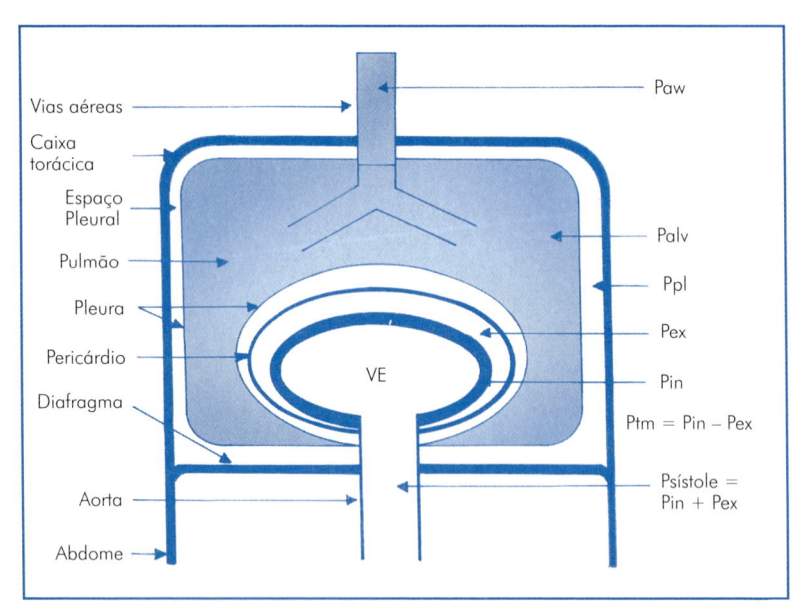

Fig. 3.1 – Representação esquemática das interações cardiorrespiratórias. Paw: Pressão média das vias aéreas; Palv: pressão alveolar; Ppl: pressão pleural; Pex: pressão extracardíaca; Pin: pressão intracardíaca; Ptm: pressão transmural; Psístole: pressão sístole; VE: ventrículo esquerdo. Adaptado de Duke GJ – Cardiovascular effects of mechanical ventilation. Critical Care and Resuscitation 1999;1:388-9.

B. O Sistema Cardiovascular

- O sistema cardiovascular intratorácico pode ser descrito como um sistema de duas bombas em série (ventrículos direito e esquerdo), separadas uma da outra pela vasculatura pulmonar, e da circulação sistêmica pelas grandes veias e aorta torácica. Como os ventrículos estão em série, o débito do ventrículo direito provê o retorno venoso do ventrículo esquerdo, com a circulação pulmonar produzindo um equilíbrio nos débitos no espaço de um a dois batimentos cardíacos.

- Rothe e cols. propõem o ensino da fisiologia cardioventilatória num sistema baseado em modelo matemático de cinco compartimentos. O modelo foi concebido para ser complexo o suficiente para ser realista, porém não totalmente completo. Ainda assim, são 27 variáveis que representam um adulto típico e 15 parâmetros que podem ser alterados. O conjunto de equações e parâmetros é manipulado através do uso de computadores, de modo que alterações de parâmetros possam refletir os distúrbios que ocorrem na realidade e medidas de causa-efeito possam ser avaliadas. Este modelo inclui o coração esquerdo, o leito arterial, o leito venoso, o coração direito e o leito vascular pulmonar (Fig. 3.2).

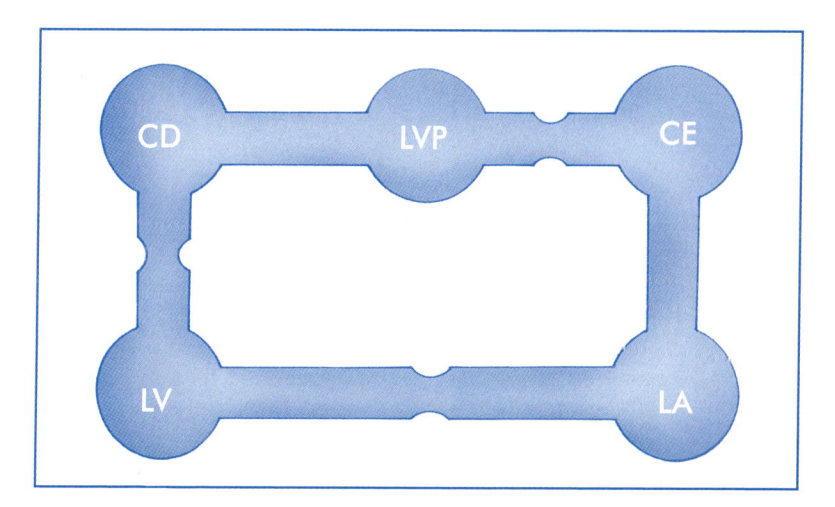

Fig. 3.2 – Modelo do sistema cardiovascular. CD: coração direito; LVP: leito vascular pulmonar; CE: coração esquerdo; LV: leito venoso; LA: leito arterial. Adaptado de Rothe CF, Gersting JM – Cardiovascular interactions: an interactive tutorial and mathematical model. Adv Physiol Edu 2002;26:98-109.

C. Pré-carga e Pós-carga

❏ Existem grandes diferenças nas definições de pré-carga e pós-carga entre inúmeros livros textos, gerando muitas confusões. Norton propõe a utilização da Lei de Laplace para descrever as relações entre as pressões nas câmaras, o raio da câmara e a espessura da parede. Neste contexto, define-se pré-carga como "todos os fatores" que contribuem para a tensão passiva da parede ventricular no final da diástole. Pós-carga pode ser definida como "todos os fatores" que contribuem para a tensão total da parede miocárdica durante a ejeção sistólica.

❏ O conceito de Norton parece tornar mais simples o entendimento das complexidades da fisiopatologia cardiovascular, porém é sujeito a inúmeras críticas, sendo a mais importante a dificuldade em tornar o parâmetro mensurável e por utilizar termos vagos como "todos os fatores".

❏ No modelo de Rothe, a pré-carga é o volume diastólico final (*end diastolic volume*) medido no início da sístole, e a pós-carga é a pressão ventricular ao final da sístole (*end systolic pressure*). Os principais determinantes da pré e pós-carga podem ser relacionados topograficamente. Para o coração direito, o principal determinante da pré-carga é o retorno venoso, e para a pós-carga, a resistência vascular pulmonar. Para o coração esquerdo, o principal determinante da pré-carga é o débito do coração direito, e para a pós-carga a resistência vascular sistêmica.

D. Interdependência Ventricular

❏ Este conceito descreve o processo pelo qual as alterações na contração e volume de um ventrículo modificam a função do outro ventrículo. Esta interação é resultado da íntima associação anatômica entre os ventrículos, que estão envoltos por fibras musculares comuns, dividem a mesma parede septal e são envolvidos pelo pericárdio. Assim, se ocorrer um aumento do débito do ventrículo direito associado ao aumento do volume diastólico final do ventrículo direito, pode-se observar um desvio do septo interventricular para a esquerda, diminuindo o volume de enchimento do ventrículo esquerdo com a conseqüente redução do débito do ventrículo esquerdo. Quando ocorre a redução do volume sistólico ventricular esquerdo na fase inspiratória, existe uma queda da pressão sistólica (fenômeno conhecido como pulso paradoxal).

E. Efeitos Cardiovasculares da Respiração Espontânea

❑ Durante a inspiração espontânea com a contração do diafragma e dos demais músculos respiratórios, ocorre o deslocamento dos arcos costais com aumento do diâmetro ântero-posterior da caixa torácica, resultando em pressão negativa intratorácica, o que ocasiona um aumento do gradiente de pressão venosa entre as veias extratorácicas e átrio direito, resultando em aumento do retorno venoso. O fluxo de sangue retornando da periferia ao coração ocorre através de vasos de um sistema de baixa pressão e baixa resistência. O retorno venoso sistêmico, que provoca o enchimento do ventrículo direito, é controlado pelo gradiente de pressão entre o sistema venoso e o átrio direito. Esta pressão é estimada experimentalmente em 6 mmHg a 10 mmHg. O volume de sangue venoso é variável, mas em média é 60% a 75% do volume sangüíneo total, dependendo do estado de hidratação, tônus autonômico e das demandas do débito cardíaco de cada indivíduo (Figs. 3.3 e 3.4).

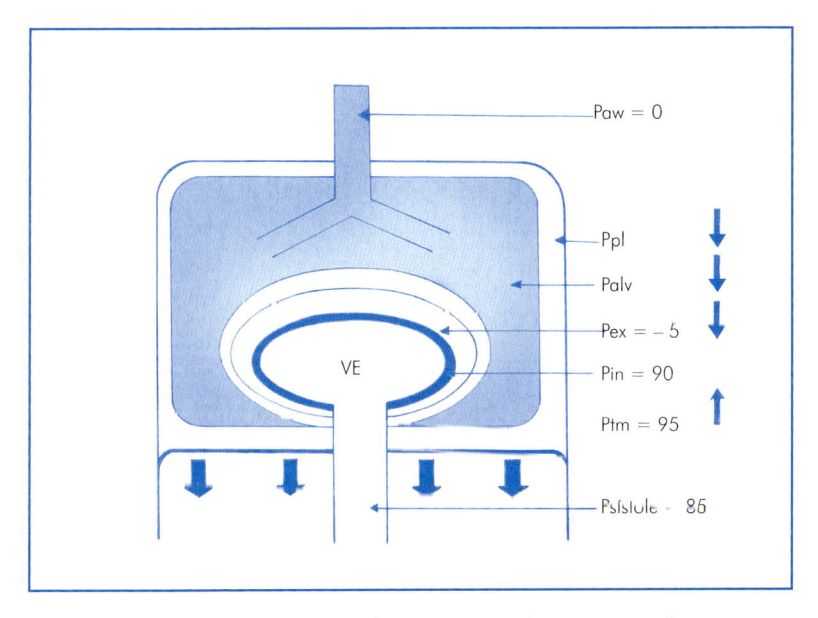

Fig. 3.3 – *Representação esquemática das interações cardiorrespiratórias durante a inspiração espontânea e a sístole cardíaca. As pressões estão expressas em mmHg. Legenda: Paw: pressão de vias aéreas; Ppl: pressão pleural; Palv: pressão alveolar; Pex: pressão extracardíaca; Pin: pressão intracardíaca; Ptm: Pressão transmural; Psístole: pressão sistólica; VE: ventrículo esquerdo. Adaptado de Duke GJ – Cardiovascular effects of mechanical ventilation. Critical Care and Resuscitation 1999;1:388-99.*

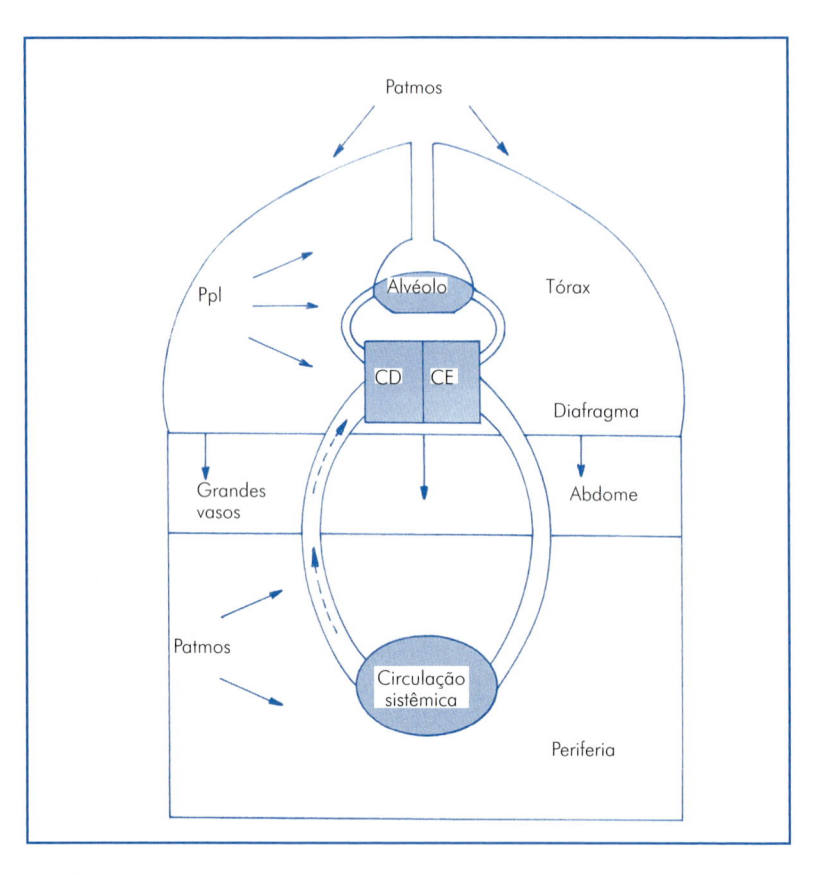

Fig. 3.4 – *Modelo de circulação mostrando os fatores que influenciam no retorno venoso sistêmico. Adaptado de Shekedermian L, Bohn D – Cardiovascular effects of mechanical ventilation. Arch Dis Child 1999;80:475-80.*

❑ O aumento do retorno do sangue venoso sistêmico ou, em outras palavras, o aumento da pré-carga do VD provoca um conseqüente aumento do volume sistólico do ventrículo direito. Em condições normais, o débito do ventrículo direito é rigorosamente igual ao do ventrículo esquerdo. Pequenas variações do volume sistólico podem ocorrer, porém são rapidamente compensadas. De modo geral, o retorno venoso (RV) é exatamente igual ao débito cardíaco (DC) quando medido em termos médios. Somente assim o sangue se distribui de maneira adequada, evitando acúmulos nos pulmões, o que poderá ocasionar edema pulmonar ou na periferia, causando choque.

❑ A pré-carga do ventrículo esquerdo corresponde ao retorno venoso pulmonar e ao enchimento do átrio esquerdo e ambos são influenciados pela pressão intratorácica e pela resistência vascular pulmonar. O efeito final da respiração no débito do ventrículo esquerdo é o balanço entre os efeitos na pré-carga e os efeitos na ejeção ventricular (pós-carga).

FISIOLOGIA NO PACIENTE EM VENTILAÇÃO PULMONAR MECÂNICA

❑ A interação do sistema cardiovascular humano com a ventilação pulmonar mecânica (VPM) é bastante intensa e a utilização desta pode alterar a função cardiovascular, através de processos complexos e freqüentemente conflitantes ou opostos. Estes processos refletem a inter-relação entre reserva miocárdica, função ventricular, volume de sangue circulante, distribuição do fluxo sangüíneo, tônus autonômico, respostas endocrinológicas, volumes pulmonares, pressão intratorácica, entre outros. Uma manobra ventilatória idêntica pode ter efeitos cardiovasculares opostos em diferentes pacientes. A resposta hemodinâmica a uma alteração específica em um paciente em VPM pode, inclusive, ser utilizada para identificar a reserva cardiovascular deste.

❑ O uso de VPM com pressões positivas, ainda que sob a forma de ventilação não-invasiva, pode ocasionar diversas alterações fisiológicas, que se sobrepõem aos efeitos cardioventilatórios observados durante a ventilação espontânea. Essas alterações estão relacionadas principalmente com a pré e a pós-carga, complacência de câmaras cardíacas e pressão de vasos pulmonares, podendo afetar de forma intensa o débito cardíaco. Devemos lembrar que as alterações nas pressões de vias aéreas e na distensão pulmonar são mais intensas em pacientes neonatais e pediátricos do que em adultos, devido à maior reatividade do leito vascular pulmonar e à maior sensibilidade do ventrículo direito às mudanças decorrentes dessas alterações.

❑ A inspiração espontânea produz uma pressão pleural negativa, e a redução da pressão intratorácica é transmitida ao átrio direito. Em contraste, a VPM produz aumento da pressão intratorácica e da pressão do átrio direito (Fig. 3.5).

❑ O VD é extremamente sensível às alterações na pressão intratorácica. Durante a VPM, à inspiração, ocorre aumento da pressão intratorácica, diminuição do gradiente de pressão entre as veias extratorácicas e o átrio direito, com conseqüente diminuição do retorno venoso. Este é o efeito mais importante e mais visível da VPM. Com a diminuição da pré-carga do VD ocorre diminuição do débito deste ventrículo.

❑ A pós-carga do VD é influenciada por inúmeros processos intratorácicos. A resistência vascular pulmonar (RVP) é o principal determinante da pós-carga do VD e é diretamente afetada por alterações no volume pulmonar. Quando observamos valores de capacidade residual funcional (CRF) quase normais, é pouco freqüente encontrarmos alterações clinicamente importantes na RVP e, portanto, na pós-carga do VD. Esta situação pode ser modificada se houver tanto hiperinsuflação quanto atelectasia pulmonar.

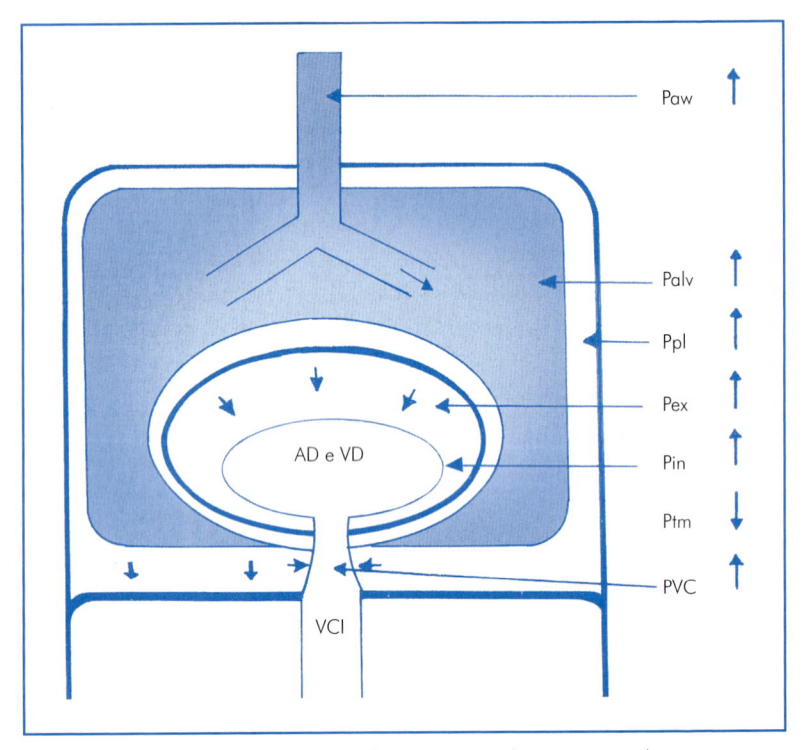

Fig. 3.5 – *Representação esquemática da interação cardiorrespiratória durante a inspiração em VNIPP e a diástole cardíaca. Paw: pressão de vias aéreas; Ppl: pressão pleural; Palv: pressão alveolar; Pex: pressão extracardíaca; Pin: pressão intracardíaca; Ptm: pressão transmural; Psístole: pressão sistólica; AD: átrio direito; VD: ventrículo direito; VCI: veia cava inferior. Adaptado de Duke GJ – Cardiovascular effects of mechanical ventilation. Critical Care and Resuscitation 1999;1:388-99.*

- O aumento do volume pulmonar (hiperinsuflação) eleva o tamanho do VD pelo incremento da resistência vascular pulmonar, ocasionando desvio do septo interventricular e diminuindo o enchimento do VE. Durante a VPM, portanto, existe tendência à diminuição do débito cardíaco e à hipotensão arterial. A pressão positiva ao final da expiração (PEEP), ao impedir que a pressão intratorácica não retorne às pressões atmosféricas durante a expiração, em níveis suficientemente altos, pode provocar diminuição do débito cardíaco durante todo o ciclo respiratório. O uso de PEEP acima do ponto ideal pode, por si só, provocar compressão importante dos vasos pulmonares. Além disso, níveis altos de PEEP ocasionam aumento do volume residual pulmonar. Se trabalharmos com volume corrente elevado em um pulmão com volume residual funcional aumentado, teremos maior chance de hiperdistensão alveolar e maior risco de compressão vascular pulmonar.

- Contudo, nas situações de perda de volume pulmonar (CRF diminuída), também pode ocorrer aumento da resistência vascular pulmonar com conseqüente disfunção do VD e possível comprometimento do débito cardíaco. Nessa situação específica, a resistência vascular pulmonar aumenta como conseqüência da perda de tração sobre os grandes vasos pulmonares, que ocorre durante a inspiração.

- Os efeitos hemodinâmicos ocasionados por diferentes modos de suporte ventilatório podem ser explicados pelas alterações que provocam sobre o volume pulmonar e a pressão intratorácica. Se dois modos diferentes de ventilação induzem alterações semelhantes na pressão intratorácica, seus efeitos hemodinâmicos serão semelhantes mesmo que induzam curvas de mecânica respiratória marcadamente diferentes. Ao permitir o esforço inspiratório espontâneo, os modos assistidos de VPM (CPAP, SIMV) tenderão a produzir menores pressões médias em vias aéreas e menores variações na pressão pleural quando comparados a outros modos de ventilação. Com isto, produzem-se menores efeitos adversos cardiovasculares.

- Alguns fatores acentuam os efeitos hemodinâmicos da VPM. A hipovolemia e a venodilatação diminuem ainda mais o retorno venoso. Os volumes correntes elevados e PEEP excessivas aumentam a pressão intratorácica. A anestesia ou a sedação intensa eliminam os reflexos simpáticos compensatórios que poderiam atenuar as alterações anteriormente descritas. Freqüentemente pode haver um colapso cardiovascular agudo logo após a intubação traqueal.

❑ O início da VPM pode tornar clinicamente mais evidente um estado de hipovolemia, que poderia estar pouco valorizado pela equipe multiprofissional (médicos, enfermeiros e fisioterapeutas). Esta situação pode ser mais dramática se o paciente estiver em condições de hipotensão ou vasodilatação, como nos casos de choque séptico. Alíquotas de fluidos podem ser aplicadas por via endovenosa e compensarem a redução no RV nos pacientes submetidos à VPM, especialmente se houver utilização de altos níveis de PEEP.

❑ O manejo da condição volêmica dos pacientes é fundamental e deve haver especial atenção para os efeitos deletérios tanto da hipovolemia como da sobrecarga hídrica. Alterações devem ser realizadas gradualmente e acopladas a freqüentes medidas de controle, levando-se em conta o formato exponencial da curva pressão-volume. Alterações cardíacas também podem interferir na função respiratória. É mais freqüente encontrá-las nos adultos e na ventilação desencadeada pelo paciente (*trigger*). O "*auto-trigger*" pode ocorrer quando a sensibilidade do aparelho está muito alta e os movimentos do paciente, do circuito do aparelho de VPM, ou até mesmo os movimentos provocados pelos batimentos cardíacos podem desencadear respirações, mesmo sem a contração dos músculos ventilatórios do paciente.

LEITURA SUGERIDA

1. Nichols DG, Cameron DE. Applied Respiratory Physiology. In: Critical Heart Disease in Infants and Children. 2nd ed. Baltimore: Mosby Elsevier 2006.
2. Dragosavac D & Terzi RCG. Interação Cardiopulmonar durante a Ventilação Mecânica. In: Ventilação Mecânica. Volume I. Básico. Carvalho CRR. Série: Clínicas Brasileiras de Medicina Intensiva. São Paulo, Editora Atheneu. Ano 5, Volume 8, 2000; p. 253-70.
3. Duke GJ. Cardiovascular effects of mechanical ventilation. Critical Care and Resuscitation 1999;1:388-99.
4. Fernandes VR, Carvalho WB. Alterações cardiocirculatórias. In: Ventilação pulmonar mecânica em pediatria e neonatologia. Carvalho WB, Hirschheimer MR, Proença Filho JO, Freddi NA, Troster EJ (editores). 2ª edição. São Paulo: Editora Atheneu, 2004; p. 109 –14.
5. Fuhrman BP. Cardiopulmonary interactions. In: Pediatric critical care. Fuhrman BP, Zimmerman J (editors). 3rd edition. Philadelphia: Mosby Elsevier. 2006; p. 332-45.
6. Hiesmayr M, Keznickl P, Jellinek H et al. Cardiopulmonary interactions. Acta Anaesthesiol Scand 1996;40(109):44-5.
7. Miro AM & Pinsky MR. Heart Lung Interactions. In: Principles and Practice of. Mechanical Ventilation. Tobin MJ. New York, McGraw-Hill, 1994; p. 647-72.

8. Souza RL, Pistelli IP, Souza N. Interações cardiorrespiratórias. In: Terapia intensiva pediátrica. Carvalho WB, Hirschheimer MR, Matsumoto T (editores). 3ª edição. São Paulo: Editora Atheneu, 2006; p. 109-16.
9. Steingrub JS, Tidswell M, Higgins TL. Hemodynamic consequences of heart-lung interactions. J. Intensive Care Med 2003;18:92-9.
10. Venkataraman ST, Saville A, Wilttie D et al. Pediatric Respiratory Care. In: Comprehensive Respiratory Care. Dantzker DR, MacIntyre NR, Bakow ED. Philadelphia; WB Saunders Company, 1995; p. 1004-32.

INTERNET (ACESSO LIVRE)

1. Murphy BA, Durbin Jr CG. Using ventilator and cardiovascular graphics in the patient who is hemodynamically unstable. Respir Care 2005;50(2):262-73. Disponível em: http://www.rcjournal/contents/02.05/02.05.0262.pdf.
2. Norton JM. Toward consistent definitions for preload and afterload. Adv Physiol Edu 2001;25:53-61. Disponível em: http://advan.physiology.org/cgi/reprint/25/1/53.
3. Pinsky MR. Cardiovascular issues in Respiratory Care. Chest 2005;128(5 S 2):592S-7S. Disponível em: http://www.chestjournal.org/cgi/reprint/128/5_suppl_2/5925.
4. Rothe CF, Gersting JM. Cardiovascular interactions: an interactive tutorial and mathematical model. Adv Physiol Edu 2002;26:98-109. Disponível em: http://advan.physiology.org/cgi/reprint/26/2/98
5. Shekerdemian LS, Bush A, Lincoln C et al. Cardiopulmonary interactions in healthy children and children after simple cardiac surgery: the effects of positive and negative pressure ventilation. Heart 1997;78:587-93. Disponível em:http://www.pubmedcentral.nih.gov/picrender.fcgi?artid=1892328&blobtype=pdf.
6. Shekerdemian L, Bohn D. Cardiovascular effects of mechanical ventilation. Arch Dis Child 1999:80:475-80. Disponível em: http://adc.bmj.com/cgi/reprint/80/5/475.

Monitorização Hemodinâmica Básica

4

Werther Brunow de Carvalho
Cíntia Johnston

- Monitorar é uma forma de estabelecer diagnóstico por meio da observação seqüencial de variáveis clínicas e laboratoriais. Com a mensuração e a observação em série das variáveis fisiológicas, a equipe multiprofissional (médicos, fisioterapeutas, nutricionistas e enfermeiros), nas Unidades de Cuidados Intensivos (UCI), pode prevenir e/ou diagnosticar com maior segurança e rapidez os eventos que acometem o paciente gravemente doente. Entretanto, a monitorização não deve ser o único método de acompanhamento e diagnóstico de alterações fisiológicas do paciente na UCI, ela é um meio auxiliar na orientação diagnóstica e terapêutica.

- A criança apresenta variações da fisiologia basal durante o crescimento e o desenvolvimento normais, com diferenças em relação ao paciente adulto. O desenvolvimento normal do sistema cardiovascular representa um importante impacto nos pacientes pediátricos gravemente enfermos.

- O menor volume sangüíneo total do lactente faz com que este grupo de pacientes tolere menores perdas sangüíneas por trauma ou por coletas para exames laboratoriais. Os pacientes pediátricos têm volume sistólico relativamente fixo, o que faz com que o débito cardíaco seja aumentado de forma significativa por variações de freqüência cardíaca, mais do que por aumento da contratilidade miocárdica. O metabolismo basal do lactente é maior que o do adulto, pois o crescimento é um processo contínuo.

❑ As crianças jovens consomem mais oxigênio por unidade de superfície corporal e, conseqüentemente, há maior exigência do sistema cardiovascular.

❑ A monitorização de pacientes pediátricos e neonatais precisa ser cuidadosa, com técnica apurada, principalmente utilizando o exame físico, técnicas não-invasivas e invasivas, e exames laboratoriais e de imagem.

OXIGENAÇÃO

❑ O transporte de oxigênio (TO_2) dos pulmões para os tecidos periféricos envolve processos de convecção, reação química e difusão tecidual até a oferta de O_2 para a mitocôndria (Fig. 4.1) e para as células em locais distantes. Os componentes integrados do TO_2 dos pulmões até a célula são descritos de acordo com uma cascata de O_2 (Fig. 4.2).

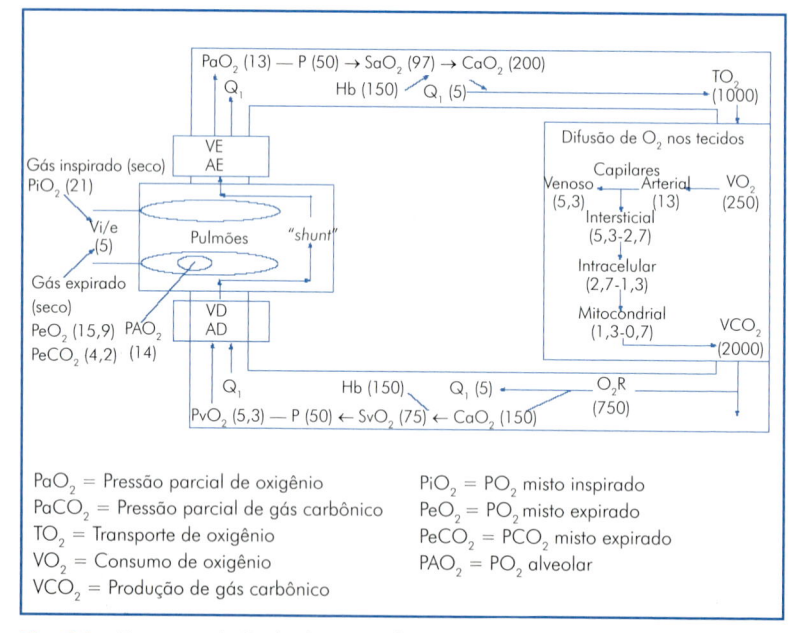

PaO_2 = Pressão parcial de oxigênio
$PaCO_2$ = Pressão parcial de gás carbônico
TO_2 = Transporte de oxigênio
VO_2 = Consumo de oxigênio
VCO_2 = Produção de gás carbônico
PiO_2 = PO_2 misto inspirado
PeO_2 = PO_2 misto expirado
$PeCO_2$ = PCO_2 misto expirado
PAO_2 = PO_2 alveolar

Fig. 4.1 – *Transporte de O_2 desde a atmosfera até a mitocôndria.*

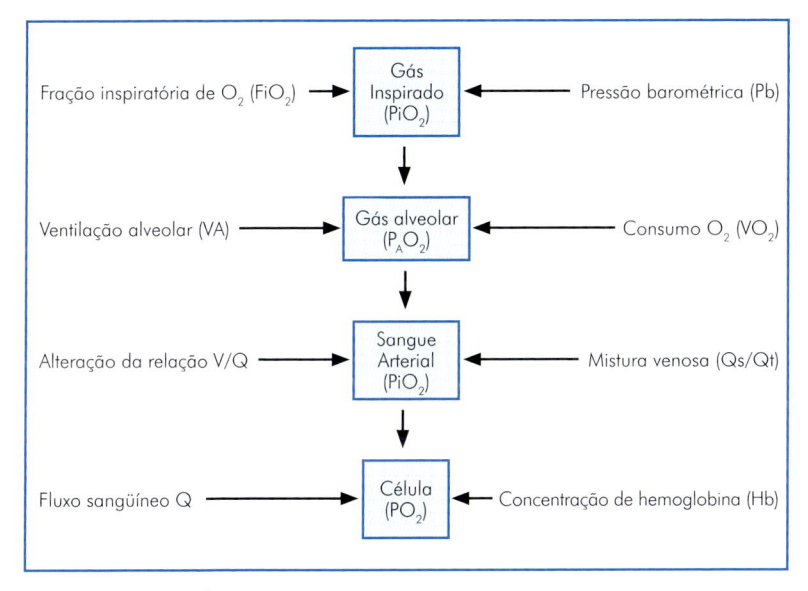

Fig. 4.2 – Cascata de oxigênio.

- Para que o funcionamento do organismo suprir adequadamente as suas necessidades metabólicas são necessárias a integração e a regulação de três sistemas: pulmonar, circulatório e sangüíneo. Na criança gravemente enferma, geralmente, o TO_2 é alterado pela limitação de um ou dois destes sistemas.

A. Fisiopalogia do Fornecimento de Oxigênio na Falência Ventilatória

- O sistema ventilatório inclui uma membrana para troca gasosa e uma bomba ventilatória, sendo que estas duas estruturas podem falhar em seu funcionamento (Fig. 4.3) e poderá haver a necessidade temporária de suporte com ventilação pulmonar mecânica (VPM) invasiva ou não-invasiva, as quais são aplicadas com os objetivos de diminuir o trabalho ventilatório (work of breathing –WOB), reverter a hipoxemia e a acidose respiratória.

- O TO_2 é o produto entre o débito cardíaco (DC) e o conteúdo arterial de oxigênio (CaO_2). O CaO_2 é o produto da saturação arterial de oxigênio (SaO_2) pela concentração de hemoglobina, vezes uma constante, refletindo a capacidade de ligação do O_2 à hemoglobina.

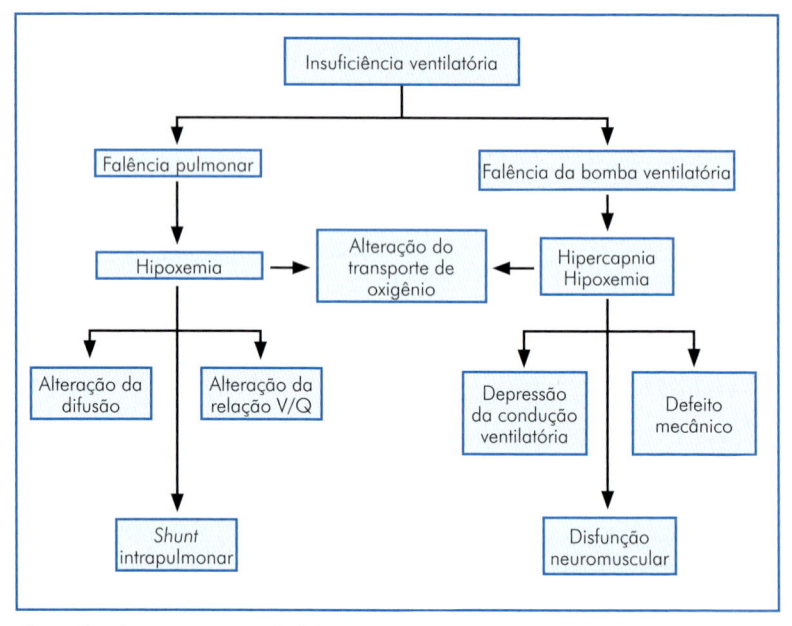

```
                    ┌─────────────────────────┐
                    │ Insuficiência ventilatória │
                    └─────────────────────────┘
                          │         │
              ┌───────────┘         └───────────┐
              ▼                                 ▼
    ┌──────────────────┐              ┌──────────────────────────┐
    │ Falência pulmonar │              │ Falência da bomba ventilatória │
    └──────────────────┘              └──────────────────────────┘
              │                                 │
              ▼           ┌──────────────┐      ▼
        ┌──────────┐  →   │ Alteração do │  ←  ┌────────────┐
        │ Hipoxemia │     │ transporte de│     │ Hipercapnia│
        └──────────┘      │   oxigênio   │     │ Hipoxemia  │
              │           └──────────────┘     └────────────┘
       ┌──────┴──────┐                         ┌──────┴──────┐
       ▼             ▼                         ▼             ▼
┌────────────┐ ┌────────────┐          ┌────────────┐ ┌──────────┐
│ Alteração  │ │ Alteração  │          │ Depressão  │ │ Defeito  │
│ da difusão │ │ da relação │          │ da condução│ │ mecânico │
│            │ │    V/Q     │          │ventilatória│ │          │
└────────────┘ └────────────┘          └────────────┘ └──────────┘
       │                                       │
       ▼                                       ▼
┌──────────────┐                        ┌──────────────┐
│    Shunt     │                        │  Disfunção   │
│intrapulmonar │                        │neuromuscular │
└──────────────┘                        └──────────────┘
```

Fig. 4.3 – *Origens e causas da falência ventilatória aguda.*

B. Determinantes da Troca de Oxigênio

- A respiração é um processo que envolve a troca de O_2 e de gás carbônico entre o ser humano e o ambiente. Após a entrada de O_2 nos pulmões (na inspiração) ocorre uma difusão passiva do O_2 para o sangue arterial. Experiências clínicas e laboratoriais têm revelado que o organismo pode tolerar uma diminuição de 50% em qualquer um dos três componentes do TO_2 (fluxo sangüíneo, concentração de O_2 e SaO_2). Geralmente, a redução de um componente é seguida de alterações compensatórias nos outros, na tentativa de manter a oxigenação tecidual adequada.

- Portanto, para que o funcionamento do organismo possa satisfazer as suas necessidades metabólicas, são necessárias a integração e a regulação de três sistemas: pulmonar, circulatório e sangüíneo. Nas crianças criticamente doentes, o transporte de O_2 é freqüentemente alterado pela limitação de um ou mais desses sistemas. Por outro lado, o fornecimento de O_2 em pessoas sadias, em repouso, pode exceder as necessidades metabólicas quando são submetidas ao estresse, como durante o exercício físico. O transporte de O_2 aumenta, muitas vezes, associado ao aumento da extração de O_2.

❏ O TO_2 depende da capacidade de carreamento do O_2 do sangue, isto é, do conteúdo de hemoglobina e da cinética de dissociação. O O_2 difunde-se dos capilares para as células, onde será utilizado. A falência ventilatória e o TO_2 inadequado podem resultar no mau funcionamento de qualquer aspecto do sistema ventilatório. Uma diminuição no transporte convectivo de O_2 e uma extração aumentada de O_2 pelos tecidos podem ocasionar uma diminuição progressiva na saturação venosa de oxigênio (SvO_2), queda rápida da SaO_2 e um fornecimento insuficiente de O_2 para os tecidos.

C. Oxigenação

❏ Em condições normais, a pressão de O_2 alveolar (PaO_2) dirige a difusão do O_2 para o sangue arterial, que é medido clinicamente como a PaO_2. A transferência do O_2 inspirado e a remoção do gás carbônico (CaO_2) poderão estar limitadas, se houver uma lesão alveolar ou agressão aos músculos ventilatórios, corpos carotídeos ou centro respiratório.

❏ A hipoxemia arterial pode ser desencadeada por hipoventilação alveolar (depressão ventilatória, fraqueza dos músculos ventilatórios ou doença obstrutiva das vias aéreas), mas também pode resultar do desenvolvimento de uma barreira na difusão, como ocorre no edema pulmonar ou a partir da alteração da relação ventilação/perfusão (V/Q). Isto resulta de uma ventilação inadequada de alvéolos bem perfundidos ou da redução da perfusão de alvéolos bem ventilados, sendo a causa mais freqüente para dessaturação importante do sangue arterial.

❏ A PaO_2 e a SaO_2 são as principais determinantes da hipoxemia arterial; adicionalmente com a avaliação clínica, o pH, lactato, pH mucoso, SvO_2, as alterações da pressão arterial de CO_2 (PCO_2) e da relação TO_2/VO_2 são utilizados para monitorar a condição tecidual de O_2.

❏ A PaO_2 freqüentemente é utilizada para monitorar a troca gasosa, mas não fornece uma informação suficiente sobre a adequação do TO_2. Quando se suspeita de uma alteração grave na relação V/Q como causa da hipoxemia, a relação PaO_2/FiO_2 é um bom índice de oxigenação, sendo facilmente calculado. Os valores da PaO_2 e da SaO_2 também podem ser normais em uma criança grave que está anêmica ou que tenha um DC baixo e, portanto, estes parâmetros poderão falhar na detecção da hipoxia tecidual. Nestas situações, a SvO_2 mista, quando muito baixa (menor que 70%), pode ser um melhor indicador da oxigenação tecidual do que a PaO_2 ou a SaO_2.

D. HEMOGLOBINA

❑ A concentração da hemoglobina circulante é o determinante primário do CaO_2. Por várias razões (inflamação, deficiência nutricional, diminuição da produção da eritropoetina, hemorragia, coleta de sangue), a anemia é um dado prevalente nas crianças graves. Um dos tópicos interessantes sobre pacientes criticamente enfermos é o nível de "hemoglobina ótima".

❑ A transfusão de concentrado de glóbulos vermelhos, para a criança grave, com insuficiência respiratória aguda, é indicada quando o valor está abaixo de 7,0 g/dL. Vários fatores alteram a cinética de ligação do O_2 à hemoglobina, desviando a curva de dissociação para a direita (acidose, hipertermia) ou para a esquerda (diminuição de 2,3-DPG, hipofosfatemia, alcalose), liberando O_2 facilmente (desvio para a direita) ou menos facilmente (desvio para a esquerda).

❑ Vários fatores podem alterar a conformação espacial da hemoglobina, afetando a sua avidez pelo O_2. Isto é manifestado pelo desvio da curva de dissociação de oxiemoglobina, sendo caracterizado por alteração na sua P50, definida como a PaO_2 em que a hemoglobina está 50% saturada com O_2.

❑ O desvio da curva de dissociação da oxiemoglobina para a esquerda indica uma maior afinidade pelo O_2, enquanto o desvio para a direita significa uma diminuição desta afinidade. Como regra geral, as alterações que refletem um aumento na taxa metabólica ou uma diminuição relativa do O_2, como acidemia, febre ou aumento da $PaCO_2$, desviam a curva para a direita, facilitando a liberação de O_2 para os tecidos.

❑ As alterações na P50 em resposta ao pH, $PaCO_2$ e temperatura ocorrem imediatamente, enquanto aquelas produzidas em resposta a alterações no 2,3-difosfoglicerato (2,3-DPG) ou adaptação à altitude ocorrem em horas ou dias. Na Tabela 4.1 estão enumerados os principais fatores associados ao desvio da curva de dissociação da oxiemoglobina.

Tabela 4.1 – Condições que Alteram a Afinidade da Hemoglobina pelo Oxigênio

Aumento da afinidade (desvio da curva para a esquerda)
a) Aumento de pH
b) Diminuição da $PaCO_2$
c) Diminuição da temperatura
d) Diminuição do 2,3 difosfoglicerato
  1. sangue estocado
  2. depleção de fosfato
  3. excesso de piruvato cinase na hemoglobina
  4. deficiência de hexocinase na hemoglobina
e) Hemoglobinas anormais
  1. hereditária
  2. adquirida (carboxiemoglobina, metaemoglobina)

Diminuição da afinidade (desvio da curva para a direita)
a) Diminuição de pH
b) Aumento da PCO_2
c) Aumento da temperatura
d) Aumento do 2,3 difosfoglicerato
  1. hipoxemia
  2. anemia
  3. hiperfosfatemia
  4. deficiência de piruvato cinase na hemoglobina
e) Hemoglobinas anormais
  1. hereditária (anemia falciforme)

❑ Os grupos de hemoglobina também se ligam ao monóxido de carbono. Embora seja uma reação reversível, a constante de equilíbrio favorece a associação da hemoglobina com o monóxido de carbono decorrente de sua extrema avidez (aproximadamente 230 a 250 vezes maior do que com o O_2). Conforme o sangue parcialmente desoxigenado entra nos capilares pulmonares, o monóxido de carbono compete com o O_2 pelos sítios de ligação livre da hemoglobina. Assim que o sangue passa através dos capilares sistêmicos, o monóxido de carbono permanece ligado à hemoglobina, mas o O_2 dissocia-se do grupo heme. A ocupação desse grupo heme vazio torna-se novamente objetivo de competição entre o O_2 e o monóxido de carbono nos pulmões.

E. Débito Cardíaco

❑ O débito cardíaco é o volume de sangue ejetado pelo coração a cada minuto, sendo o produto do volume sistólico e da freqüência cardíaca.

❑ Dividindo-se o débito cardíaco pela superfície corporal, obtém-se o índice cardíaco (IC = DC/superfície corporal). Um IC de 3 L/min/m^2 pode ser considerado normal, entretanto, vários parâmetros clínicos podem ser utilizados para avaliar o débito cardíaco de forma indireta. Desta forma, deve-se considerar: a diurese, o nível de consciência, a pressão arterial sistêmica, a perfusão periférica, a diferença de temperatura de joelhos e pés, o gradiente periférico-central de temperatura.

❑ O eletrocardiograma com Doppler permite mensurar o valor absoluto do débito cardíaco. O débito cardíaco também pode ser determinado pelo método de Fick, que é baseado no conceito de captação de O_2 por um determinado órgão.

❑ Além da otimização da oxigenação e da concentração de hemoglobina, a obtenção de um valor adequado de TO_2 no paciente com falência ventilatória necessita da manutenção de um débito cardíaco normal. A disfunção cardíaca pode resultar de uma doença cardíaca subjacente; o TO_2 insuficiente para a circulação coronariana, o qual pode ser precipitado pela anemia; comprometimento da contratilidade miocárdica a partir dos efeitos das citocinas inflamatórias; condição fluídica intravascular inadequada ou de uma combinação de fatores.

❑ O TO_2 para os tecidos é a função fisiológica mais importante dos organismos aeróbicos. Alterações importantes neste fornecimento de O_2 ocasionam disfunções de órgãos individuais e óbito do paciente. A progressão da alteração no TO_2 configura-se uma situação clínica de disfunção de múltiplos órgãos e sistemas (DMOS).

OXIMETRIA DE PULSO

A. Princípios da Oximetria de Pulso

❑ Os princípios utilizados pelo método são a espectrofotometria, ou seja, a oxiemoglobina e a dioxiemoglobina diferem na absorção da luz vermelha e infravermelha; e a pletismografia, em que o volume de sangue arterial nos tecidos e a absorção de luz por esse sangue se alteram durante a pulsação.

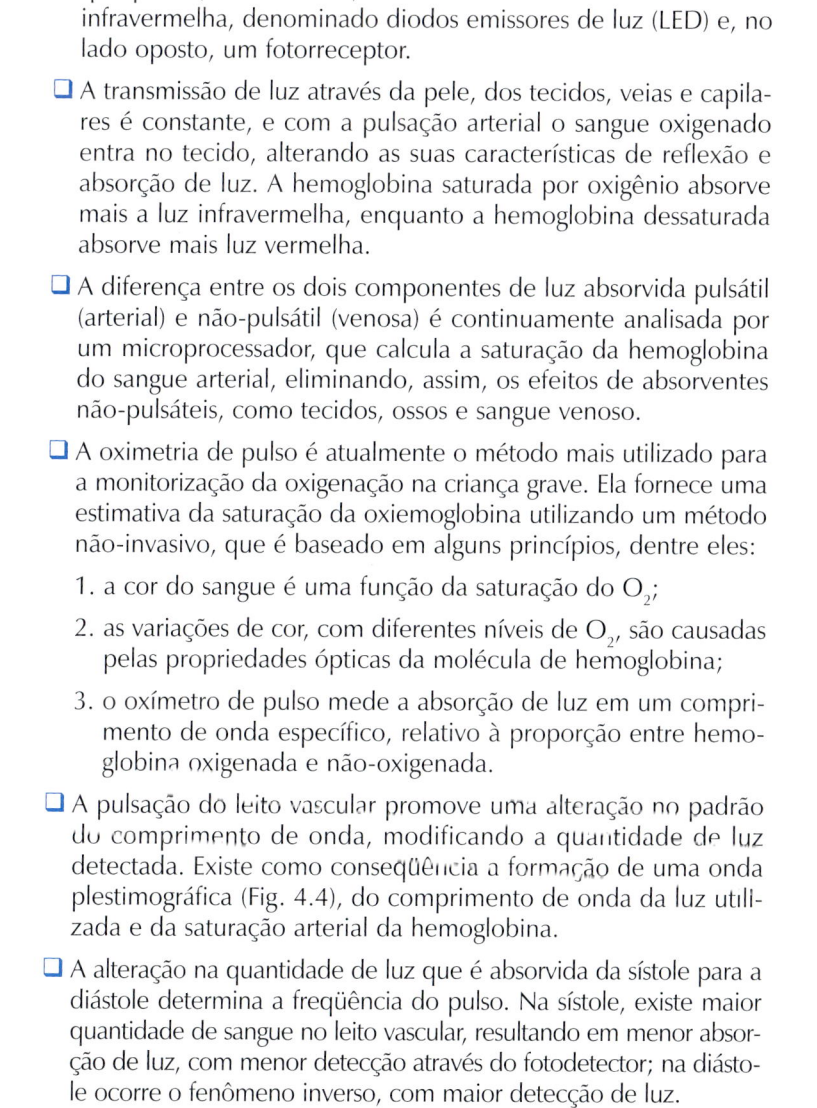

❏ O oxímetro de pulso determina a saturação periférica de oxigênio pela hemoglobina (SpO_2) emitindo luz vermelha (660 nm) e infravermelha (940 nm) pelo leito arteriolar e medindo as mudanças na absorção de luz durante o ciclo pulsátil. Utiliza um sensor que possui, em um lado, um fotoemissor de luzes vermelha e infravermelha, denominado diodos emissores de luz (LED) e, no lado oposto, um fotorreceptor.

❏ A transmissão de luz através da pele, dos tecidos, veias e capilares é constante, e com a pulsação arterial o sangue oxigenado entra no tecido, alterando as suas características de reflexão e absorção de luz. A hemoglobina saturada por oxigênio absorve mais a luz infravermelha, enquanto a hemoglobina dessaturada absorve mais luz vermelha.

❏ A diferença entre os dois componentes de luz absorvida pulsátil (arterial) e não-pulsátil (venosa) é continuamente analisada por um microprocessador, que calcula a saturação da hemoglobina do sangue arterial, eliminando, assim, os efeitos de absorventes não-pulsáteis, como tecidos, ossos e sangue venoso.

❏ A oximetria de pulso é atualmente o método mais utilizado para a monitorização da oxigenação na criança grave. Ela fornece uma estimativa da saturação da oxiemoglobina utilizando um método não-invasivo, que é baseado em alguns princípios, dentre eles:

1. a cor do sangue é uma função da saturação do O_2;

2. as variações de cor, com diferentes níveis de O_2, são causadas pelas propriedades ópticas da molécula de hemoglobina;

3. o oxímetro de pulso mede a absorção de luz em um comprimento de onda específico, relativo à proporção entre hemoglobina oxigenada e não-oxigenada.

❏ A pulsação do leito vascular promove uma alteração no padrão do comprimento de onda, modificando a quantidade de luz detectada. Existe como conseqüência a formação de uma onda plestimográfica (Fig. 4.4), do comprimento de onda da luz utilizada e da saturação arterial da hemoglobina.

❏ A alteração na quantidade de luz que é absorvida da sístole para a diástole determina a freqüência do pulso. Na sístole, existe maior quantidade de sangue no leito vascular, resultando em menor absorção de luz, com menor detecção através do fotodetector; na diástole ocorre o fenômeno inverso, com maior detecção de luz.

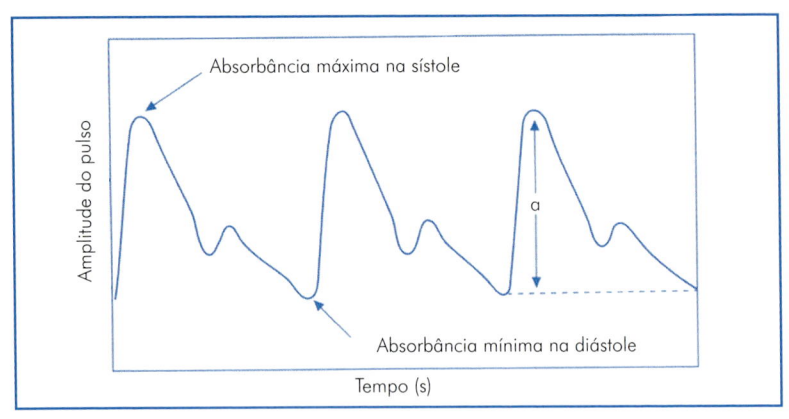

Fig. 4.4 – *Forma de onda típica de pletismografia utilizando a oximetria de pulso para determinar a freqüência do pulso. a = amplitude da onda de pulso.*

❑ A hipoperfusão, a hipotermia, a pigmentação da pele e outras condições alteram de modo importante a sensibilidade do método, fornecendo resultados falsamente altos ou baixos. Na Fig. 4.5 são demonstradas as diferenças de cálculo entre a saturação funcional e a fracional de O_2.

Saturação fisiológica ou funcional

$$SO_2 \text{ (funcional)} = \frac{HBO_2}{(HbO_2 + Hb_{red})} \times 100$$

Saturação química ou fracional

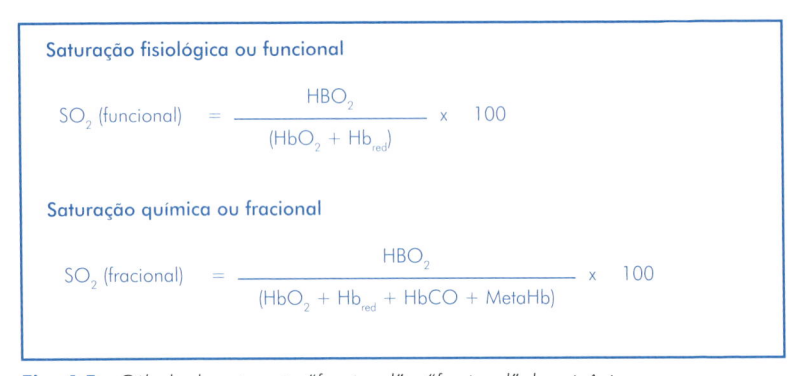

$$SO_2 \text{ (fracional)} = \frac{HBO_2}{(HbO_2 + Hb_{red} + HbCO + MetaHb)} \times 100$$

Fig. 4.5 – *Cálculo da saturação "funcional" e "fracional" de oxigênio.*

1. Acurácia

❑ Atualmente, os aparelhos disponíveis têm alta precisão (erro de 1% a 3%) em suas medidas superiores (saturação de pulso acima de 75% a 80%). Entretanto, a maioria das unidades tem uma tendência a superestimar os valores reais, quando da avaliação de pacientes com saturação de pulso abaixo destes valores.

- No outro extremo, na saturação completa da hemoglobina também ocorre falha na sensibilidade, desde que uma saturação de 95% possa representar um valor de 90% a 92% ou de 98% a 100%, valores estes que correspondem a uma grande variação dos valores da PaO_2, de acordo com a análise da porção superior da curva de dissociação da hemoglobina.

- A oximetria de pulso tem algumas limitações, como as alterações da curva de dissociação da oxiemoglobina, a disemoglobinas, a anemia, a hiperbilirrubinemia, o uso de corantes (p. ex., azul de metileno), a utilização de esmalte, a luz ambiental, os falsos alarmes, os artefatos por movimentação do paciente, as arritmias cardíacas, a pigmentação da pele e as condições de baixa perfusão, que podem alterar a acurácia do método.

2. Variação entre os Probes

- Os probes utilizados são reutilizáveis, do tipo clipe ou com um dispositivo auto-adesivo. São habitualmente colocados na extremidade dos dedos das mãos ou dos pés, ou no lóbulo das orelhas. A acurácia destes probes varia de acordo com o tipo e localização dos mesmos. Os probes de dedos são significantemente melhores do que os probes colocados em outros locais anatômicos.

- Geralmente, o probe colocado no lóbulo da orelha tem uma resposta mais rápida a uma diminuição súbita da FiO_2, comparativamente à avaliação com o probe de dedos. O tempo de resposta depende também da freqüência cardíaca, e atrasos mais longos são observados com o probe de dedos durante períodos de bradicardia.

3. Aplicações Clínicas

- A oximetria de pulso apresenta importantes aplicações clínicas, principalmente para a detecção de hipoxemia, para titulação da fração inspirada de O_2, como auxiliar na avaliação da pressão arterial sistêmica, na parada cardioventilatória, nos casos de asma aguda grave, nas crises convulsivas e para avaliar o fluxo sangüíneo.

- É um método de avaliação efetivo e de baixo custo.

MONITORIZAÇÃO TRANSCUTÂNEA DO OXIGÊNIO

- A medida transcutânea do O_2 ($PtcO_2$) pode ser efetuada com um eletrodo modificado de Severinghaus. A $PtcO_2$ mensurada em locais com baixa perfusão ou hipoxêmicos pode demonstrar valores aumentados, às vezes, com diferenças acima de 30 mmHg, quando comparada com amostras arteriais.

❑ Algumas desvantagens do método incluem: fragilidade dos eletrodos, tempo lento de resposta e flutuação do sinal.

❑ Outro método disponível é a monitorização transconjuntival do O_2, aplicada até então somente em estudos experimentais.

MONITORIZAÇÃO DO GÁS CARBÔNICO

A. Fisiologia do Gás Carbônico

❑ Existem duas técnicas para a mensuração do gás carbônico (CO_2): a exalada e a mucosa.

❑ A medida exalada do CO_2 é referida como capnografia. Esta mensuração indica o CO_2 no final da expiração ($PetCO_2$) (Fig. 4.6). As medidas do $PetCO_2$ são fornecidas por diversos tipos de monitores, que podem ser utilizados à beira do leito. A capnografia é simples de ser utilizada e aplicada, podendo ser mensurada com a colocação do sensor no tubo da traqueostomia ou da cânula intratraqueal, ou por meio de uma cânula nasal.

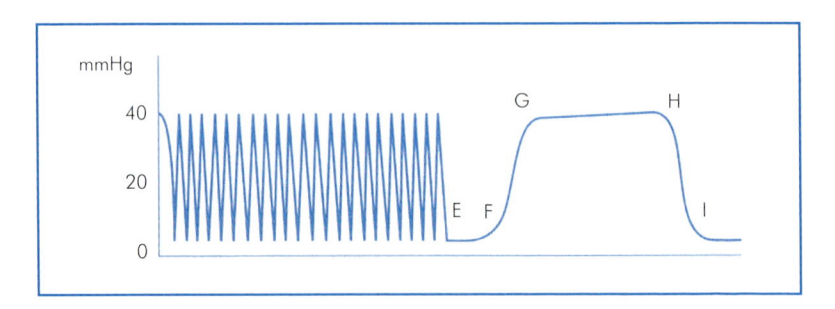

Fig. 4.6 – Padrão normal da PCO_2 exalada. A porção da curva à esquerda foi obtida com uma velocidade lenta do papel, de tal maneira que a $PetCO_2$ pode ser observada facilmente. O lado direito do traçado foi obtido com uma velocidade rápida do papel. O segmento EF significa a inspiração; a PCO_2 do gás inspirado é igual a zero. O segmento FG é o início da exalação quando o gás é exalado para o espaço morto anatômico; a concentração inicial de CO_2 exalado é muito baixa. Com o aumento do número de alvéolos vazios perfundidos, a concentração de CO_2 aumenta rapidamente. O segmento GH representa o platô alveolar. A $PetCO_2$ não pode ser interpretada sem um platô alveolar nítido; a $PetCO_2$ é lida no ponto H. O segmento HI representa o único da inspiração com a queda rápida da PCO_2.

- A medida do CO_2 da mucosa (sublingual) é menos disponível na prática, embora também seja de fácil utilização com um probe. A capnografia está disponível para o uso clínico desde a década de 1980, mas não apresentou uma aplicação tão ampla quanto deveria. Contudo, a $PaCO_2$ sublingual está iniciando o seu uso clínico, sendo necessários mais estudos a fim de estabelecer a sua aplicação na prática clínica.

- As medidas do CO_2 podem ser utilizadas em muitas situações clínicas – uma das mais importantes e com ampla aplicação clínica é a predição do fluxo sangüíneo.

- Tanto o CO_2 exalado quanto o sublingual permitem a avaliação do fluxo sangüíneo.

B. Fisiologia da Produção e Eliminação do Gás Carbônico

- O CO_2 é um subproduto do metabolismo celular e deve ser depurado do sangue devido ao seu efeito potencial no nível do pH das células. Com o acúmulo de CO_2, a equação de Henderson-Hasselbalch ($CO_2 + H_2O \xrightleftharpoons{\text{anidradse carbônica}} H^+ + HCO_3^-$) ajuda a explicar o efeito do CO_2 no pH. A relação normal HCO_3^- para H^+ é 20:1, e o acúmulo de quantidades iguais de HCO_3^- e H^+ ocasiona um aumento desproporcional de H^+, com queda nos valores do pH. O organismo fisiologicamente necessita eliminar o CO_2 em excesso, e o único meio para isto é através da respiração.

- A inspiração normal carreia uma grande quantidade de O_2, mas pouco CO_2. Este baixo nível de CO_2 permite que o CO_2 alveolar (CO_{2Alv}) seja menor que o nível de CO_2 venoso (CO_{2Ven}). Esta diferença cria um gradiente que permite ao CO_{2Ven} difundir-se para o alvéolo e ser eliminado pela respiração. Se o fluxo sangüíneo é adequado, o CO_2 é eliminado sem problemas.

- Entretanto, se o CO_2 for inadequado, dois processos poderão ocorrer: uma queda no fluxo sangüíneo permitirá que menos CO_2 seja mensurado, assim como eliminado dos pulmões, isto ocorre devido ao espaço morto pulmonar; ou o CO_2 acumula em partes do corpo que não são perfundidas (p. ex., condições de choque sistêmico em que a área gastrointestinal é pobremente perfundida, incluindo a região sublingual).

C. Mensuração do Fluxo Sangüíneo Sistêmico

❏ Em circunstâncias normais, conforme o sangue venoso retorna para os pulmões com CO_2 adicionado a partir do metabolismo tecidual, o CO_2 difunde-se para o alvéolo.

❏ Os níveis de CO_2 no sangue têm um efeito importante na regulação da respiração, caso o mesmo se acumule no sangue, o pH do líquido cefalorraquidiano (LCR) cai, estimulando a medula a aumentar a ventilação alveolar. O aumento da ventilação alveolar diminui o CO_2 no nível dos alvéolos, permitindo que mais CO_2 do sangue venoso seja eliminado.

❏ A regulação da respiração é altamente sensível aos níveis de CO_2 venoso e arterial, e este equilíbrio é mantido por uma relação V/Q normal nos pulmões. Se ocorrer um desequilíbrio desta relação, a depuração do CO_2 poderá piorar.

❏ Existem dois tipos de alterações que podem ocorrer na relação V/Q: baixa e alta relação. A alteração com alta relação V/Q é chamada de espaço morto fisiológico, que pode ser decorrente da perda da vascularização pulmonar disponível para a troca gasosa (p. ex., êmbolo pulmonar, doença pulmonar obstrutiva crônica ou na asma, e hiperdistensão do alvéolo durante a VPM) e da diminuição do fluxo sangüíneo para os pulmões (p. ex., hipovolemia, disfunção ventricular esquerda).

❏ O espaço morto ocorre quando a área do pulmão é ventilada, mas não participa da troca gasosa. Normalmente, 25% a 35% do VC não participam das trocas gasosas, como resultado da quantidade de ar necessária para preencher as grandes vias aéreas. Esse espaço morto normal é chamado de espaço morto anatômico.

❏ O espaço morto fisiológico ocorre quando um espaço morto adicional é gerado, além do espaço morto anatômico. Quando os alvéolos são hipoperfundidos (adicionando um espaço morto fisiológico), pouco CO_2 é acrescentado aos alvéolos.

D. Perda da Vascularização Pulmonar

❏ Quando os pulmões perdem o espaço vascular disponível, como na doença pulmonar, hiperdistensão pulmonar ocasionada pela VPM e na embolia pulmonar, o fluxo sangüíneo é dirigido para outras áreas do pulmão que têm vascularização, aumentando o fluxo sangüíneo nestas regiões.

- Para a manutenção do volume do CO_2 nas regiões vascularizadas do pulmão, a pessoa deve aumentar a ventilação-minuto. Conforme a ventilação-minuto aumenta nestas áreas funcionantes do pulmão, o CO_2 é reduzido para níveis normais, entretanto, o fluxo de ar continua nas áreas sem vasculatura.

- O ar tem pouco CO, e pouco CO_2 é adicionado, resultando em baixo volume de CO_2 exalado nestas áreas. Conforme o CO_2 das regiões vascularizadas e não-vascularizadas se combina, existe uma queda dos níveis de CO_2 exalado.

- Habitualmente, a $PetCO_2$ é mais baixa do que os valores da $PaCO_2$ (aproximadamente 5 mmHg a 7 mmHg). Este gradiente está presente se a relação V/Q é normal. De acordo com o aumento da relação V/Q (espaço morto fisiológico), este gradiente aumenta. Assim, quanto maior o seu valor, maior será o espaço morto fisiológico.

E. Diminuição do Fluxo Sangüíneo para os Pulmões

- Quando o fluxo de sangue para os pulmões se reduz, ocorre um fenômeno similar ao descrito anteriormente, com o aumento do espaço morto, quando o fluxo pulmonar diminui (p. ex., condições de DC baixo, como na hipovolemia, insuficiência cardíaca congestiva e na parada cardíaca). Nestes casos, o fluxo sangüíneo não se direciona para outras partes dos pulmões, ele se reduz em termos globais.

- O efeito resultante desta alteração é o de que muitas áreas pulmonares são ventiladas, mas não perfundidas adequadamente. Uma grande redução nos valores do CO_2 das áreas alveolares resulta desta hipopertusao, ocasionando uma diminuição nos valores do CO_2 exalado.

F. Alterações do Fluxo Sangüíneo Regional

- Antes que ocorram alterações no fluxo sangüíneo sistêmico, pode ocorrer hipoperfusão de órgãos específicos.

- Um dos primeiros órgãos que demonstra sinais de hipoperfusão é o sistema gastrointestinal. Foi demonstrado que o CO_2 sublingual reflete a perfusão gastrointestinal.

- Quando o fluxo sangüíneo na área sublingual é normal, o nível sublingual de CO_2 é mais alto que o da $PaCO_2$ (2 mmHg a 3 mmHg). Quando a pressão sublingual de CO_2 aumenta desproporcionalmente em relação à $PaCO_2$, isso reflete um sinal de hipoperfusão. Com a hipoperfusão, o CO_2 se acumula nos tecidos, e com o restabelecimento da perfusão, o CO_2 é depurado e o gradiente sublingual arterial permanece normal (aproximadamente 10 mmHg).

❑ Os estudos efetuados para a utilização da $PslCO_2$ para a avaliação do fluxo sangüíneo estão em fase inicial e até o momento não dão suporte para a utilização da mesma.

CAPNOMETRIA E CAPNOGRAFIA

❑ A capnometria mede a pressão parcial de CO_2 na via aérea do paciente durante todo o ciclo respiratório, fornecendo uma medida numérica da concentração de CO_2 inspirada e no final da expiração ($PetCO_2$).

❑ A capnografia fornece a forma da onda de CO_2 em relação ao tempo. Quando existe uma calibração adequada do desenvolvimento da forma da onda, a capnografia inclui a capnometria.

❑ A absorção de luz infravermelha do gás expirado pode ser mensurada por sensores colocados na via de saída do tubo traqueal (ou traqueostomia) ou por via lateral (Fig. 4.7). Um dos maiores problemas do sistema por via lateral é condensação de vapor de água e muco, podendo ocluir o tubo traqueal e ocasionar medidas incorretas.

❑ As formas de onda podem ser baseadas no volume acumulado de CO_2 ou no tempo de exalação do CO_2.

A. APLICAÇÕES CLÍNICAS DO CAPNOMETRIA

❑ A capnometria apresenta as aplicações clínicas descritas a seguir:
- predição não-invasiva da $PaCO_2$;
- confirmação da intubação intratraqueal;
- capnometria durante a parada respiratória;
- capnometria com aumento do espaço morto fisiológico;
- capnometria durante o desmame da VPM;
- capnometria para determinar os níveis de PEEP;
- capnometria durante a ventilação espontânea;
- capnometria para detectar o mau funcionamento da VPM;
- capnometria para detectar hipertermia maligna.

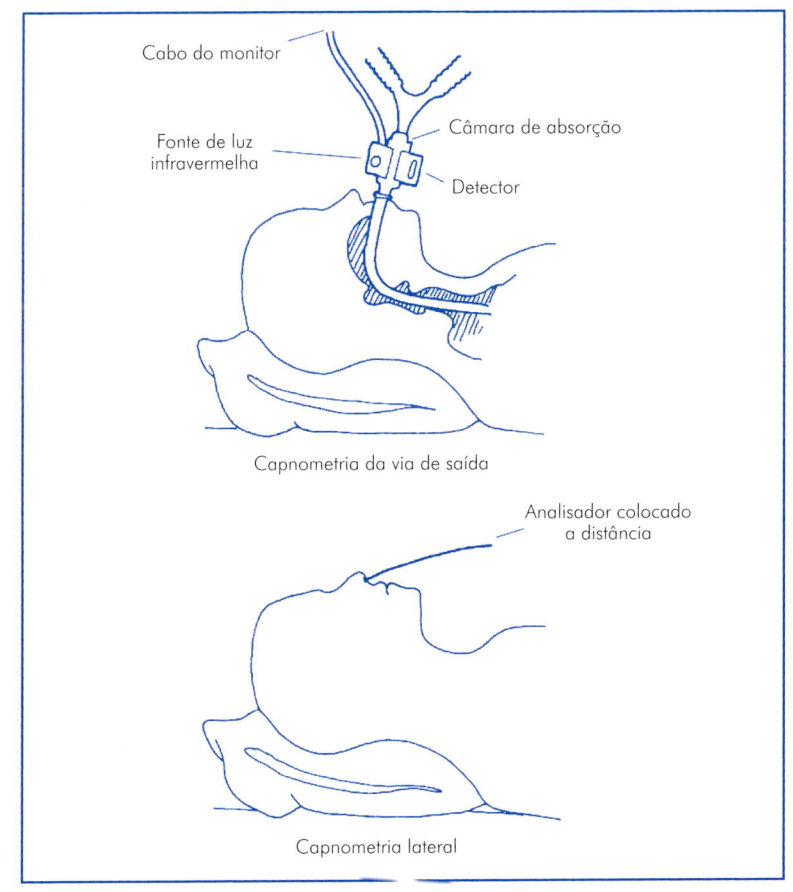

Fig. 4.7 – *Sensores na via de saída e lateral para a medida da concentração do CO_2 expirado $PetCO_2$. O sensor de via de saída está intercalado entre o tubo traqueal e o circuito do respirador. A amostra da via lateral é aspirada da via aérea conduzida por um tubo capilar para uma câmara de absorção de luz infravermelha colocada a distância (adaptado de Tobin, 1990)*

B. Aplicação Clínica da PetCO$_2$ e da PslCO$_2$

❏ Os valores da PetCO$_2$ são uma via rápida e fácil para identificar alterações potenciais no fluxo sangüíneo, particularmente se utilizados em conjunto com outros dados clínicos e com a história do paciente. Entretanto, assim como qualquer medida de perfusão global, as alterações regionais no fluxo sangüíneo podem ocorrer e não se refletir rapidamente nas medidas sistêmicas, como os valores da PetCO$_2$.

- O uso da PslCO$_2$ fornece uma importante melhora na interpretação da PetCO$_2$ e pode ser um indicador do fluxo sangüíneo.

CAPNOGRAFIA VOLUMÉTRICA

- A capnografia expiratória fornece uma informação qualitativa dos padrões de forma de onda associados com a VPM e uma avaliação quantitativa do CO$_2$ expirado.
- Este exame mede simultaneamente o CO$_2$ expirado e o VC, permitindo a identificação do CO$_2$ em três compartimentos pulmonares seqüenciais: sistema do aparato ventilatório e espaço morto anatômico, a partir do esvaziamento progressivo do alvéolo e o gás alveolar.
- A heterogeneidade pulmonar gera diferenças regionais na concentração de CO$_2$, e o esvaziamento seqüencial contribui para o aumento do platô alveolar e para o declínio da curva expirada de CO$_2$.
- Em pacientes com oclusão pulmonar súbita decorrente de embolia pulmonar, a relação V/Q aumentada produz um aumento no espaço morto alveolar.
- Os cálculos derivados da capnografia volumétrica são úteis para a hipótese diagnóstica de embolia pulmonar à beira do leito.
- O espaço alveolar é grande na lesão pulmonar aguda e, quando se aplica a PEEP (para recrutar os alvéolos colapsados), o espaço morto pode diminuir, enquanto a hiperdistensão alveolar induzida pela PEEP aumenta o espaço morto fisiológico alveolar.
- A medida do espaço morto fisiológico e do volume de ejeção alveolar na admissão, ou a sua tendência nas primeiras 48 h de VPM, podem fornecer uma informação útil em relação à evolução dos pacientes com lesão pulmonar aguda ou com síndrome do desconforto respiratório agudo.

A. Capnografia Baseada no Tempo e Volume

- O avanço da tecnologia combinado à monitorização de fluxo da via aérea e à capnografia central (*mainstream*) permite o cálculo não-invasivo à beira do leito, respiração a respiração, da eliminação do CO$_2$ (VCO$_2$). Evidenciada na inclinação da fase três do capnograma expiratório, plotado como uma função do volume corrente exalado (Fig. 4.8).

- Quando a pressão parcial de CO_2 expirado (PCO_2) é plotada como uma função de tempo, o fluxo expiratório não é levado em conta, isto contrasta com a utilização da capnografia volumétrica, na qual a PCO_2 expiratória é uma função do volume, o qual é mais útil e clinicamente aplicável do que a capnografia em função do tempo.
- Entretanto, o capnograma expiratório é uma técnica que fornece uma informação qualitativa, o padrão de forma de onda associada à VPM e uma estimativa quantitativa da PCO_2 arterial a partir da PCO_2 expiratória.
- Adicionalmente, a PCO_2 mínima, bem como o cálculo da PCO_2 arterial menos a $PetCO_2$ pode ser realizado.
- Quando todas estas informações são analisadas, é possível serem pesquisadas as causas de hiper ou hipocapnia, como nos casos de ventilação alveolar inadequada, reinalação de CO_2 ou débito excessivo de CO_2.
- As alterações na morfologia na curva capnográfica freqüentemente indicam uma má distribuição da ventilação. Para a análise correta do capnograma, os seguintes passos devem ser sistematicamente avaliados.
- É importante reconhecer se existe ou não CO_2 exalado (se existe curva), com o reconhecimento precoce de uma intubação esofágica. O capnograma representa o CO_2 total eliminado pelos pulmões, visto que não ocorrem trocas gasosas nas vias aéreas. O gás expirado contém CO_2 em três compartimentos seqüenciais:

    fase 1 – contém gás do circuito do aparelho de VPM e do espaço morto anatômico;

    fase 2 – representa o aumento da concentração do CO_2 devido ao esvaziamento progressivo do alvéolo;

    fase 3 – representa o gás alveolar. A fase 3 é freqüentemente observada como um platô e a sua aparência normal é plana ou com uma pequena inclinação positiva. O ponto mais elevado desta fase é a PCO_2 no final da expiração.

- A forma quase retangular do capnograma expiratório depende da homogeneidade da distribuição de gás e da ventilação alveolar.
- A heterogeneidade pulmonar gera uma diferença regional na concentração de CO_2 e o gás das regiões com alta relação V/Q aparece primeiramente na via aérea superior durante a exalação.

Este esvaziamento seqüencial contribui para o aumento do platô alveolar, para uma maior heterogeneidade da relação V/Q e para o grau (*steeper*) da inclinação do CO_2 expirado.

❑ A inclinação do platô alveolar também se correlaciona com a gravidade da obstrução da via aérea.

1. Espaço Morto

❑ A homogeneidade entre ventilação e perfusão determina a troca normal de gás. O conceito de espaço morto leva em conta áreas pulmonares que são ventiladas, mas não perfundidas. O volume do espaço morto reflete a soma de dois componentes separados do volume pulmonar.

❑ O nariz, a faringe e as vias aéreas de condução não contribuem com as trocas gasosas e são freqüentemente referidos como espaço morto anatômico ou como espaço morto da via aérea (VDaw).

❑ Quando os alvéolos bem ventilados recebem um fluxo sangüíneo mínimo, comprometem o espaço morto alveolar (VDalv). Quando o paciente está em VPM, há adição de mais espaço morto inerente ao circuito do aparelho de VPM, que é considerado parte do VDaw.

❑ O espaço morto fisiológico (VDfis) é uma parte do VDaw e do VDalv, e é habitualmente relatado na VPM como a porção do volume corrente ou ventilação-minuto que não participa das trocas gasosas.

❑ A capnografia volumétrica mede simultaneamente o CO_2 expirado e o volume corrente. A análise do CO_2 expirado como uma função do volume exalado junto com a medida da PCO_2 arterial fornece uma quantificação precisa da relação do VDfis para o volume corrente (relação VD/VC).

❑ O espaço morto fisiológico calculado através da equação modificada de Enghoff usa a $PaCO_2$ assumindo que esta é similar à PCO_2 alveolar (VD/VC = $PaCO_2 - PetCO_2/PaCO_2$). Para se obter a relação VDalv/VC deve-se subtrair do VDaw da relação VDfis/VC. Estes índices estão relacionados com a fase 3 do capnograma.

B. GÁS CARBÔNICO EXALADO E RECRUTAMENTO ALVEOLAR

❑ A aplicação de PEEP é utilizada para aumentar ou recrutar o volume pulmonar e melhorar as trocas gasosas para pacientes com lesão pulmonar aguda.

- Entretanto, o recrutamento alveolar e a hiperdistensão coexistem em diferentes partes do pulmão após a aplicação de PEEP em pacientes com síndrome do desconforto respiratório agudo (SDRA).
- O aumento do espaço morto fisiológico em pacientes normais submetidos à anestesia pode ser atribuído ao uso de relaxantes musculares e ventilação com PEEP, que causam uma redução no volume pulmonar e alteram a distribuição normal da relação V/Q.
- O espaço morto alveolar é maior na lesão pulmonar aguda e não varia sistematicamente com a aplicação da PEEP. Entretanto, quando o efeito da PEEP é para recrutar unidades alveolares colapsadas, resultando em uma melhora da oxigenação, o espaço morto alveolar pode diminuir, enquanto a PEEP, induzindo a hiperdistensão, tende a aumentar o espaço morto alveolar.
- O recrutamento alveolar na SDRA está associado à diminuição do gradiente de CO_2 arterial menos a $PetCO_2$.
- O recrutamento alveolar também melhora a eficiência da ventilação e a troca gasosa durante a anestesia geral com a aplicação de VPM com PEEP.
- Nestas condições particulares, o recrutamento alveolar aumenta a área da dissecção transversal e a área capilar alveolar por reverter o colapso das vias aérea e acinar. O efeito resultante é um aumento na área de troca gasosa e melhora da relação V/Q.
- As relações entre os efeitos da PEEP na capnografia volumétrica e na mecânica do sistema ventilatório têm sido estudadas em pacientes com pulmões normais, lesão pulmonar aguda moderada e SDRA grave.
- Blanche e cols., em 1999, encontraram que o espaço morto fisiológico total e a inclinação da curva do CO_2 expirado eram maiores, e a fração do volume de ejeção alveolar/volume corrente era menor em pacientes com lesão pulmonar aguda, comparativamente com pacientes controles e, nos pacientes com SDRA, comparativamente com os pacientes com LPA.
- A fração do volume de ejeção alveolar/volume corrente foi estudada pela primeira vez por Langley F e cols., em 1976. O volume de ejeção alveolar era menor na SDRA. O aumento da PEEP melhora a mecânica ventilatória de pacientes normais e piora a resistência tecidual pulmonar em pacientes com falência ventilatória, entretanto, este fato não altera os índices de capnografia volumétrica.

- Variações no espaço morto fisiológico e em sua relação com a aplicação da PEEP dependem principalmente do tipo, grau e estágio da lesão pulmonar.

1. Alterações da Perfusão

- Em pacientes com oclusão pulmonar vascular súbita, decorrente de embolia pulmonar e anemia falciforme com síndrome torácica aguda, ocorre uma relação V/Q alta, produzindo um aumento do espaço morto alveolar.
- Ao utilizar a capnografia volumétrica como uma técnica à beira do leito, verificou-se que é um teste de triagem altamente sensível para afastar o diagnóstico de embolia pulmonar. A capnografia volumétrica é uma excelente ferramenta para monitorar a eficácia trombolítica de pacientes com embolia pulmonar grave.
- As variações no VCO_2 durante a reinalação e a taxa de aumento de CO_2 expirado têm sido utilizadas como uma medida não-invasiva do débito cardíaco. O transporte de gás através da parede capilar alveolar não depende de um transporte ativo, o pulmão pode ser utilizado como um aerotonômetro, permitindo que o gás alveolar se equilibre com o sangue venoso misto.
- A análise deste gás alveolar fornece um método indireto para a medida da tensão de CO_2 venoso misto ($PvCO_2$).
- O método do equilíbrio, utilizando uma bolsa contendo uma concentração alta de CO_2 em O_2, tem demonstrado ser uma medida acurada da $PvCO_2$ oxigenada, e a aplicação deste método determinou o desenvolvimento da mensuração não-invasiva do débito cardíaco pela reinalação do CO_2.
- Alguns estudos têm demonstrado a validade do método indireto de Fick em pacientes normais com disfunção cardíaca, com doença obstrutiva da via aérea e em pacientes em suporte ventilatório. Porém, este método apresenta dificuldades técnicas que foram reduzidas, utilizando-se a técnica de reinalação parcial para a medida do débito cardíaco.

C. Utilização do Gás Carbônico Exalado como um Marcador Prognóstico

- Foi encontrada uma correlação significativa entre os índices capnográficos e o escore de lesão pulmonar, sugerindo que a gravidade da doença altera os índices de capnografia volumétrica e as propriedades mecânicas do sistema ventilatório.

❏ Nuckton TJ e cols., em 2002, demonstraram em condições clínicas padrões (mesmo volume corrente e PEEP), que a medida do espaço morto fisiológico está associada, de modo independente, com um aumento do risco de óbito de pacientes com SDRA. Um aumento mantido da relação VDfis/VC é também uma característica dos não-sobreviventes.

❏ A utilização da capnografia volumétrica à beira do leito pode fornecer à equipe multiprofissional (médicos, fisioterapeutas e enfermeiros), informações fisiológicas importantes, avaliação prognóstica e para orientar as intervenções terapêuticas.

D. Diferenças entre o Gás Carbônico no Final da Expiração e o Gás Carbônico Arterial

❏ Durante a inspiração, o CO_2 é praticamente nulo, aumentando com a expiração. A taxa de aumento reflete na remoção de ar do espaço morto anatômico com o ar dos alvéolos perfundidos.

❏ Um platô na concentração do CO_2 é obtido após a exalação do ar do espaço morto. O nível de platô será determinado pela PCO_2 da artéria pulmonar ($PvCO_2$). A $PetCO_2$ não pode ser interpretada de modo correto sem um platô alveolar nítido, pois a leitura será feita no ponto H (Fig. 4.6).

❏ A Tabela 4.2 resume as condições clínicas que podem ser detectadas pela monitorização por oximetria de pulso, capnografia ou por ambas as técnicas de monitorização.

PRESSÃO ARTERIAL SITÊMICA

❏ A pressão arterial sistêmica (PAS) é uma das variáveis hemodinâmicas mais freqüentemente monitoradas. Habitualmente é obtida com a utilização de um esfigmomanômetro e a técnica de ausculta dos ruídos de Korokov. Pode ser mensurada utilizando-se sistemas automáticos com um programa computadorizado, que reduz o tempo de mensuração. A medida contínua e acurada da PAS pode ser efetuada através da cateterização arterial, utilizando-se um dos seguintes locais anatômicos: radial, braquial ou femoral.

Tabela 4.2 – Variações da PaCO$_2$ no Final da Expiração de Pacientes em Suporte Ventilatório

Causas do aumento da PetCO$_2$	Diminuição da PetCO$_2$
Débito de CO$_2$	
❏ febre ❏ infusão de bicarbonato de sódio ❏ liberação de garroteamento ❏ embolia venosa de CO$_2$	❏ hipotermia
Perfusão pulmonar	
❏ DC aumentado ❏ aumento da PA	❏ diminuição do DC ❏ hipotensão ❏ hipovolemia ❏ embolia pulmonar ❏ parada cardíaca
Ventilação alveolar	
❏ hipoventilação ❏ intubação brônquica ❏ obstrução parcial da via aérea ❏ reinalação de gás	❏ hiperventilação ❏ apnéia ❏ obstrução total da via aérea ❏ extubação
Mal funcionamento do sistema de ventilação	
❏ extravasamento de gás pelo circuito de VPM ❏ mal funcionamento do aparelho de VPM ❏ fluxo inadequado de gás	❏ desconexão do circuito ❏ extravasamento de gás pelo circuito ❏ mal funcionamento do aparelho de VPM

❏ A PAS reflete a pressão de perfusão dos órgãos. Com o aumento do metabolismo tecidual ocorre uma elevação proporcional do fluxo sangüíneo dos órgãos, decorrente de vasodilatação seletiva das arteríolas de pequena resistência. Se o débito cardíaco não aumenta, como nos casos de insuficiência cardíaca, a PAS diminui, limitando a habilidade do controle vasomotor local em regular o fluxo sangüíneo dos órgãos. Se a demanda metabólica local permanece constante, as alterações da PAS usualmente decorrem de alterações do tônus arterial, com o

- objetivo de manter um fluxo sangüíneo dos órgãos relativamente constante. Este mecanismo de controle vasomotor local é referido como auto-regulação. Embora a auto-regulação ocorra na maioria dos órgãos como no cérebro, fígado, músculo esquelético e pele, ela não é um fenômeno que ocorra no organismo como um todo.
- A PAS é uma função do tônus vasomotor e do débito cardíaco. Para um tônus vasomotor constante, a resistência vascular pode ser descrita pela relação entre as alterações da PAS e do débito cardíaco. A hipotensão diminui o fluxo sangüíneo dos órgãos e estimula uma resposta simpática que induz um efeito alfa-adrenérgico (aumento do tônus vasomotor) e beta-adrenérgico (aumento da freqüência e da contratilidade cardíaca), e ocasiona uma liberação maciça de hormônio adrenocorticotrópico (ACTH). Os determinantes da PAS podem ser definidos de forma simples, como o fluxo arterial sistêmico e o fluxo sangüíneo.
- A VPM induz variações na PAS, como o pulso paradoxal. A inspiração diminui a PAS, sendo utilizada para monitorar a gravidade do broncoespasmo em pacientes asmáticos.
- Embora a cateterização seja um procedimento invasivo, a maioria das complicações inerentes a este procedimento não é grave. Dentre as principais complicações deste procedimento estão a oclusão vascular transitória e hematomas.

PRESSÃO VENOSA CENTRAL

- A pressão venosa central (PVC) é a pressão nas grandes veias centrais próximas do átrio direito, em relação à pressão atmosférica. A PVC pode também mensurar, de forma não-invasiva, a pressão venosa jugular. Existem diversos fatores fisiológicos e anatômicos que podem influenciar a sua medida e a sua forma de onda, tais como o tônus vascular, a função do ventrículo direito, a doença da válvula tricúspide e doenças pericárdica e miocárdica (Tabela 4.3).
- A PVC foi utilizada de uma maneira errônea como um parâmetro para a reposição do volume intravascular de pacientes em choque. Demonstrou-se que a PVC tem uma má correlação com o índice cardíaco, volume sistólico, volume diastólico final do ventrículo esquerdo e volume diastólico final do ventrículo direito (Tabela 4.4). Com base nesta pobre correlação, é impossível

definir um valor ideal de PVC, entretanto, existem evidências de que é pouco provável que uma carga de volume, em pacientes que têm uma PVC > 12 mmHg, aumente o débito cardíaco. Portanto, a única utilidade da PVC é para definir a hipervolemia relativa. A tentativa de normalizar a PVC com uma terapêutica dirigida com o objetivo precoce, durante a ressuscitação, não demonstrou qualquer benefício.

Tabela 4.3 – Situações Detectáveis Precocemente por Oximetria e Capnografia

Condição	Oximetria	Capnografia
Mistura gasosa inadequada (hipóxica)	Sim	Não
Atelectasia importante	Sim	Não
Utilização inadequada da PEEP na SDRA	Sim	Não
Utilização inadequada da PEEP na SDRA	Sim	Não
Intubação seletiva	Sim	Talvez
Parada cardíaca	Sim	Sim
Embolia pulmonar grave	Sim	Sim
Hipertermia maligna	Talvez	Sim
Laringoespasmo	Talvez	Sim
Obstrução parcial da via aérea	Talvez	Sim
Intubação do esôfago	Retardada	Sim
Desconexão completa da via aérea	Retardada	Sim
Extubação acidental	Retardada	Sim
Escape pelo circuito	Retardada	Sim
Reinalação parcial	Não	Sim
Hipoventilação moderada	Não	Sim

Tabela 4.4 - Fatores que Interferem com a Mensuração da Pressão Venosa Central

Volume sangüíneo venoso central

- ❏ Retorno venoso/débito cardíaco
- ❏ Volume sanguíneo total
- ❏ Tônus vascular regional

Complacência do compartimento central

- ❏ Tônus vascular
- ❏ Complacência de ventrículo direito
- ❏ Doença miocárdica
- ❏ Doença do pericárdio
- ❏ Tamponamento cardíaco

Doença na válvula tricúspide

- ❏ Estenose
- ❏ Regurgitação

Ritmo cardíaco

- ❏ Ritmo juncional
- ❏ Fibrilação atrial
- ❏ Dissociação atrioventricular

Nível de referência do transdutor

- ❏ Posicionamento do paciente

Pressão intratorácica

- ❏ Fase da respiração
- ❏ Ventilação com pressão positiva intermitente
- ❏ Pressão expiratória final positiva
- ❏ Pneumotórax hipertensivo

Adaptado de Smith T et al, 2006.

ELETROCARDIOGRAMA

❏ O eletrocardiograma (ECG) é utilizado para monitorar a freqüência cardíaca, detectar isquemia miocárdica e para monitorar e caracterizar arritmias cardíacas, detectar alterações anatômicas, metabólicas, iônicas e hemodinâmicas. Esta monitorização contínua permite uma avaliação precisa das variações da freqüência cardíaca que podem explicar, muitas vezes, a instabilidade do quadro clínico de determinados pacientes.

❏ Para um ECG adequado, deve-se colocar os eletrodos no paciente, na região precordial (próxima ao coração), com o paciente em posição supina (Fig. 4.8). O ECG é caracterizado pelas ondas P, complexo QRS, T e U e intervalos PR e QT (Fig. 4.9).

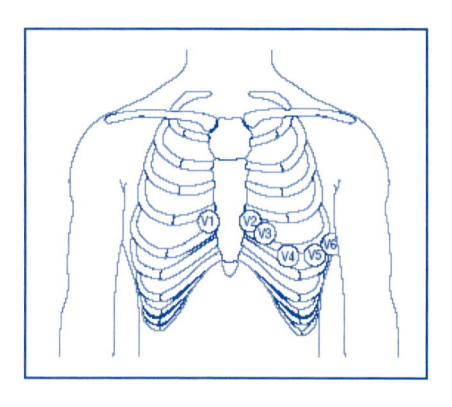

Fig. 4.8 – *Posicionamento com as regiões dos seis eletrodos no tórax para a realização da eletrocardiografia. Adaptado de Meek S et al, 2002.*

❏ A onda P apresenta como características: positividade nas derivações D1 e D2, é mais bem observada nas derivações D2 e V1, e habitualmente é bifásica na derivação V1. O intervalo PR ocorre após a onda P, devido a um breve retorno para a linha isoelétrica. Durante este tempo, o impulso elétrico é conduzido através do nó atrioventricular, feixe de His, ramos do feixe e fibras de Purkinje. O intervalo PR é o tempo entre o início da despolarização atrial e o início da despolarização ventricular. O complexo QRS tem como nomenclatura a onda Q (qualquer deflexão negativa inicial), onda R (qualquer deflexão positiva) e onda S (qualquer deflexão negativa após a onda R). Este complexo representa as forças elétricas geradas pela despolarização ventricular, ele termina no ponto J, ou junção ST. O segmento ST representa a linha entre o ponto J e o início da onda T, significando o período entre o final da despolarização ventricular e o início da repolarização ventricular. A repolarização ventricular gera a onda T. A onda T normal é assimétrica, a sua primeira metade com uma inclinação mais gradual do que a segunda metade. O intervalo QT é mensurado do início do complexo QRS até o final da onda T, e representa o tempo total para a despolarização e repolarização dos ventrículos. Este intervalo corrigido para a freqüência cardíaca pode ser calculado [QTc = QT/$\sqrt{R - R}$ (segundos)]. Ondas U proeminentes podem ser confundidas com a onda T, superestimando o intervalo QT. A onda U é uma pequena deflexão que segue a onda T, sendo mais proeminente nas derivações de V2 a V4. Muitos ECG não demonstram a onda U evidente. Esta onda proeminente está associada com hipopotassemia ou hipercalcemia.

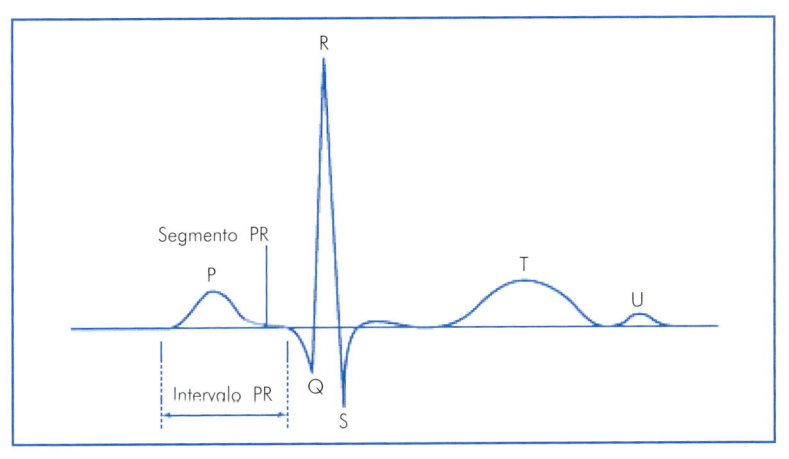

Fig. 4.9 – *Ondas, intervalos e complexo QRS do eletrocardiograma. Adaptado de Meek S et al, 2002*

❑ Uma das utilidades do ECG é demonstrar as disritmias. As disritmias podem ser fenômenos eletrofisiológicos primários ou secundários a condições como cardiopatia congênita ou adquirida, hipotermia, alterações eletrolíticas, intoxicações ou doenças sistêmicas (p. ex., lúpus eritematoso sistêmico). Podem ser reconhecidas através do ECG e da análise do intervalo R-R, freqüência cardíaca, duração do QRS (normal ≤ 0,08-0,10 s, dependendo da idade) e inter-relações das ondas P e QRS (Fig. 4.10).

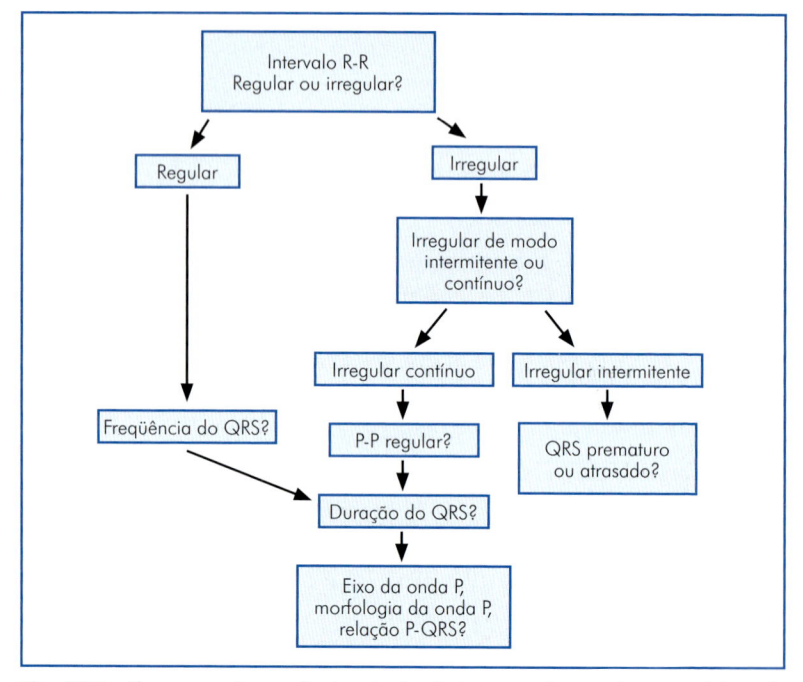

Fig. 4.10 – *Fluxograma de reconhecimento das disritmias no eletrocardiograma. Adaptado de Garson A Jr. et al, 1981.*

LEITURA SUGERIDA

1. Ahrens T. Monitoring carbon dioxide in critical care: the newest vital sign? Crit Care Nurs Clin N Am 2004;16:445-51.
2. Bergman NA, Tien YK. Contribution of the closure of pulmonary units to impaired oxygenation during anesthesia. Anesthesiology 1983;59:395-401.
3. Beydon L,Uttman L, Rawal R et al. Effects of positive end-expiratory pressure on dead space and its partitions in acute lung injury.Intensive Care Med 2002;28:1239-45.
4. Blanch L, Fernandez R, Benito S et al. Accuracy of an indirect carbon dioxide Fick method in determination of the cardiac output in critically ill mechanically ventilated patients. Intensive Care Med 1988;14:131-5.
5. Blanch L, Fernandez R, Benito S et al. Accuracy of an indirect carbon dioxide Fick method in determination of the cardiac output in critically ill mechanically ventilated patients. Intensive Care Med 1988;14(2):131-5.
6. Blanch L, Romero PV, Lucangelo U. Volumetric capnography in the mechanically ventilated patient. Minerva Anestesiol 2006;72:577-85.
7. Bowie JR, Smith RA, Downs JB. Absence of a capnogram after positive end-expiratory pressure. J Clin Monit 1993; 9:78-80.

8. Drews RE.Critical issues in hematology: anemia, thrombocytopenia, coagulopathy, and blood product transfusions in critically ill patients. Clin Chest Med 2003;24(4):607-22.
9. Garson A Jr., Gullette P, McNamara DG. A guide dysrhmias in children. Philadelphia: Saunders, 1981.
10. Gattinoni L, Pelosi P, Croti S et al. Effects of positive end-expiratory pressure on regional distribution of tidal volume and recruitment in adult respiratory distress syndrome. Am J Respir Crit Care Med 1995;151:1807-14.
11. Jaffe MB. Partial CO2 rebreathing cardiac output– Operating principles of the NICO system. J Clin Monitoring 1999; 15:387-401.
12. Jubran A, Mathru M, Dries D et al. Continuous recordings of mixed venous oxygen saturation during weaning from mechanical ventilation and the ramifications thereof. Am J Respir Crit Care Med 1998;158(6):1763-9.
13. Kallet RH, Alonso JA, Pittet JF et al. Prognostic value of the pulmonary dead space fraction during the first 6 days of acute respiratory distress syndrome. Respir Care 2004; 49:1008-14.
14. Langley F, Even P, Duroux P et al. Ventilatory consequences of unilateral pulmonary artery oclusion. In: Distribution des echanges gaseaux pulmonaires. Paris: INSERM;1976.p.209-12.
15. Lucangelo U, Blanch L. Dead Space. Intensive Care Med 2004;30:576-9.
16. Magder S. How to use central venous pressure measurements. Curr Opin Crit Care 2005;11(3):264-70.
17. Meyer M, Mohr M, Schultz H et al. Sloping alveolar plateaus of CO_2, O_2, and intraalvenously infused C2H2 and CHClF2 in the dog. Respir Physiol 1990;81:137-52.
18. Michard F, Teboul JL, Richard C et al. Arterial pressure monitoring in septic shock. Intensive Care Med. 2003 Apr;29(4):659.
19. Neviere R, Mathieu D, Riou Y et al. Carbon dioxide rebreathing method of cardiac output measurement during acute respiratory failure in patients with chronic obstructive pulmonaru disease. Crit Care Med 1994;22:81-5.
20. Puybasset L, Gusman P, Muller JC et al. Regional distribuition of gas and tissue in acute respiratory distress syndrome.III Consequenses for the effects of positive end-expiratory pressure. Intensive Care Med 2000;26:1215-27.
21. Rebuck AS, Read J. Assessment and management of severe asthma. Am J Med 1971;51(6):788-98.
22. Rebuck AS, Read J. Patterns of ventilatory response to carbon dioxide during recovery from severe asthma. Clin Sci 1971;41(1):13-21.
23. Remmers JE, Torgerson C, Harris M et al. Evolution of central respiratory chemoreceptors: a new twist on an old story. Respir Physiol 2001;129:211 7.
24. Schallom L, Ahrens T. Hemodinamic applications of capnography. J Cardiovasc Nurs 2001;15.56-70.
25. Shoemaker WC.What should be monitored? The past, present, and future of physiological monitoring. Clin Chem 1990;36 (8):1536-43.
26. Smith RPR, Fletcher R. Positive end-expiratory pressure has little effect on carbon dioxide elimination after cardiac surgery. Anesth Analg 2000;90:85-8.
27. Tobin MJ. Respiratory monitoring. JAMA 1990;264(2):244-51.
28. Tusman G, Bohm SH, Suarez-Sipman F et al. Alveolar recruitment improves ventilatory efficiency of the lungs during anesthesia. Can J Anaesth 2004;51:723-7.
29. Verschuren F, Heinonen E, Clause D et al. Volumetric capnography as a bedside monitoring of thrombolysis in major pulmonary embolism. Intensive Care Med 2004;30:2129-32.

30. Weil MH, Nakagawa Y, Tang W et al. Sublingual capnometry: a new noninvasive measurement for diagnosis and quantifitation of severity of circulatory shock. Crit Care Med 1999; 27:1225-9.

INTERNET (ACESSO LIVRE)

1. Blanch L, Fernandez R, Benito S et al. Effect of PEEP on the arterial minus end-tidal carbon dioxide gradient. Chest 1987; 92:451-4. Disponível em: http://chestjournal.org/cgi/reprint/92/3/451.
2. Blanch L, Lucangelo U, Lopez-Aguilar J et al. Volumetric capnography in patients with acute lung injury: effects of positive end-expiratory pressure. Eur Respir J 1999;13:1048-54. Disponível em: http://erjournals.com/cgi/reprint/13/5/1048.
3. Jubran A, Tobin MJ. Reliability of pulse oximetry in titrating supplemental oxygen therapy in ventilator-dependent patients. Chest 1990;97(6):1420-5. Disponível em: http://www.chestjournal.org/cgi/reprint/97/6/1420.
4. Kline JA, Israel EG, Michelson EA et al. Diagnostic accuracy of bedside D-dimer assay and alveolar dead space measurement for rapid exclusion of pulmonary embolism. JAMA 2001; 285:761-8. Disponível em: Http://jama.ama-assn.org/cgi/reprint/285/6/761.
5. Marik PE. Sublingual capnography: a clinical validation study. Chest 2001; 120:923-7. Disponível em: http://chestjournal.org/cgi/reprint/120/3/923.
6. Meek S, Morris F. ABC of clinical electrocardiography: Introduction. II–Basic terminology. BMJ 2002; 324(7335):470–3. Disponível em: http://www.bmj.com/cgi/reprint/324/7335/470.
7. Meek S, Morris F. ABC of clinical electrocardiography: Introduction. I–Leads, rate, rhythm, and cardiac axis. BMJ 2002; 324(7334): 415–8. Disponível em: http://www.bmj.com/cgi/reprint/324/7334/415.
8. Michard F, Alaya S, Zarka V et al. Global end-diastolic volume as an indicator of cardiac preload in patients with septic shock. Chest 2003;124(5):1900-8. Disponível em: http://chestjournal.org/cgi/reprint/124/5/1900.
9. Nuckton TJ, Alonso JA, Kallet RH et al. Pumonary dead-space fraction as a risk factor for death in the acute respiratory distress syndrome. N Engl J Med 2002; 346:1281-6. Disponível em: http://content.nejun.org/cgi/reprint/346/17/1281.pdf.
10. Rackow EC. O'Neil P, Astiz ME et al. Sublingual capnometry and indexes of tissue perfusion in patients with circulatory failure. Chest 2001;120:1633-8. Disponível em: http://www.chestjournal.org/cgi/reprint/120/5/1633.
11. Ream RS, Screiner MS, Neff JD et al. Volumetric capnography in children. Influence of growth on the alveolar plateau slope. Anesthesiology 1995;82:64-73. Disponível em: http://www.anesthesiology.org/pt/re/anes/fulltext.00000542-199501000-00010.htm.
12. Romero PV, Lucangelo U, Lopez-Aguilar J et al. Physiologically based indices of volumetric capnography in patients receiving mechanical ventilation. Eur Respir J 1997;10:1309-15. Disponível em: http://erj.ersjournals.com/cgi/reprint/10/6/1309.
13. You B, Peslin R, Duviver C et al. Expiratory capnography in asthma: evaluation of various shape indices. Eur Respir J 1994; 7:318-23. Disponível em: http://erj.ersjournals.com/cgi/reprint/7/2/318.

Monitorização Hemodinâmica Avançada

5

Edson Lima

- A monitorização hemodinâmica consiste na avaliação das funções fisiológicas, com a finalidade de orientar nossas decisões clínicas e determinar as intervenções terapêuticas indicadas, bem como a avaliação de seus resultados. Essa monitorização pode ser invasiva ou não-invasiva.

MONITORIZAÇÃO HEMODINÂMICA INVASIVA

- A monitorização hemodinâmica invasiva pode associar-se a complicações como infecções, sangramentos e pneumotórax, porém pode fornecer informações mais fidedignas sobre o estado hemodinâmico do paciente, além de permitir a detecção instantânea das alterações. Dentre as várias formas de monitorização invasiva, podemos citar as seguintes.

A. CATETER DE ARTÉRIA PULMONAR SWAN-GANZ

- Indicações: avaliar a função cardiopulmonar de pacientes pediátricos nas seguintes situações:
  - hipertensão pulmonar;
  - choque refratário à reposição de volume e/ou drogas vasoativas;

- insuficiência respiratória grave, requerendo ventilação pulmonar mecânica com necessidade de pressões elevadas;
- disfunção de múltiplos órgãos.

❏ Procedimento de instalação do cateter:
  - Pré-procedimento:
    - instrua o paciente sobre o que será realizado;
    - realize sedação e analgesia, se necessário;
    - ofereça suporte ventilatório quando indicado;
    - realize eletrocardiograma (ECG), coagulograma e radiografia de tórax.
  - Procedimento:
    - paramentação (avental, máscara e gorro);
    - obtenção de acesso venoso por punção;
    - introdução do fio-guia;
    - dilatação e colocação do introdutor;
    - colocação do protetor do cateter, teste do balão e inserção;
    - progressão do cateter;
    - teste de oclusão;
    - curativo, vigilância e troca do sistema;
    - afastar complicações durante o procedimento.

❏ Formas de onda:
  - Traçado característico de atriograma (Fig. 5.1).

❏ Os traçados de curvas que podem ser obtidas em átrios ou em grandes veias podem ser muito semelhantes (Fig. 5.2).

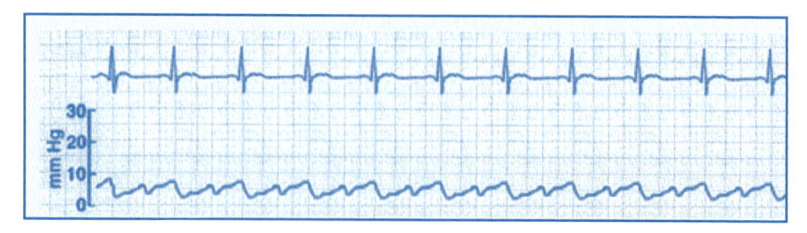

Fig. 5.1 – *Traçado característico de atriograma.*

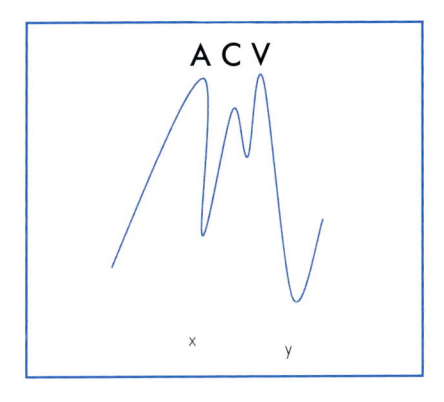

Fig. 5.2 – Ondas: A – onda que representa a contração atrial sistólica ao final da diástole ventricular; C – produto do enchimento atrial durante o período sistólico ventricular em que a valva tricúspide está se fechando; V – produzida pelo enchimento final do átrio imediatamente antes da sístole atrial. Depressões: X e Y.

❑ A pressão venosa central consiste no valor médio entre o topo e a base da onda A ao final da expiração.
  ❍ Traçado característico de ventriculograma (Fig. 5.3).

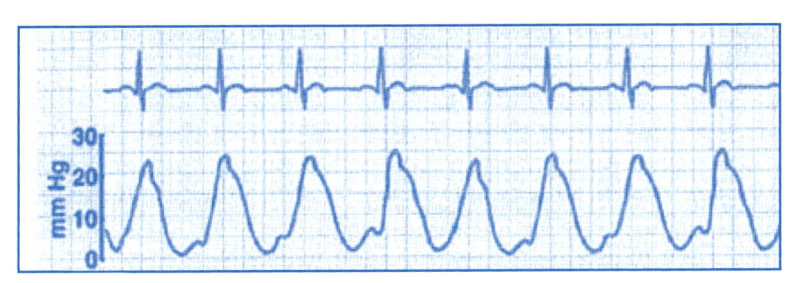

Fig. 5.3 – Traçado característico de ventriculograma.

❑ O ponto mais elevado da curva acima representa a pressão sistólica da artéria pulmonar e determina o momento em que o volume de sangue do ventrículo direito é ejetado (sístole do ventrículo direito). A segunda onda, de menor amplitude, é gerada pelo fechamento da valva pulmonar. A depressão entre elas é chamada de incisura dicrótica.
  ❍ Traçado característico de artéria pulmonar (Fig. 5.4).
  ❍ Traçado característico de pressão de artéria pulmonar ocluída (Fig. 5.5).
❑ A pressão de oclusão da artéria pulmonar deve ser medida na onda A ou no final do complexo QRS.

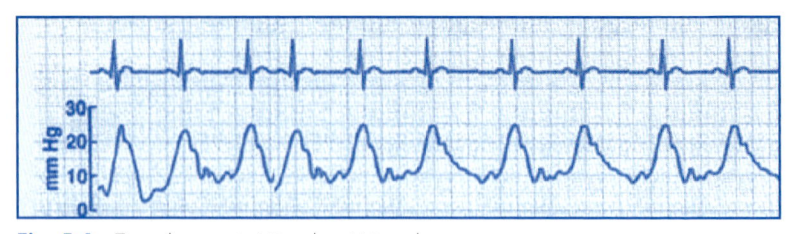

Fig. 5.4 – *Traçado característico de artéria pulmonar.*

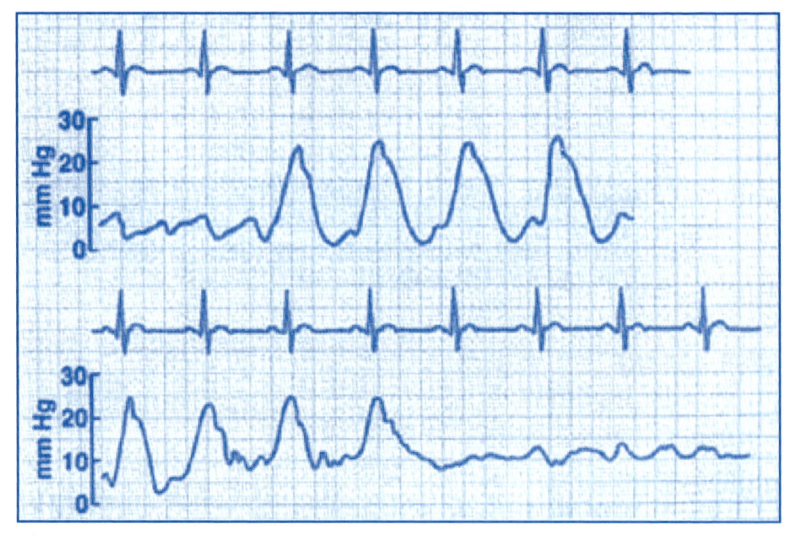

Fig. 5.5 – *Traçado característico de pressão de artéria pulmonar ocluída.*

○ Complicações da cateterização da artéria pulmonar:
- Relacionadas com a inserção do cateter:
  ◆ pneumotórax;
  ◆ hemotórax;
  ◆ hematoma;
  ◆ punção arterial;
  ◆ embolia gasosa;
  ◆ mau posicionamento.

○ Relacionadas com o posicionamento do cateter:
- arritmias: extra-sístoles atriais e ventriculares, taquicardia ventricular, fibrilação ventricular, bloqueio do ramo direito, bloqueio AV;

- lesões estruturais;
- mau posicionamento.

○ Relacionadas com a permanência do cateter:
- arritmias;
- infecção;
- trombose e/ou embolia;
- endocardite infecciosa;
- infarto pulmonar;
- rotura do balão;
- rotura da artéria pulmonar;
- pseudo-aneurisma da artéria pulmonar;
- hemorragia;
- ruptura do ventrículo direito;
- medidas ou interpretações errôneas.

○ Relacionadas com a retirada do cateter:
- arritmias;
- lesões estruturais;
- embolia gasosa;
- quebra do cateter.

B. Variáveis Hemodinâmicas Medidas e Calculadas

❑ As variáveis hemodinâmicas podem ser classificadas em:
  ○ Mensuráveis: obtidas por medidas diretas através dos dispositivos do cateter.
  ○ Calculadas ou derivadas (Tabela 5.1): obtidas através de fórmulas que integram as variáveis mensuráveis.

❑ Variáveis hemodinâmicas mensuráveis:
  ○ pressão arterial sistólica;
  ○ pressão arterial diastólica;
  ○ pressão sistólica da artéria pulmonar;
  ○ pressão diastólica da artéria pulmonar;
  ○ pressão de oclusão da artéria pulmonar;
  ○ pressão sistólica do ventrículo direito;

- pressão diastólica final do ventrículo direito;
- pressão venosa central;
- débito cardíaco.

Tabela 5.1 – Variáveis Hemodinâmicas Derivadas

Variáveis	Cálculo
Pressão arterial média	PAM = PAD + (PAS – PAD)/3
Pressão média de artéria pulmonar	PMAP = PDAP + (PSAP – PAPO)/3
Índice cardíaco	IC = DC/ASC
Volume sistólico	VS = DC/FC
Índice sistólico	IS = IC/FC
Índice de resistência vascular sistêmica	IRVS = PAM – PVC × IC × 80
Índice de resistência vascular pulmonar	IRVP = PMAP – PAPO × IC × 80
Índice de trabalho sistólico do ventrículo direito	ITSVD = IS × (PMAP – PVC) × 0,0136
Índice de trabalho sistólico do ventrículo esquerdo	ITSVE = IS × (PAM – PAPO) × 0,0136

Legenda: PAM = pressão arterial média; PAD = pressão arterial diastólica; PAS = pressão arterial sistólica; PMAP = pressão média da artéria pulmonar; PDAP = pressão diastólica da artéria pulmonar; PSAP = pressão sistólica da artéria pulmonar; PAPO = pressão da artéria pulmonar ocluída. C = índice cardíaco; DC = Débito cardíaco; ASC = área de superfície corporal; VS = volume sistólico; FC = freqüência cardíaca; IS = índice sistólico; IRVS = índice de resistência vascular sistêmica; PVC = pressão venosa central; IRVP = índice de resistência vascular pulmonar; ITSVD = índice de trabalho sistólico do ventrículo direito; ITSVE = índice de trabalho sistólico do ventrículo esquerdo.

MONITORIZAÇÃO HEMODINÂMICA NÃO-INVASIVA

A. Ecocardiograma Doppler

❏ A medida do débito cardíaco utilizando-se o ecocardiograma é realizada por meio da integral tempo-velocidade obtida pelo fluxo através da valva aórtica (medida pelo Doppler) e pela área da secção transversal no nível do anel da valva aórtica. Essas medidas são passíveis de erros dependendo do operador do exame e da condição clínica do paciente. A avaliação ecocardiográfica pode ser realizada por meio da via transtorácica ou transesofageana, sendo que essa última tem a vantagem de apresentar maior acurácia.

B. Bioimpedância

- Para a avaliação do débito cardíaco pela bioimpedanciometria, dois eletrodos, com corrente alternada de baixa amplitude e alta freqüência, são introduzidos na região cervical e na porção baixa do tórax. Mudanças na impedância torácica ocorrem pela respiração e pelo fluxo sangüíneo pulsátil, porém somente o componente pulsátil será analisado na medida do débito cardíaco. A correlação entre a impedância torácica e a termodiluição não é consenso na literatura. Sobretudo em crianças com menos de 125 cm de comprimento, as medidas do débito cardíaco pela bioimpedanciometria não são fidedignas. Além disso, a presença de *shunt* intracardíaco interfere com essas medidas.

MONITORIZAÇÃO MINIMAMENTE INVASIVA

A. Medida do Débito Cardíaco por meio da Análise da Onda de Pulso Arterial (LiDCO)

- A análise da onda de pulso arterial é um método menos invasivo, com menores riscos de complicações e de medidas fidedignas. Permite o cálculo contínuo do débito cardíaco, realizado através de uma linha arterial que registra uma curva contínua do pulso. Permite ainda medir a pré-carga, o volume sangüíneo intratorácico e a resistência vascular sistêmica. Como desvantagens, tem-se o alto custo do método e limitações, como em pacientes queimados devido à menor disponibilidade de acessos arteriais e pacientes com *shunt* intracardíaco devido ao fato de que, nesses últimos, as medidas não são fidedignas.

B. Medida do Débito Cardíaco pela Tonometria Gástrica e Intestinal

- A tonometria gástrica e intestinal avalia a situação do fluxo sangüíneo mesentérico e reflete o estado circulatório do paciente gravemente enfermo. Permite avaliar a hipoperfusão ou disoxia do trato gastrointestinal através do estado ácido-básico da mucosa. A avaliação consiste em se colocar um cateter com um balão de silicone na sua ponta, que é permeável ao gás (CO_2) e através do qual se mensura a pCO_2 da mucosa intestinal. Todo o princípio consiste no fato de que o bicarbonato, da mucosa intestinal reflete a concentração arterial de bicarbonato, e a pCO_2 mensurada será o reflexo desse estado.

Para uma avaliação adequada, deve haver contato próximo do tonômetro com a mucosa, e por esse motivo deve-se aguardar 60 a 90 minutos para que ocorra a equalização da pCO_2 da solução no interior do balão com a pCO_2 da mucosa. Trata-se de um método ainda controverso na literatura, principalmente devido a questões técnicas.

SITUAÇÕES CLÍNICAS EM PEDIATRIA

A. Monitorização Hemodinâmica Invasiva

❏ Algoritmo para abordagem em situações clínicas: diante de hipotensão arterial e/ou baixo débito cardíaco, deve-se avaliar diversas variáveis (Tabela 5.2).

1. Aplicação Direta em Situações Clínicas mais Freqüentes

i. Caso clínico 1

Paciente de 6 meses de vida, portador de síndrome de Down, admitido em pós-operatório de cirurgia cardíaca onde foi submetido à atrioventriculosseptoplastia. No pós-operatório imediato apresenta súbita redução dos níveis de saturação arterial de oxigênio de 70%, seguida de hipotensão arterial sistêmica e piora da perfusão periférica. Verifica-se no momento:

❏ Pressão venosa central: 10 mmHg
❏ Pressão de tronco pulmonar: 50 mmHg (média)

- Pressão de átrio esquerdo: 4 mmHg
- Pressão arterial sistêmica: 35 mmHg (média)

Diante desses dados, podemos interpretar que se trata de um episódio de hiper-reatividade vascular pulmonar, caracterizando hipertensão pulmonar.

Tabela 5.2 – Avaliação do Débito Cardíaco

Variáveis	Medidas			
PVC	↓	↑	↑	↑
PTP	↓	↑	↓	↑ ou nl
PAE	↓	↓	↓	↑
RVS	↑	↑ ou nl	↑ ou ↓ ou nl	↑
RVP	↑ ou ↓ ou nl	↑	↑ ou ↓ ou nl	↑ ou ↓ ou nl
Situação clínica	Hipovolemia	Hipertensão pulmonar	Disfunção de VD	Disfunção de VE

Legenda:

Variáveis

Pressão venosa central
Pressão de tronco pulmonar
Pressão de átrio esquerdo
Resistência vascular sistêmica
Resistência vascular pulmonar

Abreviaturas

PVC
PTP
PAE
RVS
RVP

Símbolos

↓
↑
nl

Significado

Aumentado
Diminuído
Normal

ii. Caso clínico 2

Paciente de 15 dias de vida, peso: 3,8 kg, portador de transposição de grandes artérias, admitido em pós-operatório de cirurgia cardíaca onde foi submetido à cirurgia de Jatene. No pós-operatório imediato apresenta como dados clínicos: pulsos filiformes, hipotensão arterial sistêmica e oligúria. Verifica-se no momento:

- Pressão venosa central: 15 mmHg
- Pressão de tronco pulmonar: 20 mmHg (média)
- Pressão de átrio esquerdo: 25 mmHg
- Pressão arterial sistêmica: 35 mmHg (média)

Diante desses dados, podemos interpretar que se trata de baixo débito sistêmico secundário à disfunção ventricular esquerda.

iii. Caso clínico 3

Paciente de 9 meses de vida, portador de tetralogia de Fallot, admitido em pós-operatório de cirurgia cardíaca, em que foi submetido à ventriculosseptoplastia e ampliação de via de saída de ventrículo direito. No pós-operatório imediato apresenta sua perfusão periférica lentificada (5 segundos), com hipotensão arterial sistêmica e oligúria. Verifica-se no momento:

- Pressão venosa central: 2 mmHg
- Pressão de tronco pulmonar: 20 mmHg (média)
- Pressão de átrio esquerdo: 5 mmHg
- Pressão arterial sistêmica: 35 mmHg (média)

Diante desses dados, podemos interpretar que se trata de um quadro de hipovolemia. Está, portanto, indicada a reposição volêmica com acompanhamento de sinais clínicos como rebaixamento hepático e estertoração pulmonar à ausculta, para detectar-se a tolerância ao volume ofertado. Devemos, além disso, reavaliar os dados hemodinâmicos monitorados durante a infusão administrada.

LEITURA SUGERIDA

1. Butt W. Septic shock. Pediatric Clin North Am 2001;48:601-25.
2. Cholley BP, Payen D. Noninvasive techniques for measurements of cardiac output. Curr Opin Crit Care 2005;11:424-9.
3. Cottis R, Magee N. Higgins DJ. Haemodynamic monitoring with pulse-induced contour cardiac output in critical care. Intensive Crit Care Nurs 2003;19:301-7.
4. DeNicola LK, Kisoon N, Abram HS Jr et al. Noninvasive monitoring in the pediatric intensive care unit. Pediatric Clin North Am 2001; 48:573-88.
5. Fakler U, Pauli CH, Balling G et al. Cardiac index monitoring by pulse contour analysis and thermodilution after pediatric cardiac surgery. J Thorac Cardiovasc Surg 2007;133:224-8.
6. Fernandez EG, Green T, Sweeney M. Low inferior vena caval catheters for hemodynamic and pulmonary function monitoring in pediatric critical care patients. Pediatric Crit Care 2004;5:14-18.
7. Jain M, Canham M, Ypadhyay D et al. Variability in interventions with pulmonary artery catheter data. Intensive Care Med 2003;29:2059-62.
8. Kim JJ, Dreyer J, Chang AC et al. Arterial pulse wave analysis: An accurate means of determining cardiac output in children. Pediatr Crit Care Med 2006;7:532-5.
9. Leibowitz AB. Who benefits from pulmonary artery catheterization? Crit Care Med 2003;31:2005-6.
10. Muchada R. Low-invasive haemodynamic monitoring. Minerva Anaesthesiologica 2000;66:517-20.
11. Poelaert JIT. Haemodynamic monitoring. Curr Op in Anaesthesiol 2001;14:27-32.
12. Yu DT, Platt R, Lanken PN et al. Relationship of pulmonary artery catheter use to mortality and resource utilization in patients with severe sepsis. Crit Care Med 2003;31:2734-41.

INTERNET (ACESSO LIVRE)

1. Richard C, Warszawski J, Anguel N et al. Early use of the pulmonary artery catheter and outcomes in patients with shock and acute respiratory distress syndrome: a randomized controlled trial. JAMA 2003;290:2713-20. Disponível em: http://jama.ama-assn.org/cgi/reprint/290/20/2713.
2. Sandham JD, Hull RD, Brant RF et al. A randomized, controlled trial of the use of pulmonary-artery catheters in high-risk surgical patients. New England Med 2003;348:5-14. Disponível em: http://content.nejm.org/cgi/reprint/348/1/5.pdf.

Disfunção Miocárdica

6

Luiz Alberto Christiani
Alan Eduardo da Silva
Maria de Fátima M.P. Leite

❑ Na análise da disfunção miocárdica serão abordados inicialmente os mecanismos fisiopatológicos da insuficiência cardíaca, que apresentam princípios básicos e gerais em quadros de qualquer origem. A seguir serão discutidos diversos aspectos específicos de pós-operatório cardíaco visando dar um embasamento aos profissionais que atuam em intensivismo pediátrico e neonatal, e discutir as características especiais da disfunção miocárdica na sepse.

MECANISMOS FISIOPATOLÓGICOS DA INSUFICIÊNCIA CARDÍACA

❑ A insuficiência cardíaca (IC) na criança pode ser desencadeada por uma série de causas, mas os mecanismos envolvidos na sua fisiopatologia têm vias comuns. Assim, tanto em uma comunicação interventricular (CIV), que por sobrecarga de volume ao ventrículo esquerdo leva à IC, como na miocardite da sepse, a cascata de eventos desencadeada é a mesma. No entanto, diferentes etiologias levam a alterações específicas no músculo cardíaco, como, por exemplo, na estenose aórtica, causando hipertrofia e na CIV, ocasionando o alongamento das fibras.

- *"A insuficiência cardíaca é definida como um estado fisiopatológico, no qual o coração não consegue bombear sangue de acordo com as necessidades metabólicas teciduais ou o faz apenas com pressões de enchimento elevadas."* (Eugene Braunwald).

- Não devemos confundir insuficiência cardíaca com insuficiência circulatória, termo mais amplo, que pode ser causada por falha do coração, do conteúdo sangüíneo (hipovolemia ou concentração de Hb) ou do leito vascular, todos levando a um débito cardíaco inadequado. Nem sempre ocorre insuficiência miocárdica na IC, como na estenose mitral, por exemplo, em que o músculo cardíaco é normal.

- Na IC ocorrem mecanismos compensadores, alguns de curto, outros de longo prazo, que visam a equilibrar as necessidades teciduais. Estes mecanismos, embora possam ser "inteligentes" e adequados no início, em longo prazo se mostram mantenedores da insuficiência cardíaca e de sua piora.

- Os mecanismos imediatos (de curto prazo) que o organismo utiliza para compensar a IC são divididos em dois subgrupos:

    1. Ativação adrenérgica e do sistema renina-angiotensina, aumentando a contratilidade e redistribuindo o fluxo.
    2. Mecanismo de Frank-Starling, que com o aumento da pré-carga, melhora o desempenho cardíaco.

- Os mecanismos de longo prazo consistem no remodelamento cardíaco, com ou sem dilatação cavitária.

A. Mecanismos de Compensação e Conseqüente Deterioração

- Na insuficiência cardíaca ocorre uma *estimulação simpática* intensa e *diminuição parassimpática*, com redistribuição do fluxo sangüíneo para áreas "nobres" (cérebro e coração) em detrimento de outras (pele, músculo esquelético, rins, intestino). Ocorre aumento da contratilidade miocárdica, taquicardia, retenção de sódio, liberação de renina e vasoconstrição. O sistema renina-angiotensina também contribui para a manutenção do aumento da resistência periférica. A perfusão inadequada da musculatura esquelética induz a anaerobiose, acidose lática, cansaço e fadiga.

- Na IC também ocorre disfunção endotelial, com diminuição da resposta vasodilatadora periférica normal ao exercício.

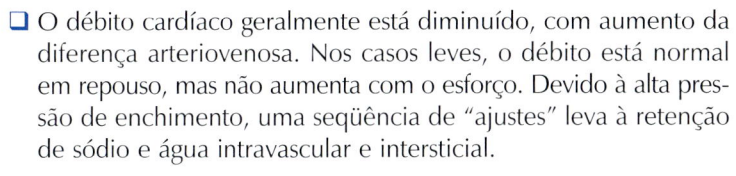

- O débito cardíaco geralmente está diminuído, com aumento da diferença arteriovenosa. Nos casos leves, o débito está normal em repouso, mas não aumenta com o esforço. Devido à alta pressão de enchimento, uma seqüência de "ajustes" leva à retenção de sódio e água intravascular e intersticial.
- A busca por uma pressão de enchimento mais elevada (Frank-Starling) no coração com IC leva a pressões de enchimento muito altas, com conseqüente elevação da pressão em átrio esquerdo e capilar pulmonar, resultando em dispnéia e limitando a capacidade de esforço do paciente.
- O conteúdo de sódio da parede dos vasos também está aumentado, contribuindo para a elevação da resistência periférica e uma resposta inadequada de vasodilatação ao esforço.
- Os níveis plasmáticos de noradrenalina estão duas a três vezes acima dos valores normais. Enquanto no coração normal ocorre extração de noradrenalina pelo coração, na IC os níveis de Na no seio coronário estão aumentados, demonstrando maior estimulação simpática ao coração.
- No músculo cardíaco, a concentração de noradrenalina está diminuída, devido à exaustão de estímulos, estando, portanto, prejudicada a resposta à ativação do sistema nervoso simpático. Portanto, embora exista aumento de catecolaminas circulantes, a resposta inotrópica está diminuída.
- Na IC os reflexos barorreceptores estão alterados, não ocorrendo o aumento esperado da freqüência cardíaca (FC) e da pressão arterial (PA) quando o paciente assume a posição ortostática.
- Um controle anormal dos barorreceptores também contribui para uma inadequada eliminação de água e sal, por alteração dos receptores de estiramento atrial, que normalmente induzem diurese.
- A estimulação adrenérgica intensa na IC também afeta o remodelamento cardíaco por efeito deletério direto de noradrenalina em receptores miocárdicos e fibroblastos.
- A disfunção dos receptores beta-1 na ICC pode ser revertida com a administração de alguns beta-bloqueadores (p. ex., metoprolol). O benefício em longo prazo dos beta-bloqueadores na ICC está associado a uma restauração da densidade de receptores beta e a uma melhor resposta contrátil à administração de catecolaminas.

- A angiotensina II, como um potente vasoconstritor, contribui para o aumento da resistência vascular periférica e o círculo vicioso da ICC. Ela também aumenta a liberação de NA pelo sistema nervoso simpático. Como potente retentor de sódio, contribui para o desenvolvimento de edema. Desta forma, o uso de drogas inibidoras do sistema renina-angiotensina-aldosterona leva à diminuição da pós-carga, com aumento do débito cardíaco.

- A angiotensina II também tem efeito miocárdico direto, levando à hipertrofia e induzindo programas de genes fetais miocárdicos e apoptose.

- Três peptídeos natriuréticos atriais foram identificados no ser humano: ANP (*atrial natriuretic petide*), BNP (*brain natriuretic peptide*) e CNP (*C-natriuretic peptide*). O depósito de ANP é basicamente atrial direito e é liberado quando ocorre distensão da parede atrial, levando a vasodilatação e diurese. O BNP está presente principalmente no miocárdio ventricular e também responde ao aumento de pressão de enchimento. O CNP está localizado principalmente nos vasos.

- Na IC os níveis plasmáticos de ANP e BNP estão elevados, sendo atualmente utilizados como marcadores de IC.

B. A Hipertrofia como Compensação e seus Tipos

- O desenvolvimento da hipertrofia ventricular constitui um dos principais mecanismos de compensação na IC. Quando ocorre IC por barreira, como na hipertensão arterial ou na estenose aórtica, ocorre um aumento do estresse sistólico parietal, levando a uma replicação dos sarcômeros, em paralelo com o espessamento do miócito e conseqüente aumento da espessura parietal. Desta forma, o estresse sistólico da parede permanece normal (Fig. 6.1).

- Nas sobrecargas de volume, como na CIV, com o aumento do estresse diastólico, ocorre uma replicação em série dos sarcômeros, com alongamento do miócito e aumento do volume ventricular. Este provoca um leve aumento do estresse sistólico e conseqüentemente um aumento discreto da espessura. O resultado final é um equilíbrio do estresse parietal (Fig. 6.1). Com a progressão da sobrecarga e a conseqüente dilatação continuada, o estresse parietal permanece aumentado e sobrevém a IC.

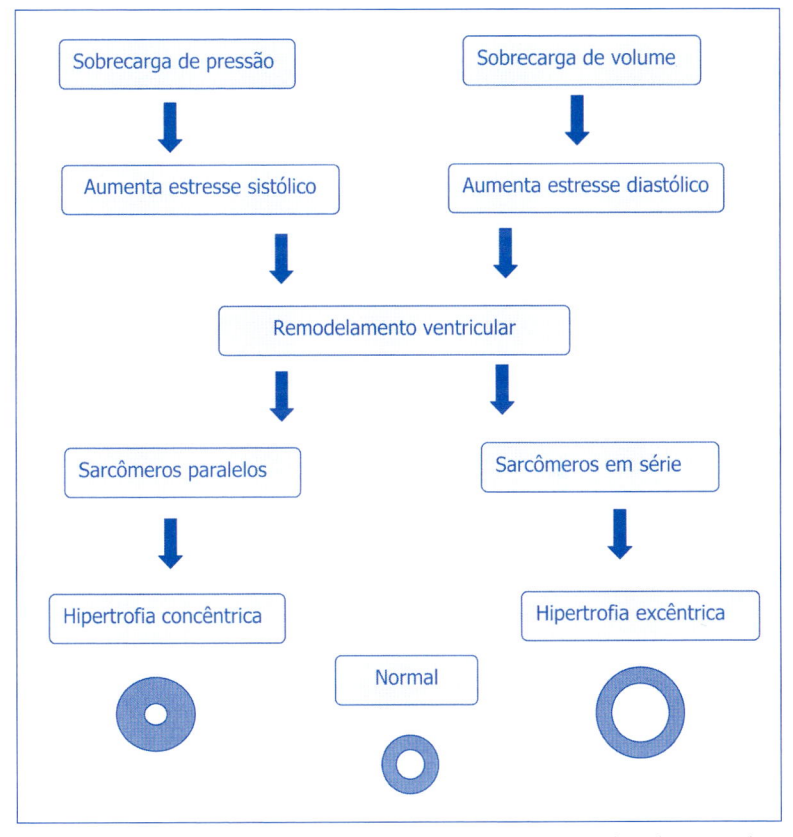

Fig. 6.1 – *Tipos de hipertrofia com equilíbrio do estresse sistólico e diastólico nas sobrecargas de pressão e volume.*

- Ocorre aumento do número de mitocôndrias, com maior produção de miofibrilas. Após o período neonatal não ocorre aumento do número de miócitos no coração, apenas aumento do tamanho da célula. O mesmo ocorre quando existe estímulo por sobrecarga de pressão ou volume.
- As modificações nos miócitos são acompanhadas por outras no colágeno da matriz extracelular. Estas mudanças, em conjunto, são responsáveis pelo remodelamento do coração.
- As modificações estruturais do coração, embora permitam o equilíbrio para fazer frente ao aumento da demanda imposta ao coração, ao longo do tempo acabam sendo insuficientes e o quadro de IC se manifesta (Tabela 6.1).

Tabela 6.1 – Alterações Evolutivas Encontradas na Sobrecarga Ventricular Aguda

Dias	Insuficiência cardíaca aguda; congestão pulmonar; baixo debito cardíaco
	Dilatação ventricular
	Aumento de mitocôndrias
Semanas	Melhora congestão e débito cardíaco
	Hipertrofia
	Aumento de miofibrilas
Meses	Insuficiência cardíaca progressiva
	Hipertrofia com fibrose
	Morte celular

❑ A resposta inicial à sobrecarga ventricular é o alongamento das miofibrilas para permitir uma contração máxima. Segue-se a hipertrofia da célula, com aumento das miofibrilas. No entanto, quando a sobrecarga é severa, ocorre uma depressão da contratilidade miocárdica devido a fatores intrínsecos da célula, e não a uma hipertrofia inadequada. Com o aumento da disfunção, os mecanismos de compensação são insuficientes, sobrevindo a IC manifesta, com diminuição do débito e do trabalho cardíaco, aumento da pressão diastólica e do volume ventricular.

C. Mecanismos Moleculares no Remodelamento Ventricular

❑ Da fase de hipertrofia compensada para a IC manifesta ocorre uma série de eventos complexos nos níveis celular e molecular.

1. Perda de Miócitos

❑ Ocorre a diminuição das células miocitárias por dois mecanismos: necrose e apoptose. Na primeira, ocorre ruptura da membrana celular e morte por isquemia ou agentes tóxicos. No segundo caso, a apoptose é um processo dependente de energia, em que uma programação genética específica ativa uma cascata de eventos, causando degradação do DNA nuclear. O miócito sofre involução e é fagocitado.

- Os efeitos da angiotensina II e das catecolaminas são marcantes no estímulo à apoptose, sendo, portanto, contrabalançados por drogas antagonistas (inibidores da enzima de conversão e beta-bloqueadores).

2. Diminuição da Contratilidade

- Diversas alterações da difusão do cálcio, na célula cardíaca, estão presentes na IC, ocasionando alterações sistólicas e diastólicas do coração. Em fases avançadas da IC ocorre perda das miofibrilas celulares, modificando de forma importante a potência da contração ventricular.
- As alterações estruturais estão presentes nos miócitos e na matriz extracelular, que perde sua capacidade de manter os miócitos "alinhados".
- O consumo de oxigênio do miocárdio encontra-se diminuído na IC, com alteração da reserva de energia miocárdica e disfunção mitocondrial.

D. Fisiopatologia da IC Diastólica

- Na IC diastólica ocorre congestão venosa sistêmica ou pulmonar sem existir alteração da função sistólica ventricular. No entanto, a IC diastólica geralmente está combinada com disfunção sistólica.
- A complacência da câmara ventricular está alterada em diversas doenças cardíacas, o que se reflete na curva pressão/volume (P/V) diastólica do ventrículo. Assim, para um mesmo volume são encontradas pressões diastólicas mais elevadas. As doenças infiltrativas e pericárdicas interferem na função diastólica, assim como as alterações isquêmicas do músculo e sobrecargas de volume também alteram a curva P/V diastólica.

DISFUNÇÃO MIOCÁRDICA NO PÓS-OPERATÓRIO DE CIRURGIA CARDÍACA

- As crianças são submetidas à cirurgia cardíaca para corrigir ou paliar um defeito que impede o coração de funcionar adequadamente. Embora alguns pacientes se apresentem bem clinicamente, não expressando ao pediatra distúrbios significativos da dinâmica cardiocirculatória e, portanto, não traduzindo em sinais e sintomas a presença de uma cardiopatia, outros refletem toda a gravidade de sua doença através de quadros de IC ou hipoxemia acentuadas, com importantes conseqüências deletérias para todo o organismo.

❑ A cirurgia cardíaca pode ser realizada sem a necessidade de interromper o funcionamento do coração, quando ocorre a cirurgia sem circulação extracorpórea (CEC). Nas situações em que é necessário que o órgão pare de funcionar, sendo substituída a sua função de bombeamento do sangue por uma máquina, temos a cirurgia com CEC.

A. Tipos de Cirurgia

1. Cirurgias sem CEC (Tabela 6.2)

❑ Neste tipo de procedimento o músculo cardíaco não é submetido aos efeitos deletérios observados nas cirurgias com CEC e clampeamento aórtico. Entretanto, isto não significa ausência de fatores complicadores no pós-operatório, uma vez que as lesões miocárdicas conseqüentes à cardiopatia de base, em muitos destes pacientes, são graves o suficiente para tornar o pós-operatório mais complicado.

**Tabela 6.2 – Cirurgias sem CEC
(Correção ou Paliação de Algumas Cardiopatias)**

❑ Cirurgia para fechamento do canal arterial;

❑ Cirurgia para correção de coarctação de aorta;

❑ Shunt sistêmico pulmonar em cardiopatias com hipofluxo pulmonar (Tetralogia de Fallot, atresia pulmonar e outras);

❑ Cirurgia de Glenn – utilizada na paliação de cardiopatias com fisiologia univentricular como atresia tricúspide, atresia pulmonar com ventrículo direito hipoplásico, coração univentricular, síndrome de hipoplasia de ventrículo esquerdo (SHVE) e outras;

❑ Bandagem de artéria pulmonar – em cardiopatias com hiperfluxo pulmonar (CIV, dupla via de saída de ventrículo direito e outras).

2. Cirurgias com CEC (Tabela 6.3)

- ❏ Neste segundo grupo, torna-se necessário que o coração pare de bater para que o cirurgião possa ter acesso ao defeito cardíaco e assim proceder a sua correção.

- ❏ Durante a instalação da CEC, o sangue que se dirige ao coração, através da veia cava inferior e superior é desviado, através de tubos, para a bomba de CEC, que irá receber o sangue, promover a troca de CO_2 e O_2 (substituindo o pulmão, que também irá parar de funcionar temporariamente como órgão ativo da hematose), e bombeá-lo para a circulação, através de tubos (substituindo o coração).

- ❏ A primeira cirurgia em crianças (com coração aberto) foi realizada 1953, por Lillehey, utilizando circulação cruzada com a participação do pai como um oxigenador humano. As tentativas subseqüentes de reproduzir os resultados usando máquina de CEC apresentaram elevada mortalidade nos anos 1950. O aprimoramento das máquinas de CEC melhorou substancialmente os resultados cirúrgicos a partir do ano de 1972. Mesmo nos dias de hoje, apesar de se atingir o objetivo primário de permitir a correção da cardiopatia, alguns efeitos indesejáveis ainda ocorrem durante o procedimento, que afetam todo o organismo, e outros que trazem transtornos diretos ao desempenho miocárdico no pós-operatório.

B. Efeitos da CEC e do Clampeamento Aórtico

- ❏ A passagem do sangue por uma superfície sintética, como os tubos por onde irá circular o sangue e pela máquina de CEC, provocará a lesão das células sangüíneas e a produção de *substâncias inflamatórias* que irão lesar o endotélio dos diversos órgãos, incluindo miocárdio, cérebro, rins, vasos sistêmicos e pulmões.

- ❏ Após o clampeamento da aorta e a injeção da solução cardioplégica nas coronárias, o coração pára de bater. Durante este tempo (tempo de clampeamento aórtico, tempo de anoxia) a célula cardíaca pára de receber nutrientes e oxigênio, ocorrendo injúria celular. Medidas serão tomadas pela equipe cirúrgica para diminuir ao mínimo possível a lesão miocárdica, mas sempre haverá algum grau de lesão celular.

- ❏ Após a parada circulatória, quando o coração volta a bater, algumas substâncias produzidas (durante a parada cardíaca), entre elas os radicais livres do oxigênio, irão circular nas coronárias novamente perfundidas. Estas substâncias são capazes de lesar o endotélio coronariano, com dano miocárdico.

❏ A produção de substâncias como radicais livres, citocinas e outras, irá causar lesão endotelial pulmonar e sistêmica, alterando sua função e permitindo a passagem de líquido e proteínas para o interstício.

❏ A lesão do endotélio ocasiona a perda de capacidade de produção de óxido nítrico, com aumento da resistência pulmonar (hipertensão pulmonar) e sistêmica.

❏ Na evolução pós-operatória das crianças submetidas à cirurgia cardíaca com CEC algumas condições adversas são esperadas e constituem a norma. Elas são decorrentes de fatores como a própria lesão cardíaca prévia ou os efeitos indesejáveis da CEC e da anoxia. Entretanto, alguns pacientes podem evoluir de maneira particularmente deletéria, com lesões miocárdicas, pulmonares e sistêmicas graves.

Tabela 6.3 – Cirurgias com CEC
(Correção ou Paliação da Quase Totalidade das Cardiopatias)

❏ Comunicação interatrial (CIA);

❏ Comunicação interventricular (CIV);

❏ Defeitos do septo atrioventricular (DSAV);

❏ Tetralogia de Fallot (TF);

❏ Truncus arteriosus (Tr);

❏ D-transposição dos grandes vasos (D-TGV);

❏ L-transposição dos grandes vasos (L-TGV);

❏ Síndrome de hipoplasia de cavidades esquerdas (SHVE);

❏ Atresia pulmonar com septo interventricular íntegro ou com CIV;

❏ Dupla via de saída de ventrículo direito (DVSVD);

❏ Coração univentricular (VU);

❏ Drenagem anômala de veias pulmonares, total ou parcial (DAVP);

❏ Lesões valvares cardíacas;

❏ Interrupção do arco aórtico (IAA).

C. Causas de Disfunção Miocárdica no Pós-operatório de Cirurgia Cardíaca

❏ Diversos fatores podem complicar o desempenho miocárdico no pós-operatório de cirurgia cardíaca, implicando em maior potencial de morbidade e mortalidade (Tabela 6.4).

Tabela 6.4 – Causas de Disfunção Miocárdica no Pós-operatório de Cirurgia Cardíaca

1. Influência da condição prévia do miocárdio;
2. Situações clínicas especiais;
3. Lesão miocárdica durante a CEC e clampeamento aórtico;
4. Hipertensão pulmonar;
5. Lesões cardíacas residuais pós-cirúrgicas;
6. Cardiopatias sem possibilidade de correção biventricular;
7. Arritmias cardíacas;
8. Alterações bioquímicas no pós-operatório.

1. Influência da Condição Prévia do Miocárdio

❏ Os pacientes cardiopatas convivem com suas lesões até o momento em que são operados. A conseqüência é o sofrimento miocárdico, cujo grau irá variar na dependência da gravidade desta lesão e do tempo durante o qual o coração foi exposto ao estresse causado pela doença cardíaca.

❏ As cardiopatias com shunt esquerda direita submetem os átrios e ventrículos a uma dilatação crônica, além de causarem hipertrofia ventricular. No caso dos shunts pós-tricuspídeos (CIV e PCA) pode-se desenvolver rapidamente hipertensão com hiper-resistência pulmonar.

❏ As lesões obstrutivas aos ventrículos produzem hipertrofia miocárdica, sendo nos casos mais graves observada isquemia subendocárdica, com produção de fibroelastose endocárdica.

- A hipoxemia crônica das cardiopatias congênitas cianóticas, como na tetralogia de Fallot, produz alterações miocárdicas significativas, dependentes do tempo de exposição, que podem se expressar com lesões de fibroelastose e também depleção do estoque de ATP, que irá tornar o miocárdio mais sensível à isquemia e à hipoxia durante o período de clampeamento aórtico.
- No pós-operatório, o músculo cardíaco irá sofrer influência de seu estado prévio à cirurgia cardíaca.
- A hipertrofia miocárdica aumenta o grau de isquemia e hipoxia, durante o período de clampeamento aórtico, e também as lesões de reperfusão. Cavidades cardíacas muito dilatadas por período prolongado, secundárias a cardiopatias com *shunts* ou lesões valvares, perdem sua elasticidade e capacidade de contrair adequadamente.
- Na implantação anômala de coronárias ocorrem lesões isquêmicas miocárdicas, que persistem como áreas fibróticas, mesmo após a correção cirúrgica. No pós-operatório estas áreas são zonas de hipocinesia que levam a baixo débito cardíaco, complicando a evolução do paciente.
- Tudo isto se traduz no pós-operatório em déficit sistólico e alteração no relaxamento (comprometimento da função diastólica), ocasionando baixo débito cardíaco, além de predisposição a arritmias cardíacas, o que diminui ainda mais o débito.

D. Situações Clínicas Especiais

- Algumas situações clínicas especiais podem ocasionar descompensação cardíaca grave, no pré-operatório.

1. Recém-nascidos com Hipoxemia Grave devido à Cardiopatia Ducto-Dependente

- Recém-nascidos com obstrução crítica ao fluxo do ventrículo direito para a artéria pulmonar (atresia pulmonar e atresia tricúspide) ou com D-transposição dos grandes vasos (D-TGV) evoluem com hipoxemia grave e acidose metabólica quando o ducto arterioso se contrai.
- Estes pacientes, devido à possibilidade de utilização das prostaglandinas (PGE), não devem ser submetidos imediatamente à cirurgia. A melhor abordagem é a manutenção do canal arterial aberto com o uso da PGE, correção da acidose e dos distúrbios

metabólicos, melhorando, assim, a função cardíaca e a condição geral do paciente antes de encaminhá-lo ao centro cirúrgico. Do contrário, iremos nos deparar com grandes complicações no pós-operatório, incluindo a disfunção miocárdica.

2. Recém-nascidos com Insuficiência Cardiocirculatória em Cardiopatias Ducto-Dependentes

❏ Recém-nascidos com coarctação de aorta crítica, interrupção do arco aórtico e síndrome de hipoplasia de cavidades esquerdas descompensam quando da contração do ducto arterioso, apresentando IC e acidose metabólica. Nestes casos, ocorrerão graves complicações no pós-operatório, se forem imediatamente submetidos à cirurgia. Postergar o tratamento cirúrgico, utilizando PGE, correção de distúrbios metabólicos, diuréticos e inotrópicos é a melhor conduta nestes pacientes, que deverão ser operados em melhores condições clínicas e com melhora da função cardíaca no pré-operatório, que irá se refletir no pós-operatório.

3. Lesões Valvares Agudas

❏ Situações críticas, como as causadas por lesões valvares agudas, como ruptura de cordoalha mitral, alguns quadros extremos de cardite reumática, lesão valvar mitral ou aórtica por endocardite infecciosa, podem ocasionar insuficiência cardíaca gravíssima, na qual não há tempo nem condição de melhorar o quadro instalado (sofrimento miocárdico, disfunção sistólica, disfunção diastólica e baixo débito cardíaco).

❏ Nestas situações, o tratamento clínico agressivo e imediato não consegue melhorar o quadro clínico do paciente e são esperadas repercussões no pós-operatório, com o desenvolvimento de disfunção miocárdica grave.

❏ Nos quadros clínicos de endocardite infecciosa, quando possível, é feito o esquema de antibioticoterapia por 2 a 3 dias antes do procedimento cirúrgico.

❏ Sempre que possível, medidas que visam a melhorar a perfusão coronariana antes da cirurgia, como diminuição da dilatação cardíaca, redução das pressões diastólicas ventriculares e manutenção de pressão de perfusão adequada, através do tratamento clínico, irão permitir um miocárdio mais resistente aos efeitos indesejáveis que ocorrem durante o clampeamento da aorta.

4. O Ventrículo Esquerdo "Não-preparado"

❏ Os pacientes com D-TGV e septo interventricular íntegro devem ser operados precocemente, de preferência nos primeiros 15 dias de vida, pois neste período o VE (conectado à artéria pulmonar) ainda apresenta massa muscular capacitada a trabalhar contra a resistência sistêmica, uma vez que após a cirurgia de Jatene, o VE passará a estar conectado à aorta, sendo submetido a uma pós-carga mais elevada.

❏ Embora não exista um tempo uniforme após o qual o ventrículo não terá mais capacidade de vencer a resistência sistêmica no pós-operatório, após os 15 dias de vida, com a queda progressiva da resistência vascular pulmonar, o VE vai progressivamente perdendo massa miocárdica a cada dia, até um ponto onde não será mais capaz de gerar força suficiente para manter um débito adequado, quando após a cirurgia, estiver conectado à aorta. Dizemos que é um "VE não-preparado para cirurgia de Jatene".

❏ A avaliação pré-operatória através da ecocardiografia com Doppler nos permite avaliar a condição ventricular esquerda e, mesmo em muitos recém-nascidos acima de 3 semanas de vida, indicar a cirurgia de Jatene.

❏ A presença de CIV moderada a ampla permite que o VE se mantenha trabalhando contra a pós-carga elevada e assim manter-se preparado para a cirurgia de Jatene, após o período neonatal.

5. Lesão Miocárdica durante a CEC e o Clampeamento Aórtico

❏ Nas cirurgias cardíacas com CEC, após o pinçamento da aorta e injeção da solução cardioplégica nas coronárias, o coração pára de contrair, podendo então o cirurgião atuar sobre o mesmo e proceder à correção do defeito. Durante o período em que o coração permanece parado, cessa também o fluxo sangüíneo pelas coronárias, e o miocárdio passa a não receber nutrientes nem oxigênio. Durante este período, a aorta permanece clampeada (tempo de clampeamento aórtico; tempo de anoxia).

❏ Com a ausência de fluxo coronariano, ocorre algum grau de lesão miocárdica (isquemia e anoxia), que se tentará reduzir ao mínimo, através das seguintes medidas específicas: hipotermia, utilização de substâncias cardioplégicas e redução do tempo de clampeamento aórtico (menor anoxia tecidual).

- Apesar das medidas utilizadas, alguns fatores podem impedir uma proteção adequada, ocasionando disfunção miocárdica grave que aumenta a morbidade e mortalidade pós-operatória.
- A hipertrofia miocárdica severa dificulta a proteção miocárdica pela solução cardioplégica e aumenta as lesões causadas no período de reperfusão.
- Um tempo prolongado de cirurgia com aumento do tempo de *bypass*, durante o qual o sangue manterá contato com a superfície sintética dos tubos e das membranas da máquina de CEC, ocasionará a produção de substâncias que causam inflamação em nível endotelial sistêmico e pulmonar. O resultado é o aumento da resistência pulmonar e sistêmica, causando um aumento da pós-carga de VD (hiper-resistência pulmonar) e do VE (hiper-resistência sistêmica), contribuindo para a redução do débito cardíaco.
- Um tempo prolongado de clampeamento aórtico (aumento do tempo de isquemia e anoxia miocárdica) produz mais deterioração miocárdica que o desejável. Estudos realizados na década 1970, e corroborados por trabalhos atuais, têm mostrado a correlação entre o tempo de clampeamento aórtico e o grau de lesão miocárdica, expressa por medidas de débito cardíaco no pós-operatório e pelos níveis de marcadores de lesão do músculo cardíaco, como a CK, CK-MB e troponina T, e recentemente com o uso da ressonância magnética.
- A utilização de técnicas adicionais na proteção miocárdica durante o *bypass*, como o desenvolvimento de soluções cardioplégicas mais adequadas para a faixa pediátrica, principalmente para recém-nascidos, e a utilização de corticosteróides durante a CEC contribuem para a melhora da proteção miocárdica. Entretanto, não substituem a regra de que quanto menor o tempo de clampeamento, menor o grau de lesão miocárdica e menor a disfunção cardíaca no pós-operatório.
- A presença de fístulas artériovenosas pulmonares, PCA ou colaterais aortopulmonares não-diagnosticadas pode ocasionar enchimento e distensão inadvertidos de cavidades esquerdas, caso não exista concomitante CIA ou CIV durante a CEC, levando à lesão miocárdica por estiramento e também produzindo lesão pulmonar. Assim, poderá ocorrer mais lesão miocárdica, com disfunção no pós-operatório.
- O miocárdio do recém-nascido apresenta características próprias de imaturidade, tais como reduzido número de miofibri-

las, maior quantidade de tecido conjuntivo, menor número de mitocôndrias e retículo sarcoplasmático imaturo. Como conseqüência, quando comparado com o miocárdio adulto ou da criança maior, este apresenta diminuição da contratilidade e reserva funcional baixa. Estas características o tornam particularmente vulnerável à injúria durante a CEC e o clampeamento (mais que adultos e crianças maiores). Isto vem sendo demonstrado através de inúmeros trabalhos publicados na literatura. Portanto, no pós-operatório destes pacientes, a disfunção miocárdica é mais freqüente e menos responsiva aos inotrópicos. Particular atenção deve ser dada à sobrecarga de volume, uma vez que seus ventrículos são menos complacentes, causando elevação das pressões diastólicas, podendo comprometer a perfusão coronariana, com piora adicional da função e do débito cardíaco.

6. *Hipertensão Pulmonar*

❏ Habitualmente, a resistência pulmonar, assim como a sistêmica, eleva-se aproximadamente 3 horas após o início da CEC, mantendo-se assim nas primeiras 18 horas. Esta pós-carga elevada é, em geral, bem tolerada pelo VD, entretanto, algumas situações como o tempo prolongado de CEC e a hipertensão pulmonar prévia (cardiopatias com *shunt* pós-tricuspídeo, cardiopatias cianóticas com leito pulmonar hipodesenvolvido) podem levar à extensa lesão endotelial pulmonar, com importante aumento da resistência vascular pulmonar, impondo grande pós-carga ao VD, com disfunção e baixo débito.

❏ Fatores adicionais, como o tempo prolongado de clampeamento aórtico, a deterioração miocárdica prévia do VD (hipoxemia, estenose pulmonar, dilatação) e a presença de lesões residuais (particularmente a insuficiência valvar pulmonar) causam mais disfunção miocárdica, contribuindo para agravar a insuficiência do VD.

❏ A interdependência ventricular irá contribuir para piorar a função do VE.

❏ Portanto, além dos cuidados citados anteriormente em relação à CEC, o estudo prévio da árvore pulmonar (anatomia e resistência) é fundamental para se evitar desagradáveis surpresas nestes pacientes.

7. Lesões Cardíacas Residuais no Pós-operatório

- A causa mais freqüente de baixo débito cardíaco no pós-operatório de cirurgia cardíaca na infância é a persistência de uma lesão residual anatômica por técnica cirúrgica inadequada ou por erro no diagnóstico.

- Portanto, antes de imputarmos a um fator intrínseco do miocárdio o baixo débito cardíaco detectado no paciente, devemos procurar lesões residuais anatômicas, como *shunts* residuais, insuficiências ou estenoses valvares residuais, obstruções arteriais não diagnosticadas previamente, obstrução coronariana e ventriculotomia cirúrgica.

- Os *shunts* pós-tricuspídeos residuais irão impor ao VE uma sobrecarga volumétrica que, somada a outros fatores, poderá resultar em disfunção miocárdica. O correto diagnóstico da extensão do defeito irá determinar a melhor conduta para o momento, que pode ser o tratamento clínico imediato, com as medidas adequadas, ou então a reintervenção cirúrgica imediata.

- As lesões valvares residuais, direitas ou esquerdas, irão sofrer grande influência dos níveis de resistência pulmonar ou sistêmica, respectivamente. A manipulação da pós-carga do VD ou do VE poderá ser a chave para a melhora do débito cardíaco, contudo a reintervenção cirúrgica poderá ser necessária após o tratamento clínico inicial malsucedido.

- As lesões arteriais obstrutivas poderão responder ao tratamento com inotrópicos e outras medidas para melhorar a contratilidade ventricular. Nos casos com boa resposta, a decisão sobre o tipo de tratamento definitivo poderá ser postergada, uma vez que muitos casos poderão ser futuramente tratados no laboratório de hemodinâmica através de cateterismo terapêutico. Nos casos com má evolução e que não podem ser tratados por cateterismo, será indicada cirurgia.

- A obstrução coronariana ocorre particularmente como complicação da cirurgia de Jatene, para a correção anatômica da D-TGV. Durante a translocação das coronárias para a neoaorta, dobras e estiramentos ocorrem principalmente quando o coração volta a bater e durante a expansão pulmonar, levando a infarto miocárdico e invariavelmente ao óbito no pós-operatório imediato, por IC e arritmias. Felizmente, o desenvolvimento de novas técnicas para o reimplante das coronárias tem tornado esta complicação cada vez menos freqüente, com mortalidade baixa em alguns centros (2%).

- A ventriculotomia, inevitável em muitas cirurgias cardíacas, poderá contribuir para a disfunção miocárdica ou ser foco de arritmia.

8. Cardiopatias sem Possibilidade de Correção Biventricular

❏ Sempre que possível, as cardiopatias congênitas são submetidas a uma correção chamada de biventricular. Nesta condição, mesmo que utilizemos próteses, como tubos ou valvas, após o tratamento o sangue venoso será levado ao átrio direito, daí ao VD, que ejetará sangue para a circulação pulmonar. O sangue que passou pelos pulmões irá chegar ao átrio esquerdo através das veias pulmonares, indo então para o VE, que irá bombeá-lo para coronárias e aorta. Portanto, teremos a grande circulação e a pequena circulação, com os fluxos seqüenciais, próprios da circulação habitual dos mamíferos.

❏ Entretanto, algumas cardiopatias congênitas apresentam suficiente complexidade para não permitirem, pelo menos nos tempos atuais, correção completa e estabelecimento da correção chamada de biventricular.

❏ Entre estas, temos a síndrome de hipoplasia de cavidades esquerdas (SHVE), cardiopatias congênitas com hipofluxo pulmonar e hipoplasia de ventrículo direito (atresia pulmonar com septo íntegro, atresia pulmonar com CIV, atresia tricúspide) e o coração univentricular.

❏ Nestas doenças, apenas um ventrículo é viável e capaz de bombear sangue adequadamente (ventrículo principal). O outro é rudimentar ou inexistente, não bombeando o sangue com eficiência.

❏ Nesta situação, o tratamento definitivo irá estabelecer uma circulação em que o ventrículo principal (seja ele direito, esquerdo ou indeterminado) irá manter o débito sistêmico, ejetando sangue para aorta. O sangue venoso, proveniente das partes superior e inferior do corpo, será levado para os pulmões diretamente por tubos (veias ou próteses), por diferença de pressão, sem ventrículo para bombeá-lo.

❏ Tanto na SHVE como nos outros exemplos, o procedimento final é a cirurgia tipo Fontan (conexões cavopulmonares), em que as veias cavas superior e inferior são conectadas diretamente à artéria pulmonar.

❏ No estágio I do tratamento da SHVE (cirurgia de Norwood), o sangue que chega aos pulmões o faz através de um *shunt* sistêmico-pulmonar (Blalock-Taussig modificado). O ventrículo principal, antes da cirurgia, permanece submetido a hipoxemia crônica, sobrecarga volumétrica, hipertrofia miocárdica e regurgitações de valva atrioventricular, que o tornam particularmente vulnerável aos efeitos da CEC e do clampeamento aórtico, com conseqüente propensão ao baixo débito cardíaco por disfunção miocárdica.

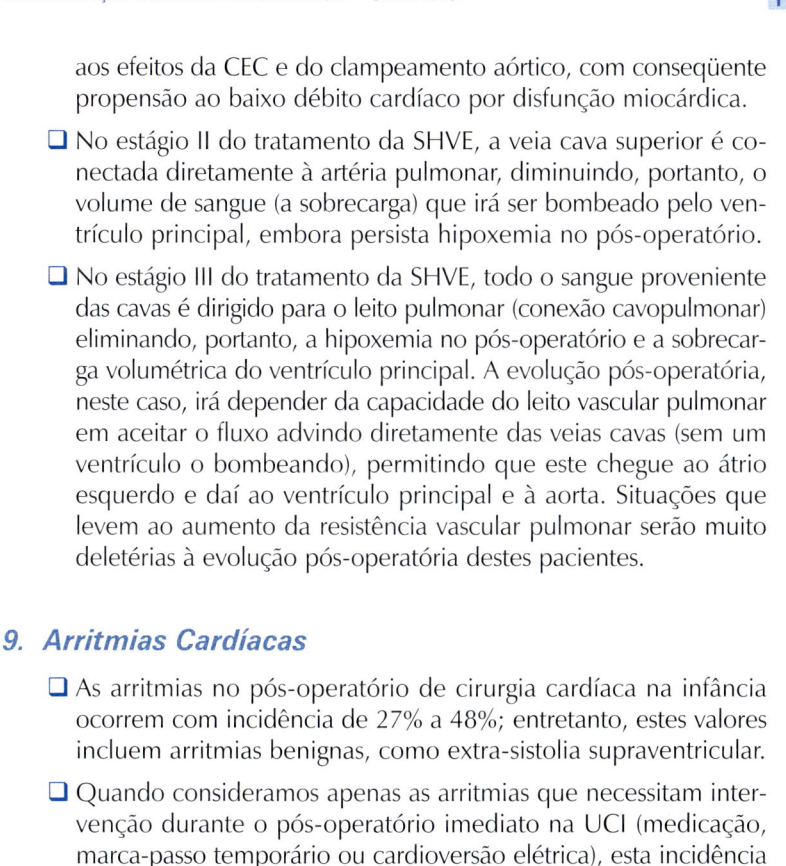

❑ No estágio II do tratamento da SHVE, a veia cava superior é conectada diretamente à artéria pulmonar, diminuindo, portanto, o volume de sangue (a sobrecarga) que irá ser bombeado pelo ventrículo principal, embora persista hipoxemia no pós-operatório.

❑ No estágio III do tratamento da SHVE, todo o sangue proveniente das cavas é dirigido para o leito pulmonar (conexão cavopulmonar) eliminando, portanto, a hipoxemia no pós-operatório e a sobrecarga volumétrica do ventrículo principal. A evolução pós-operatória, neste caso, irá depender da capacidade do leito vascular pulmonar em aceitar o fluxo advindo diretamente das veias cavas (sem um ventrículo o bombeando), permitindo que este chegue ao átrio esquerdo e daí ao ventrículo principal e à aorta. Situações que levem ao aumento da resistência vascular pulmonar serão muito deletérias à evolução pós-operatória destes pacientes.

9. Arritmias Cardíacas

❑ As arritmias no pós-operatório de cirurgia cardíaca na infância ocorrem com incidência de 27% a 48%; entretanto, estes valores incluem arritmias benignas, como extra-sistolia supraventricular.

❑ Quando consideramos apenas as arritmias que necessitam intervenção durante o pós-operatório imediato na UCI (medicação, marca-passo temporário ou cardioversão elétrica), esta incidência varia em 15%.

❑ Em estudo recente, foi observado que a idade mais baixa (22 meses *versus* 45 meses), o tempo de CEC (189 min *versus* 109 min) e o tempo de clampeamento aórtico (105 min × 44 min) são fatores que significativamente predispõem à ocorrência de arritmias graves. Neste estudo, a falha do septo atrioventricular e a D-TGV mostraram elevado risco de arritmia (72% e 62%, respectivamente).

❑ A insuficiência cardíaca, com dilatação miocárdica e/ou elevação das pressões diastólicas, ocasiona sofrimento miocárdico no pós-operatório, aumentando o risco de arritmias.

❑ As alterações metabólicas e eletrolíticas devem ser rigorosamente monitoradas e tratadas, pois são comuns no pós-operatório com CEC, predispondo às arritmias cardíacas.

❑ O bloqueio atrioventricular total, as taquiarritmias supraventriculares e as taquicardias ventriculares são arritmias capazes de causar disfunção miocárdica ou agravar uma disfunção preexistente. Quando superpostas a um miocárdio agredido, seja pela cardiopatia prévia ou pela injúria da parada isquêmica (clampeamento aórtico), necessitam de imediata intervenção para evitar evolução fatal.

10. Alterações Bioquímicas no Pós-operatório

- ❏ Acidose, hipoglicemia, hipocalcemia e hipomagnesemia são alterações que afetam o débito cardíaco, comprometendo a contratilidade e o relaxamento ventricular.
- ❏ A acidose aumenta as resistências vasculares pulmonar e sistêmica, impondo aumento da pós-carga ao VD e ao VE.
- ❏ Portanto, o controle bioquímico e eletrolítico no pós-operatório é fundamental para se evitar agregar fatores de disfunção miocárdica.

E. A DISFUNÇÃO MIOCÁRDICA NO PÓS-OPERATÓRIO DE CIRURGIAS SEM CEC

- ❏ De um modo geral, não havendo intercorrências durante o procedimento, a maioria das cirurgias sem CEC freqüentemente não evolui com disfunção miocárdica no pós-operatório, uma vez que ocorre melhora de algum aspecto da dinâmica cardiocirculatória, sem o ônus da injúria miocárdica que ocorre nas cirurgias com CEC e clampeamento aórtico.
- ❏ Nos casos encaminhados ao centro cirúrgico, com descompensação hemodinâmica grave, hipoxemia, acidose e má perfusão, os resultados podem ser catastróficos. Assim, é importante tentar estabilizar o paciente, sempre que possível, com o uso do arsenal terapêutico disponível, como agentes inotrópicos, diuréticos, prostaglandinas, vasodilatadores, bicarbonato, cálcio, magnésio, glicose, oxigênio, óxido nítrico, ventilação pulmonar mecânica e outros, de acordo com o caso.

1. Tratamento de Cardiopatias com Hiperfluxo Pulmonar

- ❏ Na cirurgia de fechamento de PCA ocorre a eliminação da sobrecarga de cavidades esquerdas, que passa a bombear o mesmo volume que o VD. Portanto, ocorre melhora nas condições de bombeamento do VE.

- A bandagem da artéria pulmonar na CIV diminui o hiperfluxo pulmonar, ocasionando redução da sobrecarga do VE, com melhora da pré e pós-carga. Contudo, pacientes com importante dilatação de VE podem evoluir com baixo débito e apresentar má evolução no pós-operatório imediato.

- Os pacientes com VD dilatado podem não suportar adequadamente a sobrecarga de pressão imposta pela bandagem e apresentar má evolução.

2. Correção da Coarctação de Aorta

- Nesta situação é eliminada ou reduzida a obstrução mecânica, com diminuição da pós-carga do VE.

3. Shunt Sistêmico Pulmonar em Cardiopatias com Hipoxemia

- Os *shunts* feitos com tubos calibrosos podem resultar em hiperfluxo pulmonar.

- Nos *shunts* sistêmico-pulmonares (Blalock-Taussig ou *shunts* centrais) ocorre melhora no grau de oxigenação tecidual, com melhora da condição miocárdica. Contudo, cardiopatias complexas com hipoplasia pulmonar ou resistência pulmonar elevada podem manter baixo fluxo pulmonar, evoluindo com hipoxemia e acidose significativas.

- Na cirurgia de Glenn é realizado o desvio do sangue da veia cava superior diretamente para a artéria pulmonar, o que diminui a sobrecarga de volume imposta ao ventrículo principal, reduzindo sua pré e pós-carga e melhorando suas condições de bombeamento.

DISFUNÇÃO MIOCÁRDICA NA SEPSE

- Apesar de todos os avanços tecnológicos atuais, o tratamento da sepse grave é um desafio clínico, pois especialmente na infância, a sepse é uma das maiores causas de morbimortalidade nas UCI pediátrica e neonatal, sendo um dos principais motivos para o desenvolvimento de disfunção de múltiplos órgãos.

- Aproximadamente 30% dos pacientes com sepse vão desenvolver choque séptico. Em geral, o choque séptico na criança responde bem à reposição volêmica agressiva, e a associação entre choque e mortalidade na infância costuma evoluir com situações de baixo débito cardíaco.

❏ A fisiopatologia da disfunção miocárdica na sepse envolve uma série de mecanismos relacionados com o processo inflamatório agudo sistêmico, o balanço entre oferta e consumo de oxigênio e a liberação de substâncias cardiodepressoras na circulação sistêmica. O padrão de sepse associada à disfunção miocárdica inclui redução da fração de ejeção dos VD e VE, assim como o aumento dos seus volumes diastólicos finais, elevação da freqüência cardíaca e do débito cardíaco.

❏ O padrão tipicamente se segue à restauração do volume e ocorre 24 a 48 horas após o início da sepse grave, sendo reversível naqueles que sobrevivem aos primeiros 5 a 10 dias do início do quadro clínico. No paciente com choque séptico, para a regressão deste quadro é necessário suporte inotrópico, além da restauração de volume.

❏ No choque causado por gram-negativos, as endotoxinas têm um importante papel, pois são lipopolissacarídeos (LPS) da parede bacteriana, cuja liberação ocorre a partir da sua lise, causada pelo processo inflamatório. Na verdade são ácidos graxos tóxicos. Os LPS livres se ligam a uma proteína receptora de LPS, o CD14, e este complexo se adere à superfície celular dos leucócitos, ocasionando liberação da cascata de mediadores das citocinas, propagando o estado patológico.

❏ A ativação de mononucleares leva inicialmente à produção de interleucina-1 (IL-1) e fator de necrose tumoral-α (TNF-α), que são importantes substâncias cardiodepressoras. As endotoxinas e as enterotoxinas, produtos celulares de bactérias gram-positivas e componentes fúngicos e virais, são responsáveis pela estimulação destas substâncias inflamatórias. Outras substâncias importantes como mediadores da cascata inflamatória são a interleucina-6 (IL-6) e a interleucina-8 (IL-8), além do fator de ativação plaquetária, interferon-γ, eicosanóides (leucotrienos, tromboxana A3, prostaglandinas E2 e I2), fator granulócito-macrófago colônia-estimulante, fator relaxante derivado do endotélio, endotelina-1, fragmentos C3a e C5a do complemento, radicais tóxicos do oxigênio e enzimas proteolíticas dos neutrófilos polimorfonucleares, bradicininas, trombina, fibrina, substância depressora do miocárdio e inibidores do ativador do plasminogênio, que são produzidos pelos monócitos e macrófagos, e por uma variedade de outras células do organismo, como linfócitos e células do endotélio vascular.

- Outra importante substância é o óxido nítrico (NO), que promove vasodilatação, hipotensão e depressão miocárdica, ocorrendo sua liberação pela estimulação da NO sintetase pelas citocinas pró-inflamatórias, ativadas pelos macrófagos e monócitos. A liberação do NO tem como objetivo a defesa contra o hospedeiro, pois sua ligação aos radicais superóxidos forma o peroxinitrito, que é microbicida e tem ação tóxica para o hospedeiro.

- Outra evidência de dano miocárdico é a comprovação do aumento dos níveis séricos de troponina I nos pacientes com choque séptico, o que demonstra citotoxicidade. A presença destas substâncias aliada à presença de acidose metabólica, alterações da permeabilidade capilar e distúrbios hidroeletrolíticos ocasiona um estado de baixo débito cardíaco com diminuição da fração de ejeção ventricular, ou seja, depressão miocárdica.

- O processo inflamatório desencadeia uma série de alterações do metabolismo, trombogênese e fibrinólise, que incluem mudanças na cascata de coagulação e risco de coagulação intravascular disseminada (CIVD). Além disso, estas mudanças causam alterações na permeabilidade vascular e edema sistêmico e pulmonar.

- O mecanismo hemodinâmico do choque séptico caracteriza-se por um estado inicial de hipercirculação, com queda da resistência vascular periférica e uma diminuição relativa da pré-carga. Na fase inicial do choque, os mecanismos fisiológicos de compensação tentam manter a pressão arterial e a perfusão tecidual. O aumento da freqüência cardíaca, do débito cardíaco e do tônus da musculatura lisa vascular, regulados pelo sistema neuro-humoral constituem uma tentativa de preservar a perfusão, principalmente dos órgãos nobres, como o cérebro, o coração e os rins. O sistema renina-angiotensina e a liberação do fator natriurético atrial, além da liberação de corticosteróides, síntese de catecolaminas e secreção do hormônio antidiurético (ADH) são mecanismos compensatórios que tentam manter o paciente hemodinamicamente estável. Com a progressão do quadro, os mecanismos compensatórios não são suficientes para a manutenção da estabilidade hemodinâmica e há perda de volume para o espaço intersticial, lesão endotelial, celular e tecidual. Nesta fase mais tardia do choque, há extremidades frias, pulsos finos e diminuição da pressão arterial, que refletem a disfunção miocárdica, com conseqüente baixo débito cardíaco. Como resultado, há acidose lática e lesão tecidual. A hipoperfusão tecidual, combinada com a vasodilatação difusa, a disfunção ventricular e a CIVD, levam à disfunção de múltiplos órgãos.

❏ Crianças apresentam, em geral, importante hipovolemia, que costuma responder bem à reposição agressiva com infusão de volume, diferentemente dos adultos, em que a disfunção miocárdica apresenta um papel mais importante no aparecimento do choque na IC do que a vasodilatação periférica. Assim, a mortalidade em crianças está mais associada ao baixo débito cardíaco (DC < 3,3 L/min/m^2) do que à baixa resistência vascular periférica. É importante lembrar que nesta faixa etária é a oferta de oxigênio e não sua extração o determinante do consumo de oxigênio, assim, um consumo de O_2 > 200 mL/min/m^2 está associado a bom prognóstico. A inadequada oferta de O_2 em nível celular leva a um metabolismo anaeróbio com produção de ácido lático, que termina por produzir acidose metabólica e lesão tissular.

❏ Quanto à resistência periférica, trabalhos mostram que, em crianças, inicialmente há uma queda da resistência periférica associada a baixo débito cardíaco. É muito importante lembrar que o diagnóstico do choque séptico deve ser suspeitado preferencialmente antes da hipotensão, que na criança é, em geral, um sinal tardio de choque.

❏ O objetivo do suporte hemodinâmico no choque séptico é otimizar a razão entre a oferta e o consumo de oxigênio. Isto deverá ser alcançado com medidas que aumentem a oferta de O_2 para os tecidos, como melhora da oxigenação, que é um ponto extremamente importante no tratamento pediátrico do choque séptico. Assim, os passos iniciais correspondem à correção da anemia e otimização do débito cardíaco. Por outro lado, é também importante diminuir o consumo de O_2, o que pode ser feito através do controle dos fatores que aumentam a atividade metabólica do organismo, como diminuição dos estímulos inflamatórios (desbridamento de feridas, drenagem de abscessos, estabilização de fraturas e tratamento das infecções), redução dos estímulos à liberação de catecolaminas (sedação e analgesia adequadas, prevenção de hipotermia e controle de bloqueio-beta) e diminuição da atividade muscular (sedação, chegando à paralisia, se necessário). Estas medidas básicas são de fundamental importância, inclusive para o funcionamento adequado do sistema circulatório, e tendem a diminuir o consumo de O_2 pelo miocárdio.

LEITURA SUGERIDA

1. Awad SS. State-of-the-art therapy for severe sepsis and multisystem organ dysfunction. Am J Surg 2003; 186(5A):23s-30s.
2. DeNicola LK; Kissoon N; Abram HS Jr, et al. Noninvasive monitoring in the pediatric intensive care unit. Pediatr Clin North Am 2001; 48:573-88.
3. Hasegawa T, Yamaguchi T, Yoshimura N, Okita Y. The dependence of myocardial damage on age and ischemic time in pediatric cardiac surgery. J Thorac Cardiovasc Surg 2005;129:192-8.
4. Jenkins KJ, Gauvreau K, Newburger JW, et al. Consensus-based method for risk adjustment for surgery for congenital heart disease. J Thorac Cardiovasc Surg 2002;123:110-8
5. Modi P, Suleiman M-S, Reeves B, et al. Myocardial metabolic changes during pediatric cardiac surgery: A randomized study of 3 cardioplegic techniques. J Thorac Cardiovasc Surg 2004; 128:67-75.
6. Pfammatter JP, Bachmann DC, Wagner BP, et al. Early postoperative arrhythmias after open-heart procedures in children with congenital heart disease. Pediatr Crit Care Med 2001; 2:217-22.
7. Tabbutt S. Heart failure in pediatric shock: utilizing inotropic support. Crit Care Med 2001; 29(10 Suppl):S231-6.
8. Vogel M, Derrick G, White PA, et al. Systemic ventricular function in patients with transposition of the great arteries after atrial repair: a tissue Doppler and conductance catheter study. J Am Coll Cardiol 2004; 43:100-6.

INTERNET (ACESSO LIVRE)

1. Cohn JN: Structural basis for heart failure: Ventricular remodeling and its pharmacological inhibition. Circulation 91:2504–2507, 1995. Disponível em:: Cohn JN: Structural basis for heart failure: Ventricular remodeling and its pharmacological inhibition. Circulation 1995; 91:2504–2507.
2. Grossman W, Jones D, McLaurin LP. Wall stress and patterns of hypertrophy in the human left ventricle. J Clin Invest 1975; 56:56-64. Disponível em:: http://www.pubmedcentral.nih.gov/picrender.fcgi?artid=436555&blobtype=pdf
3. Journois D, Baufreton C, Mauriat P, et al. Effects of inhaled nitric oxide administration on early postoperative mortality in patients operated for correction of atrioventricular canal defects. Chest 2005; 128:3537-44. Disponível em:: http://www.chestjournal.org/cgi/reprint/128/5/3537.

Reposição Volêmica

7

José Oliva Proença Filho
Raul Gutierrez y Lamelas

- ❏ O choque hipovolêmico é o tipo de choque mais freqüente em lactentes e crianças. Geralmente, o choque no paciente pediátrico, qualquer que seja o tipo, está associado a hipovolemia relativa e/ou absoluta. Grandes déficits de volume podem existir como conseqüência de perda externa (p. ex., diarréia, vômitos, sudorese intensa, sangramentos, entre outros) ou interna (p. ex., edema, ascite, entre outros). A hipovolemia relativa está geralmente relacionada com a vasodilatação. Quanto mais jovem for a criança, maior a probabilidade de desenvolver hipovolemia, decorrente de seu maior conteúdo de água corporal.

- ❏ A hipovolemia pode ocasionar a redução do volume sangüíneo circulante, diminuição do retorno venoso e, em casos graves, hipotensão arterial. Pode também contribuir para o comprometimento da microcirculação, acarretando disfunção orgânica e, conseqüentemente, falência de múltiplos órgãos. A reposição volêmica adequada é, portanto, um dos pontos principais no tratamento do choque, tendo como objetivo preservar o volume intravascular, restaurar a perfusão tecidual e restabelecer e manter o equilíbrio entre a oferta e a demanda de oxigênio.

- ❏ A reposição volêmica no paciente pediátrico com choque pode produzir significante aumento do débito cardíaco e do fornecimento de oxigênio sistêmico e, embora seja necessária, freqüentemente, a adição de drogas vasoativas, a reposição volêmica isolada é algumas vezes suficiente para reverter a hipotensão e restaurar a estabilidade hemodinâmica.

❏ Antes do advento das Unidades de Cuidados Intensivos (UCI) pediátricas, havia receio de que as crianças pudessem desenvolver edema pulmonar após a reposição volêmica agressiva. Em 1991, um estudo realizado em uma unidade de cuidados de emergência demonstrou que a reposição volêmica agressiva em crianças com choque séptico estava associada com a melhora da sobrevida, sem qualquer evidência de aumento da incidência de edema pulmonar ou cerebral. Com base neste estudo e em outros, as recomendações do *Pediatric Advanced Life Supporting* sugerem a reposição volêmica agressiva com 60 mL/kg a 200 mL/kg na primeira hora da reanimação de crianças com choque séptico.

POR QUE AS CRIANÇAS SÃO SUSCETÍVEIS À HIPOVOLEMIA?

❏ Há muito tempo sabe-se que uma perda de volume é pouco tolerada pelas crianças. A perda de volume de 10% pode estar associada à letargia e a de 15% com a diminuição do nível de consciência, apnéia e choque. Quanto mais jovem a criança, maior é o seu conteúdo de água corporal.

❏ Como as crianças mais jovens são menores, uma pequena quantidade de perda de líquido corporal pode resultar em uma catástrofe. Por exemplo, uma perda de 350 mL no recém-nascido causa desidratação de 10%, enquanto este grau de desidratação no adulto requer a perda de 4 a 5 litros de líquido corporal. Uma perda de sangue de 28 mL no recém-nascido é equivalente a uma perda de 420 mL de sangue no adulto, resultando na redução de 10% da volemia em ambos. Além disso, a criança também tem uma reserva cardíaca diminuída quando comparada com a dos adultos. A freqüência cardíaca de um adulto em repouso é de 70 batimentos por minuto. Durante a hipovolemia, o paciente adulto pode dobrar a freqüência cardíaca para 140 batimentos por minuto. Isso, por exemplo, não é possível no período neonatal. Dobrar a freqüência cardíaca de 140 para 280 batimentos por minuto pode não ser tolerado pelo recém-nascido. Como as crianças pequenas têm uma capacidade menor para compensar a redução do volume sistólico, associada à hipovolemia através do aumento da freqüência cardíaca, o choque ocorre mais facilmente.

BASES DA REPOSIÇÃO VOLÊMICA

❑ No modelo fisiológico de hipovolemia, uma redução do volume resulta na diminuição da pré-carga ou do volume diastólico final. Isto ocasiona uma redução no volume sistólico e no débito cardíaco de acordo com a curva de Frank-Starling. Vários mecanismos compensatórios são desencadeados. A vasculatura periférica tenta manter a pré-carga com vasoconstrição e o coração tenta manter o débito cardíaco através do aumento da freqüência cardíaca. Quando estes mecanismos compensatórios não conseguem manter o fornecimento de oxigênio, a mitocôndria celular aumenta a extração de oxigênio. Se o fornecimento de oxigênio diminui abaixo do ponto em que a mitocôndria pode suprir as necessidades de oxigênio, a célula morre. A restauração do volume intravascular com a reposição volêmica reverte este processo.

❑ No modelo molecular da hipovolemia, alterações no fenótipo das células endoteliais desencadeiam adesividade celular inflamatória, trombose e antifibrinólise. Isto facilita a obstrução na microvasculatura por leucócitos, plaquetas e fibrina. Esta microangiopatia trombótica pode impedir a perfusão orgânica quando o volume diastólico final é restaurado devido à microvasculatura não estar mais pérvia. De acordo com este modelo, a reposição volêmica deve ocorrer antes das alterações do endotélio. Han Y e cols., em 2000, reportaram que a reposição volêmica inadequada na primeira hora do choque está associada ao aumento do risco de morte por falência de múltiplos órgãos na criança com sepse grave. Os autores encontraram um aumento de 40% no risco de mortalidade para cada hora sem reposição volêmica adequada. Em pacientes adultos com choque séptico, tem sido relatado que a reposição volêmica com hidroxietilamido reduz os níveis de adesão das moléculas, quando comparada com a reposição com albumina. Embora algumas soluções possam ser mais eficientes do que outras na prevenção da transição endotelial para um fenótipo trombótico e adesivo, o tempo gasto para a reposição volêmica adequada é o fator mais importante.

❑ Antes dos anos 1990, havia uma grande controvérsia quanto ao uso da reposição volêmica agressiva no tratamento do choque hipovolêmico. Antes de serem criadas as UCI pediátricas, havia um grande receio de que a criança poderia desenvolver edema pulmonar após a reposição volêmica agressiva. Além disso, havia também receio de que a criança com meningite pudesse desenvolver edema cerebral e herniação após a reposição volêmica.

No final dos anos 1980, múltiplos relatos, em adultos, documentaram que a reposição volêmica agressiva não aumentava a água extravascular em pacientes gravemente enfermos. Em 1990, investigadores da Universidade da Califórnia relataram que crianças com meningite tinham aumento da concentração do hormônio antidiurético por causa da prática de restrição hídrica e não devido à doença propriamente dita. A infusão de soluções normalizava as concentrações do hormônio antidiurético sem causar evidência clínica de edema cerebral. Em 1991, um estudo realizado na sala de emergência mostrou que a reposição volêmica agressiva em crianças com choque séptico estava associada à melhora da sobrevida, sem qualquer evidência de aumento da incidência de edema pulmonar ou de edema cerebral.

SOLUÇÕES DISPONÍVEIS PARA REPOSIÇÃO VOLÊMICA

- As soluções cristalóides (isotônica ou hipertônica) e as soluções colóides, que podem ser naturais (albumina e sangue) ou sintéticas (dextrans, gelatinas e amidos), são as opções disponíveis para a reposição volêmica, em situações nas quais o volume intravascular está diminuído. Existe controvérsia sobre qual é a solução mais adequada para a reposição volêmica na criança. Tanto as soluções cristalóides quanto as colóides possuem vantagens e desvantagens.

- As soluções cristalóides utilizadas no tratamento de crianças hipovolêmicas incluem o soro fisiológico (solução salina normal a 0,9%) e o lactato de Ringer. Uma vez administradas, somente 25% do volume infundido permanecerão no compartimento intravascular. Teoricamente, isto provocará um edema extracelular devido à migração do líquido para o interstício. As vantagens do uso de cristalóides para oferta de volume são a grande disponibilidade e o preço menor destas soluções. O custo da solução de albumina a 5% é 40 a 60 vezes maior que o das soluções cristalóides. Além disso, as soluções cristalóides são seguras, atóxicas e livres de possíveis contaminações com microrganismos. Aqueles que advogam o uso de cristalóides afirmam que o escape das soluções infundidas durante a reposição volêmica para o interior do interstício é inevitável, e que o escape de soluções colóides, o qual eventualmente ocorre, resulta no aumento da pressão oncótica do espaço intersticial e na piora do edema tecidual.

- Os colóides (albumina 5%, dextrans, hidroxietilamido e gelatinas) são úteis por causa da membrana capilar ser impermeável às moléculas relativamente grandes de sua composição, o que aumenta o volume do líquido no intravascular após a reposição volêmica com estas soluções. Os defensores do uso de colóides afirmam que é necessário, para a mesma expansão volumétrica, um volume de cristalóide duas a três vezes maior. As desvantagens dos colóides estão relacionadas com o seu alto custo e com a potencial exposição a produtos derivados do sangue.

❏ A principal solução colóide usada na reposição volêmica do paciente pediátrico é a albumina a 5%. A albumina humana é sintetizada pelo fígado e é a mais abundante proteína do plasma. É responsável pela manutenção de 60% a 80% da pressão colóide osmótica nos capilares. Este efeito é gerado pela altíssima capacidade de ligação à água, ao redor de 18 mL por grama de albumina humana (correspondendo a uma pressão oncótica de 26 a 28 mmHg). Comparada com as globulinas, a albumina humana possui um efeito oncótico duas a três vezes maior. Na região venosa dos capilares, ela conseqüentemente reabsorve quase que 90% do líquido que passa para fora do espaço intravascular. A vida média da albumina no intravascular é de 16 horas. A dose de albumina recomendada na reposição volêmica de crianças com hipovolemia é 1 g/kg (20 mL/kg de albumina a 5%).

❏ Das soluções colóides sintéticas, a maior experiência clínica é com as preparações de hidroxietilamido. O hidroxietilamido não possui risco de transmitir doenças infecciosas. Tem uma incidência menor de complicações por anafilaxia, quando comparado com as outras soluções colóides. É um polímero da glicose com peso molecular e *clearance* variáveis; em média, 46% da dose são eliminados em 2 dias e 64% em 8 dias, mas o amido pode ser detectável por pelo menos 17 semanas – isto não tem se mostrado prejudicial à função orgânica. Acúmulo deste composto tem sido encontrado no interior do fígado, baço e músculo estriado. Estas soluções de hidroxietilamido são efetivas na expansão volumétrica, possuem uma ação de longa duração e são excretadas pelos rins. A dose recomendada é de 20 mL/kg durante a reposição volêmica. Estudos clínicos têm mostrado que o hidroxietilamido é tão efetivo na expansão de volume quanto a albumina. Entretanto, foi mostrado que ele causa anormalidades no sistema de coagulação tanto em adultos quanto em crianças submetidas à cirurgia cardíaca – o que levou à recomendação de que a dose total não deve ultrapassar a 20 mL/kg. Há também efeitos colaterais sobre a função renal. Cittanova mostrou que o uso de hidroxietilamido para reposição volêmica em doadores de órgãos com morte encefálica estava associado com a disfunção orgânica de longa duração nos receptores. Um estudo mais recente comparou hidroxietilamido com gelatina em pacientes com choque séptico. A ocorrência de insuficiência renal, oligúria e concentrações elevadas de creatinina foi maior no grupo do hidroxietilamido.

❑ Os dextrans são misturas de polímeros de glicose de vários tamanhos e pesos moleculares. Infusão de uma solução de dextran resulta em expansão do volume plasmático; o grau e a duração desta expansão são influenciados pela quantidade, velocidade, distribuição do peso molecular (dextran 40 *versus* dextran 70) e taxa de *clearance*. A infusão de dextran 70 causa uma expansão volêmica mais efetiva e prolongada que a de dextran 40. O fornecimento de oxigênio é melhorado em pacientes gravemente enfermos que recebem dextran, provavelmente por causa da melhora da distribuição do fluxo sangüíneo na microcirculação resultante da diminuição da viscosidade sangüínea secundária a seus efeitos reológicos. As soluções colóides sintéticas, particularmente o dextran, podem causar reações de hipersensibilidade e efeitos anticoagulantes.

❑ As gelatinas são soluções de peso molecular variando entre 30.000 e 40.000 daltons. O representante mais conhecido é o Haemacel®. O nível e a duração do efeito sobre o volume plasmático dependem da velocidade de infusão e do déficit de volume existente. O Haemacel® não interfere com a coagulação, não é imunogênico e, portanto, não induz à formação de anticorpos. É excretado pelos rins e intestino. A infusão de Haemacel® em pacientes com trauma tem sido associada à hipercalcemia em 50% dos pacientes. Embora seja presumido que as gelatinas permaneçam no compartimento intravascular, um estudo em ratos não-traumatizados demonstrou extravasamento de Haemacel® no interior dos rins, pele e musculatura esquelética. A dose de Haemacel® na faixa etária pediátrica não é bem estabelecida.

❑ Dois estudos clínicos têm avaliado a solução usada na reposição volêmica do paciente pediátrico em choque séptico. O maior dos dois estudos usa uma combinação de cristalóide com colóide. Há um único estudo controlado randomizado comparando o uso de colóide com cristalóide (dextrans, gelatina, lactato de Ringer ou soro fisiológico) em crianças com choque por dengue. Todas as crianças sobreviveram, independentemente da solução usada, mas o tempo mais longo de restabelecimento do choque ocorreu em crianças que receberam lactato de Ringer. Entre os pacientes com redução na pressão de pulso, os colóides parecem ter sido mais efetivos do que os cristalóides na restauração ao normal da pressão de pulso. Com base nestes e em outros estudos, os membros da *Task Force Committee* concluíram que a ressuscitação com cristalóide e colóide é de fundamental importância para a sobrevida do paciente pediátrico com choque séptico. Por outro lado, o debate sobre a eficácia do uso exclusivo de colóide na reposição volêmica continua. Em um estudo realizado em pacientes com choque séptico por meningococos, os autores obtiveram resultados excelentes (mortalidade de 5%) com o uso só de albumina a 5% (20 mL/kg, infundidos em 5 a 10 minutos) na reposição volêmica destas crianças. A meta-análise do grupo *Cochrane* que sugere efeitos deletérios do uso de colóides (albumina a 5%) em doenças graves não avaliou trabalhos sobre reposição volêmica em crianças e recém-nascidos com choque séptico. Novos estudos são necessários para avaliar os benefícios e os efeitos colaterais do uso de colóides nesta população.

❏ O uso de sangue como uma solução para expandir a volemia tem sido investigado em alguns estudos pediátricos, mas nenhuma recomendação tem sido feita. O manual do *PALS Provider* recomenda a infusão de 10 a 15 mL/kg de papa de hemácias em pacientes pediátricos vítimas de trauma, quando os sinais de choque persistem apesar da administração de 40 a 60 mL/kg de solução cristalóide isotônica. Também não há recomendações sobre a concentração de hemoglobina-alvo na faixa etária pediátrica. O último consenso do *National Institutes of Health* recomendou manter no mínimo 10 g/dL de concentração de hemoglobina em adultos com comprometimento cardiopulmonar. O plasma fresco congelado pode ser infundido para corrigir os tempos de protrombina e de tromboplastina parcial anormais, mas não deve ser usado em infusão rápida para expandir a volemia por causa de seus efeitos hipotensores, provavelmente causados por cininas vasoativas. A experiência com o uso de amido, salina hipertônica ou albumina hipertônica tem sido limitada na população pediátrica.

❏ Na maioria dos serviços pediátricos e em nosso serviço, a menos que a criança tenha uma doença de base que a predisponha à diminuição da pressão oncótica (p. ex., desnutrição, hipoproteinemia ou síndrome nefrótica) ou seja vítima de queimaduras, 40 a 60 mL/kg de solução cristalóide isotônica (soro fisiológico a 0,9%) são inicialmente infundidos durante a reposição volêmica. Se a expansão adicional da volemia for necessária, a escolha da solução é feita após avaliação do estado do volume intersticial. Se a criança apresenta sinais de hipervolemia extravascular, soluções colóides (albumina a 5%) são administradas.

REPOSIÇÃO VOLÊMICA: COMO E QUANDO USAR?

- Um acesso vascular seguro deve ser obtido para dar início à reposição volêmica. Kanter e cols. sugeriram que o estabelecimento de um acesso venoso dentro dos primeiros 5 minutos do atendimento de uma criança com hipovolemia é uma meta razoável. O acesso vascular pode ser de difícil obtenção no paciente pediátrico com hipovolemia grave. No paciente com o quadro clínico de hipovolemia, o sítio de acesso preferido é aquele acessível de forma mais fácil e rápida. Se as veias periféricas forem de rápida visualização ou de fácil palpação no tecido subcutâneo, deve-se tentar esta via antes de outras formas de acesso vascular. A punção venosa periférica pode ser executada em veias dos braços, mãos, pernas e pés, apesar da dificuldade de cateterização de vasos pequenos quando há colapso venoso no choque ou na parada cardiorrespiratória. Nestas circunstâncias, as tentativas de acesso venoso periférico devem se limitar a veias periféricas de grosso calibre. As veias escolhidas devem ser aquelas de localização anatômica relativamente constante, como a veia cubital mediana no cotovelo, veia safena magna no tornozelo ou a veia jugular externa. O ideal é usar cateter periférico de grosso calibre capaz de fornecer rapidamente grandes volumes de solução.

- Se os sítios mais comuns de acesso venoso periférico não podem ser imediatamente conseguidos, o acesso venoso central deve ser obtido por um profissional experiente, tanto por via percutânea como por técnica de dissecção. O acesso venoso central pode ser facilmente obtido pela inserção de um cateter nas veias femoral, jugular ou subclávia. Venkataraman e cols. relataram que a inserção de cateter na veia femoral pode ser realizada em lactentes e crianças gravemente enfermos com um grau elevado de sucesso e uma taxa baixa de complicações.

- A colocação de um cateter intra-ósseo para a infusão de soluções é uma alternativa razoável, tanto para adultos quanto para crianças, quando o acesso vascular não pode ser obtido rapidamente. Fornece acesso para o plexo venoso medular que não sofre colapso, o qual serve como uma via rápida, segura e confiável para administração de qualquer solução usada na reposição volêmica. O acesso intra-ósseo freqüentemente pode ser obtido em 30 a 60 segundos. O sítio de inserção da agulha intra-óssea é freqüentemente a região tibial anterior. Locais alternativos incluem a região distal do fêmur, o maléolo medial e a região ântero-superior da crista ilíaca. Adultos e crianças mais velhas, os quais possuem uma taxa de sucesso menor que as crianças mais jovens, podem ter agulha inserida também na região distal da ulna ou do rádio. As complicações da via intra-óssea são raras e têm sido relatadas em menos de 1% dos pacientes. As principais complicações são fratura da tíbia, síndrome compartimental da extremidade inferior, extravasamento de drogas e osteomielite. Todas as complicações podem ser evitadas se houver cuidado e o uso de técnica adequada.

❏ Prova de volume deve ser realizada em todo paciente com suspeita de hipovolemia (suspeita de circulação arterial inadequada). Um volume inicial de 20 mL/kg de cristalóide (soro fisiológico 0,9%) ou colóide (albumina a 5%) pode ser ofertado em 5 a 10 minutos e repetido de acordo com a resposta (diminuição da freqüência cardíaca, melhora da perfusão periférica, aumento da pressão arterial e do volume urinário) e tolerância (evidência de sobrecarga de volume).

❏ A quantidade de volume necessária para reanimar uma criança que apresenta hipovolemia é variável. Entretanto, o erro mais comum no tratamento da hipovolemia grave é a demora no início da reposição volêmica. As doenças que causam hipovolemia, devido às suas diferenças, podem necessitar de abordagens variadas. Geralmente, a reposição volêmica em crianças deve ser iniciada com 20 mL/kg de solução cristalóide isotônica, sendo que este volume deve ser infundido o mais rápido possível (≤ 5 a 10 minutos). Após esta oferta inicial, deve-se rever a criança (freqüência cardíaca, perfusão periférica, nível de consciência, débito urinário e pressão arterial) para avaliar a necessidade de novas reposições volêmicas.

❏ Carcillo e cols. constataram que pacientes pediátricos com choque séptico tinham redução na mortalidade quando eram reanimados com infusão de soluções de forma rápida (> 40 ml/kg no interior da primeira hora) e não apresentavam aumento de incidência de edema pulmonar cardiogênico ou síndrome do desconforto respiratório agudo. Esta associação entre reposição volêmica agressiva e melhora na sobrevida é também suportada em modelos animais de choque séptico. Nestas crianças com choque séptico, a reposição volêmica deve ser iniciada com infusão rápida de 20 mL/kg de solução salina isotônica ou colóide (≤ 5 a 10 minutos), enquanto se deve observar o desenvolvimento de estertores, ritmo de galope, hepatomegalia e aumento do trabalho respiratório. Na ausência destes achados clínicos, podem ser feitas, se for necessário, novas reposições volêmicas.

A quantidade total necessária varia de acordo com cada criança. Geralmente, o volume inicial necessário durante a reposição volêmica no choque séptico é de 40 a 60 mL/kg na primeira hora, mas pode ser tão alto quanto 200 mL/kg.

❏ A administração de concentrado de hemácias, 10 a 15 mL/kg, está reservada para pacientes com suspeita de hipovolemia devido à hemorragia, que não respondem a 40 a 60 mL/kg de solução cristalóide isotônica.

MONITORIZAÇÃO DA RESPOSTA TERAPÊUTICA

❏ Monitorização invasiva (pressão venosa central, pressão arterial média ou cateter vesical) praticamente não é necessária na criança com hipovolemia responsiva à oferta inicial de 40 a 60 mL/kg de cristalóide ou colóide. Inicialmente, a monitorização é essencialmente não-invasiva, baseada em parâmetros clínicos (freqüência cardíaca, enchimento capilar, amplitude dos pulsos periférico e central, temperatura das extremidades, pressão arterial e débito urinário). O objetivo final da reposição volêmica inicial inclui reenchimento capilar < 2 segundos, freqüência cardíaca entre os limites da normalidade para a idade, pulsos normais sem diferença entre pulsos periférico e central, extremidades aquecidas, débito urinário > 1 mL/kg/hora, nível de consciência normal e pressão sangüínea dentro dos limites da normalidade para a idade. Entretanto, os pacientes pediátricos que não respondem rapidamente à infusão inicial de soluções ou aqueles com reservas fisiológicas insuficientes devem ser considerados para monitorização hemodinâmica invasiva.

❏ A monitorização da pressão venosa central (PVC), da pressão arterial média (PAM) e do débito urinário através da colocação de um cateter vesical deve ser considerada na criança com hipovolemia após reposição volêmica de 40 a 60 mL/kg e/ou quando for necessário o uso de drogas vasoativas. A manutenção de uma pressão de perfusão adequada (Tabela 7.1) é necessária para que a perfusão orgânica seja apropriada, em particular para os rins. A saturação de oxigênio da veia cava superior > 70% está associada com a melhora do prognóstico durante as primeiras 6 horas de apresentação do choque séptico. A ecocardiografia é também considerada uma ferramenta não-invasiva útil para afastar derrame pericárdico e estimar a pressão em artéria pulmonar.

❏ A decisão para usar a monitorização através do cateter em artéria pulmonar deve ser reservada para aquelas crianças que permanecem em choque apesar do tratamento dirigido por sinais clínicos de perfusão, pressão de perfusão (PAM-PVC), saturação de oxigênio em veia cava superior e ecocardiografia. Quando o cateter em artéria pulmonar é usado, as pressões de enchimento devem ser aumentadas para otimizar a pré-carga e o débito cardíaco (> 3,3 L/min/m^2 e < 6 L/min/m^2). Na maioria das crianças, isto ocorrerá com uma pressão de oclusão de capilar pulmonar entre 12 a 15 mmHg. Aumentos acima destes valores usualmente não elevam significativamente o volume diastólico final ou o volume sistólico e podem estar associados com o aumento da mortalidade.

Tabela 7.1 – Valores Normais de Freqüência Cardíaca e Pressão de Perfusão para a Idade

Idade (anos)	Freqüência Cardíaca (bat/min)	Pressão de Perfusão PAM-PVC (cmH2O)
Recém-nascido	120-180	55
≤ 1	120-180	60
≤ 2	120-160	65
≤ 7	100-140	65
≤ 15	90-140	65

Legenda:
Pressão de perfusão = PAM-PVC ou PAM-PIA, se a pressão intra-abdominal é elevada por ascite ou edema de alça.
PAM: Pressão arterial média; PVC: pressão venosa central; PIA: pressão intra-abdominal.

PROTOCOLO DE REPOSIÇÃO VOLÊMICA

❏ A base lógica para a construção de um protocolo para reposição volêmica em pacientes hipovolêmicos deve contemplar tanto a diversidade e gravidade dos quadros clínicos quanto os riscos da monitorização e terapêutica.

❏ A agressividade no esquema de infusão de soluções e na monitorização deve ser proporcional à gravidade do quadro observado. A Fig. 7.1 mostra o algoritmo de reposição volêmica no paciente pediátrico.

Reposição Volêmica

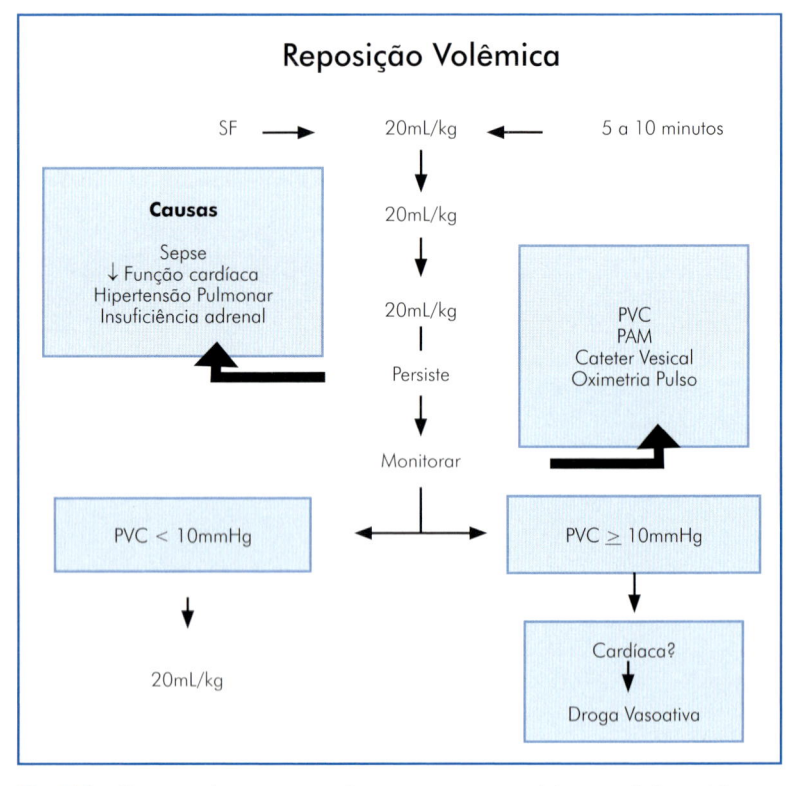

```
                    SF  →    20mL/kg    ←    5 a 10 minutos
                                ↓
    ┌──────────────────┐     20mL/kg
    │     Causas       │        ↓
    │                  │
    │  Sepse           │     20mL/kg            ┌──────────────────┐
    │ ↓ Função cardíaca│        │               │   PVC            │
    │ Hipertensão      │     Persiste           │   PAM            │
    │  Pulmonar        │        ↓               │   Cateter Vesical│
    │ Insuficiência    │                        │   Oximetria Pulso│
    │  adrenal         │     Monitorar          │                  │
    └────────▲─────────┘        ↓               └────────▲─────────┘
             │                                           │
    ┌──────────────────┐ ←──────────────→  ┌──────────────────┐
    │  PVC < 10mmHg    │                   │  PVC ≥ 10mmHg    │
    └──────────────────┘                   └──────────────────┘
             ↓                                           ↓
                                               ┌──────────────────┐
         20mL/kg                               │   Cardíaca?      │
                                               │       ↓          │
                                               │  Droga Vasoativa │
                                               └──────────────────┘
```

Fig. 7.1 – *Algoritmo de reposição volêmica no paciente pediátrico na 1ª hora. Alíquotas de 20 mL/kg são administradas em 5 a 10 minutos, enquanto se deve observar o desenvolvimento de estertores, ritmo de galope, hepatomegalia e aumento do trabalho respiratório. Na ausência destes achados clínicos, podem ser feitas, se for necessário, novas reposições de 20 mL/kg. Se após 40 a 60 mL/kg não houver melhora, a monitorização deve ser ampliada e a avaliação de novas alíquotas deve ser feita através das medidas de PVC, PAM, débito urinário e saturação venosa de oxigênio. O volume necessário na primeira hora, durante a reposição volêmica no choque séptico, pode ser tão alto quanto 200 mL/kg. Se a PVC for ≥ 10 mmHg, ou sinais de sobrecarga de volume aparecerem, a oferta de volume deve ser interrompida e o uso de drogas vasoativas, avaliado.*

CONCLUSÃO

❑ Crianças com hipovolemia são freqüentemente vistas nas unidades de emergência e tratamento intensivo. Com o advento da medicina intensiva pediátrica, as mortes por choque hipovolêmico, que ocorriam em pacientes com diarréia, obstrução intestinal, diabetes, sepse ou queimaduras se tornaram extremamente raras.

❏ Independente da etiologia, sinais de isquemia orgânica devem ser tratados com reposição volêmica agressiva. Geralmente as crianças necessitam de grandes quantidades de soluções de reanimação.

❏ O debate continua sobre o uso de soluções colóides *versus* cristalóides na reposição volêmica da população pediátrica. O questionamento sobre o uso de albumina em pacientes graves está aumentando por causa da falta de comprovação de sua eficácia junto com o alto custo e o risco potencial de complicações infecciosas. Entretanto, apesar dos resultados publicados da meta-análise, não há, até o momento, dados que suportem a sugestão de que o uso de albumina aumente a mortalidade de pacientes graves. Os colóides sintéticos são uma alternativa interessante, mas existem problemas em relação à coagulação, bem como à disfunção orgânica. Finalmente, existem situações, tais como queimaduras, cirrose e síndrome nefrótica nas quais a administração de albumina pode acarretar benefícios distintos.

LEITURA SUGERIDA

1. Awazu M, Devarajan P, Stewart CL et al. "Maintenance" therapy and treatment of dehydration and overhydration. In: Pediatric Textbook of Fluids and Electrolytes. Ichikawa I (Ed). Baltimore, MD, Williams & Wilkins 1990;417-22.
2. Boldt J, Muller M, Heeson M et al. Influence of different volume therapies and pentoxifylline infusion on circulating soluble adhesion molecules in critically ill patients. Crit Care Med. 1996;24:385-91.
3. Brutocao D, Bratton SL, Thomas JR et al. Comparison of hetastarch with albumin for postoperative volume expansion in children after cardiopulmonary bypass. J Cardiothorac Vasc Anesth. 1996; 10:348-51.
4. Butt W. Septic shock. Pediat Clin North America 2001;48(3) 601-25, viii.
5. Carcillo JA, Davis AI, Zaritsky A. Role of early fluid resuscitation in pediatric septic shock. JAMA 1991; 255:1242-5.
6. Cittanova ML, Leblanc I, Legendre C et al. Effect of hydroyethylstarch in brain-dead kidney donors on renal function in kidney-transplant recipients. Lancet. 1996;348:1620-2.
7. Dutton RP. Current Concepts in Hemorrhagic Shock. Anesthesiol Clin. 2007;25:23-34.
8. Feltes TF, Pignatelli, Kleinert S, et al. Quantitated left ventricular systolic mechanics in children with septic shock utilizing noninvasive wall stress analysis. Crit Care Med. 1994;22:1647-58.
9. Hazinski MF (Ed). PALS – Provider Manual. American Heart Association 2002.
10. Kanter RK, Zimmerman JJ, Straus RH et al. Pediatric emergency intravenous access. Evaluation of a protocol. Am J Dis Child 1986;140:132-4.
11. Lamke LO, Liljedahl SO. Plasma volume changes after infusion of various plasma expanders. Resuscitation 1976;5:93-102.
12. Ngo NT, Cao XT, Kneen R et al. Acute management of dengue shock syndrome: A randomized double-bind comparison of 4 intravenous fluid regimens in the first hour. Clin Infect Dis. 2001;32:204-13.

13. Niermeyer S. Volume resuscitation: crystalloid versus colloid. Clin Perinatol. 2006;33:133-40.
14. Ottosson J, Dawidson I, Brandberg A et al. Cardiac output and organ blood flow in experimental septic shock: Effect of treatment with antibiotics, corticosteroids, and fluid infusion. Circ shock. 1991;35:14-24.
15. Powell KR, Sugarman LI, Eskenazi AE et al. Normalization of plasma arginine vasopressin concentration when children with meningitis are given maintenance plus replacement fluid therapy. J Pediatr 1990;117:515-22.
16. Rivers E, Nguyen B, Havstad S et al. Early goal-directed therapy in the treatment of severe sepsis and septic shock. N Engl J Med. 2001;346:1368-77.
17. Rosetti VA, Thompson BM, Miller J et al. Intraosseous infusion: an alternative route of pediatric intravascular access. Ann Emerg Med. 1985;14:885-8.
18. Rosovsky M, FitzPatrick M, Goldfarb CR et al. Bilateral osteomyelitis due to intraosseous infusion: case report and review of the English-language literature. Pediatr Radiol. 1994;24:72-3.
19. Schortgen F, Lacherade JC, Bruneel F et al. Effects of hydroxyethylstarch and gelatin on renal function in severe sepsis: A multicentre randomised study. Lancet. 2001;357:911-16.
20. Straus RG. Review of the effects of hydroxyethyl starch on the blood coagulation system. Transfusion 1981; 21:299-302.
21. Thomas NJ, Carcillo JA. Hypovolemic shock in pediatric patients. New Horizons 1998;6(2):120-9.
22. Venkataraman ST, Thompson AE, Orr RA. Femoral vascular catheterization in critically ill infants and children. Clin Pediatr (Phila). 1997; 36:311-9.
23. Wilson MA, Chou MC, Spain DA et al. Fluid resuscitation attenuates early cytokine mRNA expression after peritonitis. J Trauma. 1996;41:622-7.

INTERNET (ACESSO LIVRE)

1. Han YY, Carcillo JA, Dragotta MA et al. Early reversal of pediatric-neonatal septic shock by community physicians is associated with improved outcome. Pediatrics 2003;112:793-9. Disponível em: http://pediatrics.aappublications.org/cgi/reprint/112/4/793.
2. Lee PK, Deringer JR, Kreiswirth BN et al: Fluid replacement protection of rabbits challenged subcutaneously with toxic shock syndrome toxins. Infect Immun. 1991;59:879-84. Disponível em: http://www.pubmedcentral.nih.gov/picrender.cgi?artid=2583428blobtype=pdf.
3. Carcillo JA, Fields AI, Task Force Committee Members. Clinical practice parameters for hemodynamic support of pediatric and neonatal patients in septic shock. Crit Care Med. 2002;30:136-78. Disponível em: http://www.sccm.org/professional_resources/guidelines/table_of_contents/documents/electroniccopy.pdf.
4. Sirtl C, Laubenthal H, Zumtobel V et al. Tissue deposits of hydroxyethyl starch (HES): Dose-dependent and time-related. Br J Anaesth. 1999;82:510-15. Disponível em: http://bja.oxfordjournals.org/cgi/reprint/82/4/510.

Drogas Vasoativas

8

Eduardo Juan Troster
Cristiane Freitas Pizarro

❑ As alterações do sistema cardiovascular continuam sendo as principais causas de admissão em Unidades de Cuidados Intensivos (UCI) pediátricas. Crianças com estas alterações, na maioria das vezes, requerem suporte farmacológico para manter adequada perfusão orgânica e oxigenação. Neste capítulo, faremos um breve resumo das principais classes de drogas utilizadas para o suporte hemodinâmico destes pacientes.

CATECOLAMINAS

A. DOPAMINA

❑ É uma catecolamina endógena com complexos efeitos cardiovasculares. Baixas doses de dopamina estimulam receptores dopaminérgicos que relaxam o tônus vascular em alguns leitos vasculares, aumentando, desta forma, o fluxo sangüíneo renal, esplâncnico, coronariano e cerebral. Em doses mais altas, a dopamina produz tanto estimulação direta dos receptores beta-adrenérgicos cardíacos, quanto estimulação indireta, através da liberação dos depósitos de noradrenalina na inervação simpática cardíaca.

- Se os depósitos de noradrenalina são depletados, como nos pacientes com insuficiência cardíaca congestiva crônica, os efeitos inotrópicos da dopamina são diminuídos. Analogamente, lactentes jovens podem apresentar efeito dopaminérgico inotrópico limitado, pois a inervação simpática do miocárdio ventricular pode estar incompleta.

- No leito vascular periférico, a dopamina também apresenta ações direta e indireta em receptores alfa-adrenérgicos e beta-adrenérgicos. Em baixas doses, os efeitos vasodilatadores predominam e, em altas doses, ocorre vasoconstrição alfa-adrenérgica. Em doses de 5 a 10 μg/kg/min, tem efeito predominante no inotropismo e cronotropismo, enquanto em doses de 10 a 20 μg/kg/min predomina o efeito vasoconstritor.

- A dopamina tem meia-vida plasmática curta e deve ser utilizada em infusão contínua, controlada por bomba de infusão. A infusão deve ser ajustada após avaliação do débito urinário, perfusão sistêmica e pressão arterial. A infusão de dopamina deve ser feita por via segura, de preferência através de cateter venoso central. Extravasamento do líquido de infusão pode resultar em isquemia local e necrose tecidual.

B. Dobutamina

- A dobutamina é uma catecolamina sintética que possui ação relativamente seletiva em receptores $beta_1$-adrenérgicos. Seus efeitos incluem aumento da contratilidade cardíaca e freqüência cardíaca, freqüentemente acompanhado de uma vasodilatação do leito vascular periférico. Diferentemente da dopamina, a dobutamina age diretamente nos receptores $beta_1$ e não depende de reservas adequadas de noradrenalina para produzir estes efeitos.

- A dobutamina não apresenta efeitos em receptores dopaminérgicos, então não afeta diretamente o fluxo sangüíneo esplâncnico e renal. Em crianças com choque cardiogênico, a dobutamina aumenta o débito cardíaco, diminui a pressão capilar pulmonar e a resistência vascular sistêmica.

- A dobutamina é um agente efetivo no tratamento de pacientes com perfusão periférica pobre, apesar de adequado volume intravascular. É particularmente útil quando encontramos um baixo débito cardíaco secundário a uma disfunção miocárdica.

- Como outras catecolaminas, a dobutamina tem meia-vida plasmática curta e deve ser administrada em infusão contínua, através de cateter venoso central, em bomba de infusão.

❏ A farmacocinética e a resposta terapêutica à dobutamina variam consideravelmente entre as crianças. A taxa de infusão deve ser ajustada de forma necessária para estabilizar a pressão sangüínea e a perfusão do paciente. A dose de dobutamina habitualmente utilizada varia entre 5 a 20 µg/kg/min.

C. Adrenalina

❏ A adrenalina é uma catecolamina endógena com efeitos alfa e beta-adrenérgicos. A ação alfa-adrenérgica (vasoconstrição) aumenta a resistência vascular sistêmica e eleva a pressão sangüínea sistólica e diastólica. Além disso, a vasoconstrição alfa-adrenérgica reduz o fluxo sangüíneo para leitos vasculares esplânicos, renais, da pele e mucosas. A ação dos receptores beta-adrenérgicos aumenta a contratilidade miocárdica e freqüência cardíaca, e relaxa a musculatura lisa no leito vascular dos músculos esqueléticos e dos brônquios.

❏ A adrenalina tem sido utilizada com sucesso no tratamento da parada cardíaca. O efeito alfa-adrenérgico (vasoconstrição) é a ação mais importante da adrenalina, porque eleva a pressão sangüínea e a pressão de perfusão coronariana, melhorando a liberação de oxigênio para o coração. A dose recomendada de adrenalina na parada cardíaca e na bradicardia sintomática, intravenosa (ou IO) é de 0,01 mg/kg (0,1 mL/kg da solução 1:10.000) na primeira dose e nas doses subseqüentes, que podem ser realizadas com intervalos de 3 a 5 min. Existem poucos dados abordando a absorção traqueal da droga em crianças. A dose traqueal recomendada é dez vezes maior: 0,1 mg/kg (0,1 mL/kg da solução 1:1.000).

❏ Nos quadros clínicos de choque, a adrenalina tem ação relacionada com a dose. A infusão de doses baixas (< 0,3 µg/kg/min) está primeiramente associada com efeitos beta-adrenérgicos, incluindo aumento na contratilidade miocárdica, freqüência cardíaca, pressão de pulso e pressão sistólica. Com o aumento da infusão acima de 0,3 µg/kg/min, os efeitos alfa-adrenérgicos predominam e provavelmente produzem aumento nas pressões sistólica e diastólica e uma diminuição na pressão de pulso.

❏ A utilização da adrenalina pode ser considerada nos casos de choque séptico com hipotensão. Quadros de choque resistentes à dopamina geralmente respondem ao tratamento com noradrenalina e altas doses de adrenalina. No choque frio, a adrenalina pode ser considerada droga de primeira escolha.

D. Noradrenalina

- A noradrenalina é um agente inotrópico moderado que age também em receptores alfa-adrenérgicos e beta-adrenérgicos periféricos. O efeito predominante é o alfa-adrenérgico. Dessa forma, sendo um potente agente vasoconstritor, é indicada no choque resistente à fluidoterapia com baixa resistência vascular sistêmica. Esta característica é freqüentemente observada no choque séptico, mas pode estar presente no choque neurogênico, anafilático e em alguns casos de *overdose* por drogas.

- Em relação à dose, deve ser iniciada com 0,1 µg/kg/min e, então, titulada conforme a resposta do paciente. Doses de 0,1 a 2 µg/kg/min são geralmente utilizadas. A distribuição, o metabolismo e a excreção da noradrenalina são semelhantes aos das outras catecolaminas. A meia-vida da noradrenalina é de aproximadamente 2 a 4 min e existe uma grande variedade em relação à resposta hemodinâmica entre os pacientes.

- Os efeitos colaterais mais freqüentes da noradrenalina são hipertensão, isquemia orgânica e arritmias. A noradrenalina deve ser infundida em cateter venoso central, pois o extravasamento em vasos periféricos pode resultar em isquemia tecidual e necrose. Da mesma forma que as outras catecolaminas, a noradrenalina é inativada em soluções alcalinas.

- Na Tabela 8.1 são relacionadas as principais catecolaminas e seus efeitos nos diferentes receptores, e na Tabela 8.2 há uma orientação para o preparo rápido destas drogas à beira o leito.

Tabela 8.1 – Efeitos das Catecolaminas nos Diferentes Receptores

Droga	Dose Infundida	Receptores Farmacológicos			
		Alfa	Beta$_1$	Beta$_2$	DA
Dopamina	Até 3 µg/kg/min	–	+	–	+ +
	5-10 µg/kg/min	+	+ +	–	+ +
	>10 µg/kg/min	+ +	+ +	–	+ +
Noradrenalina	0,05-5 µg/kg/min	+ + + +	+	+	–
Adrenalina	0,05-0,3 µg/kg/min	+	+ +	+ +	–
	>0,3 µg/kg/min	+ + +	+ +	+ + +	–
Dobutamina	2-20 µg/kg/min	±	+ +	+	–

Tabela 8.2 – Preparo Rápido das Catecolaminas à Beira do Leito

Droga	Preparação	Taxa de Infusão
Adrenalina	0,6 mg × kg (peso) em 100 mL de diluente*	1 mL/hora = 0,1 µg/kg/min
Noradrenalina		
Dopamina	6 mg × kg (peso) em 100 mL de diluente #	1 mL/hora = 1 µg/kg/min
Dobutamina		

* Esta regra pode ser adaptada utilizando-se o peso do paciente como referência: volume de adrenalina (em mL) = peso em kg/2, completando-se para 100 mL como soro fisiológico.

\# Do mesmo modo, uma adaptação simples seria utilizar para a dopamina o volume correspondente ao peso em kg e para a dobutamina o volume correspondente ao peso em kg/2, completando-se para 100 mL com soro fisiológico.

E. Isoproterenol

❑ O isoproterenol é uma catecolamina sintética com efeitos apenas em receptores beta-adrenérgicos. Aumenta a freqüência cardíaca, a velocidade de condução atrioventricular, a contratilidade cardíaca e o consumo de oxigênio pelo miocárdio.

❑ O isoproterenol ocasiona vasodilatação periférica, particularmente do músculo esquelético, que contém uma alta densidade de receptores beta-adrenérgicos. Aumenta o débito cardíaco, se o volume de sangue circulante for adequado, e a pressão de pulso. Também ocasiona broncodilatação. É um importante agente inotrópico, cronotrópico, vasodilatador periférico e pulmonar. A dose recomendada varia entre 0,05 µg/kg/min e 0,5 µg/kg/min.

❑ Estudos experimentais com animais têm demonstrado um aumento na incidência de infarto do miocárdio quando utilizado isoproterenol no tratamento do choque cardiogênico. Desta forma, são necessários novos estudos, com amostras mais expressivas, sobre o uso de isoproterenol em pacientes com choque séptico e choque cardiogênico.

INIBIDORES DA FOSFODIESTERASE

A. Milrinona

- A milrinona é um inibidor seletivo da fosfodiesterase tipo III, que não permite a hidrólise da adenosina monofosfato cíclica e, portanto, potencializa o efeito de estimulação do receptor beta nos tecidos cardíaco e vascular. Assim, atua aumentando a força de contratilidade e a velocidade de relaxamento da fibra miocárdica, ao mesmo tempo em que causa vasodilatação periférica, com queda da resistência vascular periférica.

- Está indicada em pacientes normotensos com baixo débito cardíaco e alta resistência vascular sistêmica. Embora as doses de ataque sejam recomendadas pela literatura, na rotina, à beira do leito, muitos médicos preferem não utilizar doses de ataque, sendo recomendada apenas em infusão contínua na dose de 0,5 a 1,0 µg/kg/min.

- Devido a sua meia-vida longa, ela deve ser descontinuada ao primeiro sinal de taquiarritmia, hipotensão ou redução da resistência vascular sistêmica. Pode ser utilizada isoladamente ou em associação com outras drogas.

VASOCONSTRITORES

A. Vasopressina

- É também conhecida como hormônio antidiurético e é essencial para a homeostase cardiovascular. O hormônio é sintetizado como pró-hormônio pelos neurônios localizados nos núcleos supra-óptico e paraventricular do hipotálamo. A liberação de vasopressina depende de estímulos osmóticos e não-osmóticos. A hiperosmolaridade plasmática é um potente estímulo para a liberação de vasopressina. A hipotensão e a redução do volume intravascular são potentes estímulos não-osmóticos que aumentam exponencialmente os níveis de vasopressina por meio de receptores de estiramento do átrio esquerdo, seio carotídeo e arco aórtico. Outros estímulos não-osmóticos incluem hormônios e mediadores.

- Dentre os vários receptores da vasopressina, os receptores V1 são os de maior interesse no choque. Receptores V1 estão localizados na musculatura lisa vascular e medeiam vasoconstrição por meio da ativação da fosfolipase C e liberação de cálcio dos estoques intracelulares.

❏ Atualmente, estudos clínicos têm avaliado a utilização de baixas doses de vasopressina no tratamento do choque séptico e do choque vasodilatado. Estes estudos mostraram um aumento significativo da pressão arterial e resistência vascular sistêmica, com baixas doses de vasopressina.

❏ Assim, estudos sugerem que a vasopressina deva ser utilizada em baixas doses, de 0,3 a 2,0 mUI/kg/min [0,0003 a 0,002 UI/kg/min (ampola de 20 UI/mL – não disponível no Brasil)] para manter um nível plasmático de 20 pg/mL a 30 pg/mL, em casos de choque quente que estejam cursando com hipotensão refratária ao volume, à hidrocortisona e à noradrenalina.

VASODILATADORES

A. Nitroprussiato de Sódio

❏ O nitroprussiato de sódio é um potente vasodilatador com ação em território venoso e arterial. Por sua ação vasodilatadora, ocasiona um represamento do sangue na periferia, diminuindo as pressões nas câmaras cardíacas, com conseqüente redução do volume diastólico final do ventrículo esquerdo. Por sua ação de dilatação arterial, facilita o trabalho de ejeção do ventrículo esquerdo, melhorando o débito cardíaco, diminuindo a tensão da parede ventricular durante a sístole e, conseqüentemente, reduzindo o consumo de oxigênio pelo miocárdio e aumentando o fluxo sangüíneo para áreas isquêmicas.

❏ Sua ação se inicia em minutos, é dose-dependente e tem meia-vida curta, de 2 a 4 min, depois de interrompida. É um dos medicamentos mais utilizados no tratamento das emergências hipertensivas, tanto em adultos quanto em crianças, apesar dos efeitos adversos. Na urgência hipertensiva, a principal vantagem é permitir o controle ajustável, minuto a minuto, da pressão arterial.

❏ Dissocia-se rapidamente em óxido nítrico (que tem ação direta na musculatura vascular) e em cianeto, que é convertido em tiocianato pelo fígado e eliminado na urina. Nos casos em que são necessárias doses elevadas por tempo mais prolongado (> 3 µg/kg/min, por mais de 48 a 72 h), na insuficiência renal ou hepática, pode ocorrer intoxicação por cianeto e tiocianato.

❑ Na insuficiência hepática, o acúmulo de cianeto pode produzir acidose lática, instabilidade cardiovascular e disfunção neurológica. O tratamento inclui hidroxicobalamina e tiossulfato de sódio.

❑ Na insuficiência renal, os níveis séricos de tiocianato devem ser monitorados diariamente, devendo-se interromper a infusão de nitroprussiato com concentrações séricas > 10 mg/dL. O excesso de tiocianato promove confusão mental, hiper-reflexia, náuseas, vômitos, convulsões e coma. A diálise facilita sua remoção. Outros efeitos colaterais do nitroprussiato incluem distúrbios gástricos, cefaléia, palpitações, sudorese e fasciculações musculares.

❑ Em geral, é útil no tratamento da insuficiência cardíaca congestiva com edema pulmonar, pois diminui a pré e a pós-carga, com redução significativa do trabalho cardíaco. Deve ser administrado por via intravenosa, em infusão contínua, na dose de 0,25 a 8,0 µg/kg/min em bomba de infusão, com equipo fotossensível, com o paciente monitorado em UCI.

B. LABETALOL

❑ É um bloqueador competitivo de receptores beta-adrenérgicos (beta$_1$ e beta$_2$) e alfa-adrenérgicos, sendo seu efeito em receptores beta-adrenérgicos aproximadamente três a sete vezes maior. Diminui a resistência vascular periférica e a pressão arterial sem produzir taquicardia reflexa e com mínimo efeito sobre o débito cardíaco.

❑ Por via intravenosa, sua ação inicia-se em 2 a 5 min, com pico de ação em 5 a 15 min. Pode ser aplicado em *bolus* ou em infusão contínua. Pode ser utilizado em muitos tipos de emergências hipertensivas. A duração da sua ação é de aproximadamente 2 a 4 h, para a maioria dos pacientes.

❑ Na faixa etária pediátrica, a dose recomendada é de 0,2 a 1,0 mg/kg em *bolus* (máximo de 40 mg como dose inicial), que pode ser repetida a cada 5 a 15 min, até a obtenção do efeito desejado. Em infusão contínua, a dose recomendada é de 0,25 a 3,0 mg/kg/hora.

❑ O labetalol é metabolizado no fígado, com eliminação de metabólitos inativos na urina. Pode ser utilizado na insuficiência renal e não é removido por diálise peritoneal ou hemodiálise.

- É recomendado nos estados hiperadrenérgicos e em pacientes com comprometimento renal (metabolismo hepático). O labetalol é efetivo no tratamento da hipertensão atribuída ao feocromocitoma e pode ser utilizado durante a gestação. Não promove aumento da pressão intracraniana, podendo ser útil no tratamento da hipertensão grave associada a lesões neurológicas e em pós-operatório de neurocirurgia. Nesta situação, quando comparado com o nitroprussiato de sódio, melhora a pressão de perfusão cerebral e a pressão intracraniana.

- Em pacientes com síndrome de Cushing, deve ser evitado ou utilizado com cautela, pois poderá acentuar a bradicardia, como efeito colateral. Deve ser evitado em pacientes asmáticos ou com doença pulmonar obstrutiva, por seu efeito beta-bloqueador. Não deve ser utilizado em pacientes com insuficiência cardíaca congestiva e em pacientes diabéticos tratados com insulina.

- Dentre os efeitos colaterais do labetalol estão náuseas, vômitos, erupção cutânea, prurido e congestão nasal.

C. Óxido Nítrico

- O óxido nítrico é um potente vasodilatador que pode ser administrado por via inalatória e ocasiona um efeito de relaxamento vascular pulmonar sem efeitos de vasodilatação sistêmica. Nos últimos anos, tem sido amplamente estudado, tanto na sua aplicação em pediatria quanto para pacientes adultos. Identificado como o potente "fator relaxador derivado do endotélio", o óxido nítrico possui as propriedades de causar vasodilatação agindo via aumento da guanosina monofosfato cíclica (GMPc).

- A terapêutica com óxido nítrico inalatório (NO) foi recentemente aprovada nos Estados Unidos. Entre suas indicações estão o tratamento de recém-nascidos prematuros com mais de 34 semanas e recém-nascidos a termo com insuficiência respiratória hipoxêmica (associada à evidência de hipertensão pulmonar clínica ou ecocardiográfica). Aprovado para o tratamento de crianças com cardiopatia congênita cursando com hipertensão pulmonar no manejo pré e pós-operatório.

- Até o momento, não foi aprovada a utilização do NO inalatório para pacientes adultos e pediátricos com síndrome do desconforto respiratório agudo (SDRA), apesar de estudos recentes mostrarem alguma eficácia na sua aplicação. Desta forma, a aplicação do NO na SDRA deve ser extremamente criteriosa.

❑ Em relação à dose, os resultados de estudos controlados e randomizados sugerem a aplicação de NO inalado em doses iniciais de 20 ppm. A partir desta dose, deve ser diminuída progressivamente em horas ou dias. O aumento da dose em 40 ppm geralmente não melhora a oxigenação em pacientes que não responderam a doses baixas de NO.

❑ O NO pode produzir diversas substâncias tóxicas. Na mistura com o oxigênio, é oxidado em dióxido de nitrogênio (NO_2), um gás altamente citotóxico, que em solução aquosa é convertido em ácido nítrico e nitroso. Pode formar a metemoglobina na sua ligação com a hemoglobina. Além do seu efeito tóxico, quando ligado a outras substâncias, o próprio NO pode causar lesão celular direta, principalmente mediante mutações no DNA nuclear.

❑ São considerados tóxicos níveis de NO_2 acima de 5 ppm. Entre os efeitos colaterais, estão metemoglobinemia, edema pulmonar e disfunção plaquetária. Desta forma, é obrigatória a monitorização do nível de ambos, NO e NO_2 durante a administração do óxido nítrico, assim como o seguimento, de forma adequada, das normas de segurança, tais como:

○ não ultrapassar a dose de 40 ppm;

○ as concentrações de NO e NO_2 devem ser monitoradas continuamente no ramo inspiratório do circuito do aparelho, próximo à cânula traqueal do paciente, através de um analisador de quimioluscência ou eletroquímico;

○ o gás exalado deve ser retirado por um sistema de válvulas para evitar a poluição ambiental;

○ a instalação do dispositivo deve ser feita em local arejado ou com sistema de ventilação;

○ níveis de metemoglobina devem ser monitorados até 4 h do início da terapêutica, e subseqüentemente a cada 24 h;

❑ Não existem estudos controlados abordando qual o tempo máximo seguro de aplicação do NO inalado. Em média, estudos multicêntricos mostraram a interrupção da terapêutica após 5 dias de sua aplicação. Entretanto, a retirada do gás deve ser realizada o mais rápido possível, de forma lenta e gradual, para evitar o efeito rebote.

❑ Entre as contra-indicações absolutas para o uso do NO na faixa etária pediátrica, estão: neonatos com cardiopatias dependentes do *shunt* direito-esquerdo e pacientes com deficiência de metemoglobina redutase congênita ou adquirida.

- Entre as contra-indicações relativas, estão: anemia, trombocitopenia, leucopenia ou distúrbios de coagulação; edema agudo de pulmão e infecção pulmonar aguda.
- Pacientes com disfunção ventricular esquerda grave somente poderão receber NO inalatório em combinação com outros agentes que melhorem o desempenho do ventrículo esquerdo.
- O NO inalatório oferece benefícios para recém-nascidos a termo e pré-termo com falência respiratória hipoxêmica, que não respondem ao suporte ventilatório, recrutamento pulmonar e oxigenoterapia.

D. Sildenafil

- O sildenafil é um potente inibidor da enzima 5-fosfodiesterase, que é responsável pela conversão da GMPc em GMP. Com a inibição desta enzima, ocorre aumento da concentração de GMPc nos pulmões, com conseqüente relaxamento do músculo liso da parede vascular. O sildenafil foi demonstrado ser um vasodilatador pulmonar seletivo sem efeitos na pressão arterial sistêmica, potencializando os efeitos do NO inalatório quando administrado por via oral.
- Estudos mostraram uma redução na resistência vascular pulmonar com a utilização do sildenafil na forma de monoterapia, em associação com a prostaciclina ou com o NO inalatório. Os efeitos do sildenafil na musculatura pulmonar independem da etiologia da hipertensão pulmonar, que pode variar de acordo com a faixa etária. No período neonatal, a hipertensão pulmonar pode ser decorrente da aspiração de mecônio, sepse, pneumonia, asfixia perinatal, hérnia diafragmática congênita, hipoplasia pulmonar, entre outros. Na infância, em geral, associa-se a doenças pulmonares ou seqüelas de pneumonite intersticial. A hipertensão secundária à cardiopatia congênita ocorre independentemente da faixa etária, assim como a hipertensão arterial pulmonar idiopática.
- O sildenafil apresenta boa absorção no trato gastrointestinal e tem início de ação 15 min após a sua administração. Apresenta meia-vida de 4 h e sua eliminação é hepática. Os efeitos colaterais incluem cefaléia, rubor, tontura, dispepsia, congestão nasal e alterações visuais. Para crianças, a dose sugerida é de 1 a 2 mg/kg/dia.

ANTAGONISTAS DO CÁLCIO

A. Nifedipina

- É um bloqueador dos canais de cálcio. Age diminuindo a concentração de cálcio citoplasmático, promovendo relaxamento da musculatura lisa da parede arteriolar e queda da resistência vascular periférica. Tem pouco efeito sobre o território venoso. Sua ação sobre a condução nodal atrioventricular é menos evidente, quando comparada com os bloqueadores de canal de cálcio tipo I (verapamil) e, em geral, é suplantada pela taquicardia reflexa decorrente da estimulação simpática. Em pacientes com insuficiência cardíaca grave, há relatos de disfunção miocárdica.

- Por via oral, seu efeito inicia em 5 a 15 min, com pico em 30 a 90 min e duração variável, em média 3 a 5 h. Por via sublingual, a dose absorvida é pouco conhecida. A dose por via oral ou sublingual é de 0,25 a 0,5 mg/kg (máximo de 10 mg) a cada 6 a 8 h.

- A sua aplicação é controversa nas urgências hipertensivas, justificada pelo risco potencial de eventos isquêmicos cerebrais, renais ou cardíacos. Além disso, existem relatos de complicações fatais em adultos, secundárias à rápida e intensa queda da pressão arterial. Pacientes hipovolêmicos ou em uso de outros hipotensores são mais suscetíveis à hipotensão. Efeitos adversos mais freqüentes são taquicardia reflexa, hipotensão, cefaléia, vômitos, sedação e rubor facial.

INIBIDORES DA ENZIMA DE CONVERSÃO DA ANGIOTENSINA

A. Captopril

- É um inibidor da enzima conversora da angiotensina I e age bloqueando a produção da angiotensina II (um potente vasoconstritor), promovendo a redução da resistência vascular sistêmica e da pressão arterial. Inibe a conversão de peptídeos vasodilatadores, como a bradicinina, em seus metabólitos inativos. Diminui a produção de aldosterona, facilitando o controle da volemia corpórea. Apresenta especificidade para o tratamento da hipertensão renina-dependente.

- A dose inicial recomendada para crianças é de 0,3 a 0,5 mg/kg/dose a cada 6 ou 8 h. Em recém-nascidos, a dose inicial recomendada é de 0,05 a 0,2 mg/kg/dose a cada 8 ou 12 h. A dose máxima para crianças é de 4 a 5 mg/kg/dia e, para adultos, de 300 a 400 mg/dia.
- Deve ser administrado por via oral e sua absorção ocorre em 30 a 90 min. Seu efeito máximo é observado em 60 a 90 min após sua administração e tem duração variável, em média de 4 a 6 h.
- A eliminação do captopril é primeiramente renal, e, portanto, as doses devem ser ajustadas à taxa de filtração glomerular.
- Entre os efeitos colaterais do captopril, estão: hipotensão, cefaléia, tosse, vômitos, estomatite, alterações de paladar, erupção cutânea, anorexia, neutropenia e, mais raramente, agranulocitose, bradicardia, hiperpotassemia e proteinúria.
- O captopril é contra-indicado na estenose bilateral de artéria renal ou unilateral em rim único, pois pode precipitar o aumento dos níveis séricos de uréia e creatinina, oligúria e insuficiência renal aguda.

B. Enalapril

- É uma droga anti-hipertensiva que atua como inibidor da enzima conversora de angiotensina I (ECA), bloqueando a angiotensina II, ocasionando diminuição da resistência vascular sistêmica. É uma pró-droga convertida para a forma ativa, *enalaprilat*, primeiramente no fígado, e o pico da concentração sérica ocorre 3 a 4 h após a administração. O *enalaprilat* é o único inibidor da ECA disponível para preparação intravenosa.
- A dose via oral é 0,1 a 0,5 mg/kg/dia em dose única ou de 12 em 12 h. A dose intravenosa é de 0,05 a 0,1 mg/kg/dose até 1,25 mg/dose em bolus. Por via oral, deve ser administrada 1 hora antes das refeições, pois os alimentos diminuem a absorção da droga em 20% a 40%.
- Há vários relatos de seu uso para controle de emergências hipertensivas, particularmente após reparação de coarctação de aorta. Não deve ser utilizada em casos de hipovolemia porque pode ocasionar rápida queda da pressão sangüínea, precipitando isquemia e lesão renal. Também pode ocasionar hiperpotassemia por ação na inibição da produção de aldosterona. Seu uso é contra-indicado na hipertensão renovascular com estenose bilateral ou rim único.

❏ Dentre os efeitos colaterais, estão: a diminuição da função renal, proteinúria, *rash* cutâneo, eosinofilia, leucopenia, cefaléia, hipotensão, tosse, angioedema e hiperpotassemia.

❏ É importante monitorar o nível sérico de potássio e a função renal durante a sua aplicação.

DIURÉTICOS

A. FUROSEMIDA

❏ É um diurético potente, com ação na porção ascendente da alça de Henle, bloqueando a reabsorção de sódio, acoplada à reabsorção ativa de cloro (sistema de co-transporte ativo 2 $Cl^-Na^+K^+$, localizado na membrana luminal). Promove redução do volume extracelular através de aumento da diurese e da excreção de sódio, sendo este seu principal mecanismo de ação. Apresenta ainda efeito vasodilatador, com diminuição da resistência vascular periférica.

❏ A dose recomendada por via intravenosa é de 0,5 a 1,0 mg/kg, podendo ser repetida a cada 4 a 6 h, conforme a resposta clínica. Sua ação por via intravenosa é rápida, com início em até 5 min, efeito máximo em 30 a 45 min e duração de 2 a 4 h. Por via oral, a dose preconizada é de 1 a 4 mg/kg/dia. Sua ação inicia em 30 a 60 min, com pico em 1 a 2 h e duração de 4 a 8 h.

❏ Em uso prolongado pode desencadear: hipopotassemia, hipocalcemia, alcalose metabólica hipoclorêmica, hiponatremia, hiperuricemia e hiperglicemia.

B. ESPIRONOLACTONA

❏ É um diurético com ação na parte final do néfron distal, antagonista da aldosterona. Inibe a absorção de sódio nas regiões terminais do túbulo distal e, concomitantemente, suprime de forma indireta a secreção de potássio e prótons.

❏ Na faixa etária pediátrica, tem sido utilizada para o tratamento da insuficiência cardíaca e para aliviar a congestão pulmonar em lactentes e neonatos com doença pulmonar crônica.

❏ Entre os efeitos adversos mais freqüentes, podemos citar: hiperpotassemia, hiponatremia e acidose metabólica hiperclorêmica. Com menor freqüência: cefaléia, letargia, ataxia, diarréia, vômitos e tontura. Raramente são observados sangramento digestivo, ototoxicidade, nefrocalcinose ou supressão de medula óssea. Devido à potencial inibição da testosterona e progesterona, o seu uso prolongado pode predispor, em 10% dos pacientes adultos, a ginecomastia, impotência sexual e amenorréia, que regridem com a retirada da droga.

- A dose recomendada em pediatria é de 1 a 4 mg/kg/dia, por via oral, em dose única ou com intervalo de 12 h. A absorção oral é rapidamente metabolizada. Tem meia-vida de 12 a 24 h.
- As principais indicações do uso da espironolactona incluem: insuficiência cardíaca congestiva grave (ICC), choque cardiogênico e hiperaldosteronismo induzido por hipertensão arterial. As principais contra-indicações são hiperpotassemia e anúria.

MANIPULADORES DO CANAL ARTERIAL

A. Indometacina

- É um inibidor da prostaglandina que causa o fechamento do ducto arterioso. Estudos têm demonstrado uma boa eficácia do tratamento, com o fechamento do ducto em 2/3 dos recém-nascidos pré-termo. Uma pior resposta terapêutica é verificada nos recém-nascidos pré-termo com extremo baixo peso, naqueles com infecção ou com idade pós-natal avançada.
- Contudo, existe muita controvérsia em relação à utilização da indometacina. No ensaio clínico randomizado, realizado por Schmidt e cols., em 2001, abordando os benefícios da terapia com indometacina para recém-nascidos prematuros com peso entre 500 e 999 g, não foi verificada diferença na incidência de doença pulmonar crônica e outras co-morbidades entre aqueles que receberam indometacina ou placebo.
- Atualmente, sua principal indicação é para recém-nascidos pré termo com persistência do canal arterial (PCA), que apresentam comprometimento hemodinâmico significativo (*shunt* esquerdo-direito), sendo contra-indicada para aqueles com sangramento ativo, enterocolite necrosante, coagulopatia, plaquetopenia e insuficiência renal.
- A utilização da indometacina está associada a uma série de efeitos colaterais: insuficiência renal, anormalidades eletrolíticas (hiponatremia, hipocalemia), perfuração intestinal, sangramento gastrointestinal, disfunção plaquetária e hipoglicemia, sendo a insuficiência renal e os distúrbios eletrolíticos os mais freqüentes.

- A dose preconizada para o fechamento do ducto arterioso é de 0,1 a 0,25 mg/kg/dose intravenosa, de 12 em 12 h, ou de 24 em 24 h, e a velocidade de infusão não deve ser inferior a 30 min, visando minimizar os efeitos sobre os fluxos sangüíneos cerebral, gastrointestinal e renal. Geralmente, são realizadas três doses por ciclo, sendo o máximo de dois ciclos. As doses devem ser administradas com intervalos de 12 a 24 h, monitorando-se continuamente o débito urinário. Na presença de anúria ou oligoanúria, as doses subseqüentes devem ser atrasadas ou interrompidas.

B. Prostaglandina E1

- Várias prostaglandinas endógenas medeiam a constrição e a dilatação do ducto arterioso durante o período perinatal. A infusão intravenosa da prostaglandina E_1 (Prostin®) pode manter patente o ducto arterioso em neonatos com doença cardíaca congênita cianótica e outras doenças cardíacas congênitas complexas, tais como interrupção do arco aórtico. Estes lactentes dependem de um ducto arterioso patente para um adequado fluxo sangüíneo pulmonar e sistêmico.

- A prostaglandina E_1 tem meia-vida curta. A dose preconizada inicialmente é de 0,05 a 0,1 µg/kg/min, intravenosa, em infusão contínua. A dose de manutenção deve ser titulada conforme o efeito clínico desejado. Baixas taxas de infusão (0,01 a 0,05 µg/kg/min) geralmente promovem o efeito desejado.

- Dentre os efeitos adversos da infusão de prostaglandina E_1 estão: vasodilatação sistêmica, que pode ocasionar hipotensão, *flush* cutâneo, edema periférico, apnéia, aumento da temperatura, leucocitose e bradicardia. Crise convulsiva, diarréia, distúrbios do ritmo, hipoglicemia, hipocalcemia, falência renal e coagulopatias são efeitos colaterais menos freqüentes.

LEITURA SUGERIDA

1. Barrett LK, Singer M, Clapp LH. Vasopressin: Mechanisms of action on the vasculature in health and septic shock. Crit Care Med 2007;35:33-40.
3. Blaszak RT, Savage JA, Ellis EN. The use of short-acting nifedipine in pediatric patients with hypertension. J Pediatr 2001;139:34-7.
4. Flynn JT. Nifedipine in the treatment of hypertension in children. J Pediatr 2002; 140:787-8.
5. Ghofrani HA, Wiedemann R, Rose F et al. Sildenafil for treatment of lung fibrosis and pulmonary hypertension: a randomised controlled trial. Lancet 2002;360:895-900.

6. Gurgueira GL, Carvalho WB. Utilização de óxido nítrico inalatório em pediatria. In: Carvalho WB, Hirschheimer MR, Proença Filho JO et al. Ventilação pulmonar mecânica em Pediatria e Neonatologia. 2°ed. São Paulo:Atheneu;2004. pp. 423-30.
7. Humbert M, Sitbon O, Simonneau G. Treatment of pulmonary arterial hypertension. N Engl J Med 2004;351:1425-36.
8. Itabashi K, Ohno T, Nishida H. Indomethacin responsiveness of patent ductus arteriosus and renal abnormalities in preterm infants treated with indomethacin. J Pediatr 2003;143(2):203-7.
9. Kelly M, Sturgill M, Notterman D. Pharmacology of the Cardiovascular System. In Fuhrmam BP and Zimmermam J, eds. Pediatric Critical Care. 3ed. New York: Mosby; 2006. pp.298-331.
10. Leone M, Boyadjiev I, Boulos E et al. A reappraisal of isoproterenol in goal-directed therapy of septic shock. Shock 2006;26:353-7.
11. Leone MB, Walter A. Decreased vasopressin responsiveness in vasodilatory septic shock-like conditions. Crit Care Med 2006;34:1126-30.
12. Mitsnefes MM. Hypertension in children and adolescents. Pediatr Clin N Am 2006;53:493-512.
14. Schmidt B, Robert RS, Fauaroff A et al. Indomethacin prophylaxis, patent ductus arteriosus, and the risk of bronchopulmonary dysplasia: further analyses from the trial of indomethacin profylaxis in preterms (TIPP). J Pediatr 2006;148:730-4.
15. Truttman AC, Zehnder-Schlapback S, Bianchetti MG. A moratorium should be placed on the use of short-acting nifedipine for hypertension crises. Pediatr Nephrol 1998;12:259.
16. Van der Vorst MM, Kist JE, Van der Heijden AJ et al. Diuretics in pediatrics: current knowledge and future prospects. Paediatric Drugs 2006;8(4):245-64.
17. Vincent, JL. Vasopressin in hypotensive and shock states. Crit Care Clin 2006;22:187-97.

Internet (acesso livre)

1. Bentlin MR. Sildenafil no tratamento da hipertensão pulmonar após cirurgia cardíaca. J Pediatr (Rio J) 2005;81:175-8. Disponível em: http://www.jped.com.br/conteudo/05-81-02-175/port.pdf.
2. Carcillo JA, Fields AI, American College of Critical Medicine Task Force Committee Members. Clinical practice parameters for hemodynamic support of pediatric and neonatal patients in septic shock. Crit Care Med 2002; 30:1365-78. Disponível em: http://www.sccm.org/professional_resources/guidelines/table_of_contents/Documents/ElectronicCopy.pdf
3. Carcillo JA, Fields AI, Comitê de Força-Tarefa. Parâmetros de prática clínica para suporte hemodinâmico a pacientes pediátricos e neonatais em choque séptico. J Pediatr (Rio J) 2002;78:449-66. Disponível em: http://www.jped.com.br/conteudo/02-78-06-449/port.pdf
4. Oliveira EC, Amaral CFS. Sildenafil no tratamento da hipertensão arterial pulmonar idiopática em crianças e adolescentes. J Pediatr (Rio J) 2005;81:390-4. Disponível em: http://www.jped.com.br/conteudo/05-81-05-390/port.pdf.

Choque Hipovolêmico

9

José Fernando Cavalini
Fernanda Martins Viana

INTRODUÇÃO

❏ O choque hipovolêmico é caracterizado por volume sangüíneo circulante inadequado para o espaço vascular, com comprometimento da perfusão tecidual. É resultante, na faixa etária pediátrica, quase sempre da desidratação ou de hemorragia, podendo também ser conseqüente à perda de líquidos para o espaço extravascular, como ocorre nas crianças com processos inflamatórios, tais como em queimaduras ou na sepse.

❏ A hipovolemia é a principal causa de choque em lactentes e crianças no mundo inteiro. A Organização Mundial de Saúde (OMS) cita como três das causas mais freqüentes de óbito nesta faixa etária, a diarréia, a malária e a sepse bacteriana. Na literatura, o choque hipovolêmico é mencionado como a causa mais freqüente de óbito.

❏ As perdas rápidas de volume intravascular que ocorrem nas gastroenterites agudas podem explicar porque o choque hipovolêmico é a causa freqüente de óbito na infância, em todo o mundo, ocorrendo mesmo em crianças hígidas. A hipovolemia está entre as maiores causas de choque na criança em países desenvolvidos e resulta de hemorragias causadas por acidentes ou traumatismos, muitas vezes em crianças sem qualquer fator predisponente.

- Quando a perfusão tissular inadequada não é reconhecida e tratada, a hipoxemia grave irá se desenvolver, ocasionando uma série de eventos em cascata, que culminará em falência de múltiplos órgãos e sistemas. Portanto, sem tratamento adequado, o choque evolui para óbito. A redução na mortalidade depende do diagnóstico precoce do estado de choque e da rápida instituição de terapêutica eficaz. Na Tabela 9.1 são demonstradas as principais causas de choque hipovolêmico na criança.

Tabela 9.1 – Principais Causas de Choque Hipovolêmico na Criança

Perda de Água e Eletrólitos	Hemorragia	Perda de Plasma
Diarréia	Trauma	Queimado
Vômitos	Cirurgia	Síndrome nefrótica
Obstrução intestinal	Hemorragia gastrointestinal	Sepse
Perdas renais	Intracraniana (bebês)	Obstrução intestinal
Diabetes insípido		Peritonite
Diabetes melito		
Queimado		
Choque térmico		

A. ETIOPATOGENIA E FISIOPATOLOGIA

- A função circulatória depende basicamente de três fatores: o volume sangüíneo, o tônus vascular e a função miocárdica. Em conseqüência, todos os tipos de choque resultam de anormalidades em um ou mais desses fatores.

- O choque hipovolêmico resulta da depleção do volume intravascular, com conseqüente diminuição do retorno venoso sistêmico (pré-carga) e do volume sistólico. Ocorre por hemorragias, perda de água e eletrólitos ou por perda de plasma, tanto para o espaço exterior quanto para o interior (terceiro espaço). O reduzido volume circulante leva a uma diminuição do débito cardíaco.

- A ativação de barorreceptores centrais e periféricos leva a uma descarga adrenérgica, resultando em taquicardia e vasoconstrição periférica, com conseqüente manutenção da pressão arterial. Desta forma, pequenas reduções do volume sangüíneo circulante, até 10% a 15%, podem ser toleradas, sendo compensadas em crianças previamente saudáveis. Perdas maiores, iguais ou acima de 25% do volume sangüíneo circulante resultarão em estado de hipovolemia e choque, e necessitarão de intervenção imediata e agressiva. Perdas acima de 40% quase sempre são catastróficas.

- Os sinais clínicos mais evidentes de choque hipovolêmico compensado, na sua fase inicial em crianças, são a taquicardia persistente, a vasoconstrição periférica e a diminuição da pressão de pulso. O tempo de enchimento capilar prolongado, as extremidades frias e a diminuição no débito urinário são a evidência clínica da perfusão tecidual reduzida.

- Se o quadro de choque evoluir, a manutenção da perfusão tecidual inadequada levará ao metabolismo anaeróbio, resultando em acidose metabólica. Se a perfusão inadequada persistir, várias respostas metabólicas e sistêmicas irão ocorrer à medida que o paciente se torna fisiologicamente mais instável. A produção ou a liberação de fatores mediadores de injúria celular é disparada pelo insulto hipóxico ou isquêmico, que resulta da inadequada perfusão tissular.

- Nas fases iniciais do choque, um número grande de mecanismos fisiológicos compensadores age para manter a pressão arterial em níveis normais e preservar a perfusão tecidual. Ocorre um desvio da circulação esquelética e esplâncnica para preservar órgãos vitais como o sistema nervoso central, o coração e a medula adrenal, pela ação do sistema nervoso simpático. Há a liberação de hormônio antidiurético e a ativação do sistema renina-angiotensina-aldosterona, na tentativa de preservar o espaço intravascular. Nesta fase inicial, temos o chamado choque compensado, com a manutenção da pressão arterial.

- A ação alfa-adrenérgica na circulação esplâncnica pode comprometer a integridade da mucosa gastrointestinal, proporcionar a translocação bacteriana e de endotoxinas, levando ao desenvolvimento de resposta inflamatória sistêmica e até quadro de sepse. Isso pode ocorrer na evolução de pacientes vítimas de trauma, com hipovolemia, não tratados em tempo adequado.

- Sem a devida reparação e com a persistência dos fatores que levaram à perda de líquido intravascular, teremos a instalação do choque descompensado, com a conseqüente lesão tecidual; circulação central deficiente; irresponsividade da microcirculação; depleção e fadiga dos mecanismos compensatórios; liberação de substratos conseqüentes à isquemia e hipoxia tissular – o que agravará o quadro clínico, com hipotensão arterial, disfunção do sistema nervoso central, anúria, além de falência respiratória e cardiocirculatória. A profunda e persistente hipoperfusão dos tecidos ocasionará dano miocárdico permanente, levando à morte celular e tornando o quadro irreversível (choque terminal).

❏ A pressão arterial somente sofrerá queda significativa quando os mecanismos compensatórios se exaurirem, o que poderá ocorrer tardiamente ao evento precipitador do quadro ou após severo comprometimento da função miocárdica.

B. Características Clínicas

❏ A criança com quadro de choque compensado apresenta-se pálida, com extremidades frias, enchimento capilar lentificado (acima de 3 segundos), taquicárdica e com débito urinário reduzido. Hemodinamicamente, apresenta resistência vascular sistêmica aumentada, redução da pressão de enchimento capilar, débito cardíaco reduzido, pressão venosa central diminuída, mas com pressão arterial mantida às custas dos mecanismos compensatórios. Apresenta taquipnéia e comprometimento do sensório, como agitação ou irritabilidade, pela redução da oferta de oxigênio aos tecidos. Na Tabela 9.2 são demonstrados os sinais de perfusão tecidual diminuída, nos vários órgãos e sistemas.

❏ A avaliação do grau de depleção do volume circulante é mais bem realizada na criança quando dispomos do seu peso imediatamente anterior ao quadro atual, e o cálculo da perda até a sua admissão hospitalar é feito da seguinte maneira:

$$\text{Grau de depleção (\%)} = \frac{\text{Peso anterior} - \text{Peso atual} \times 100}{\text{Peso anterior}}$$

❏ Quando o peso anterior da criança não estiver disponível, utilizamos critérios clínicos para a avaliação aproximada do déficit de líquidos (Tabela 9.3).

Tabela 9.2 – Sinais de Perfusão Diminuída nos Vários Órgãos e Sistemas

Órgão/Sistema	↓ Perfusão	↓↓ Perfusão	↓↓↓ Perfusão
SNC	–	Irritabilidade, apatia	Agitação/confusão, estupor
Respiração	–	↑ Ventilação	↑↑ Ventilação
Metabolismo	–	Acidose metabólica compensada	Acidose metabólica descompensada
Intestino	–	↓ Motilidade	Íleo adinâmico
Rins	↓ Volume urinário ↑ densidade urinária	Oligúria	Oligoanúria
Pele	Retardo do enchimento capilar	EE frias	Mosqueada, cianose, EE frias
Sistema cardiovascular	↑ FC	↑↑FC; ↓ pulsos periféricos	↑↑ FC; ↓ PA; apenas pulsos centrais

SNC: sistema nervoso central; FC: freqüência cardíaca; PA: pressão arterial; EE: extremidades; ↑: aumento; ↓: diminuição.

- ❑ Se as causas que originaram as perdas do volume sangüíneo intravascular não forem combatidas, haverá deterioração do quadro clínico. A criança torna-se oligúrica (débito urinário menor do que 1 mL/kg/hora ou abaixo de 30 mL/hora em adolescentes), com mucosas ressecadas e turgor de pele pastoso, mantendo ainda a taquicardia, a pressão arterial e a temperatura central. Ocorre taquipnéia, hiperpnéia e hiperventilação, freqüentemente presentes nos estados iniciais do choque. A alcalose respiratória está presente em todos os estágios de todos os tipos de choque.

- ❑ A vasoconstrição periférica e a taquicardia constituem a exteriorização clínica da resposta do sistema nervoso autônomo frente ao estresse. Quanto mais jovem for a criança, maior será a dependência da freqüência cardíaca para o resultante débito cardíaco. Freqüências muito rápidas ocorrem antes que qualquer alteração da pressão arterial possa ser notada. A hipotensão arterial é a última manifestação de hipovolemia na criança. A pressão arterial sistólica considerada limite (abaixo do 5º percentil para a idade) em crianças de 1 a 10 anos de idade é calculada como sendo de 70 mmHg mais duas vezes a idade (anos).

❑ De um modo geral, deve se dar atenção especial à criança hospitalizada (potencial para desenvolvimento de complicações clínicas) que se apresenta persistentemente com freqüência cardíaca aumentada. A taquicardia promove aumento da demanda do miocárdio por oxigênio o que, associado à perfusão tecidual deficitária (redução da oferta), pode levar à disfunção miocárdica. Na presença de metabolismo anaeróbio em resposta à perfusão tecidual diminuída, ocorrerá acidose metabólica, o que agravará a disfunção miocárdica, contribuindo para a disfunção de múltiplos órgãos e sistemas.

Tabela 9.3 – Principais Sinais Clínicos de Desidratação na Criança

Sinais Clínicos	Grau de Depleção		
	Leve (I Grau)	Moderada (II Grau)	Importante (III Grau)
SNC	Normal	Irritabilidade/agitação	Letargia/coma
Cor da pele	Pálida	Acinzentada	Cianose
Débito urinário	Normal	Oligúria	Anúria
Fontanela	Normal	Deprimida	Muito deprimida
Olhos	Normal	Levemente deprimidos	Encovados
Elasticidade da pele	Normal	Diminuída	Muito diminuída
Mucosas	Normal	Secas	Muito secas
Turgor subcutâneo	Normal	Frouxo	Pastoso
Freqüência cardíaca	Normal a aumentada	Aumentada	Muito aumentada
Pulsos periféricos	Normais	Pouco diminuídos	Débeis ou ausentes
Pressão arterial	Normal	Normal	Diminuída
Déficit volemia	5%	10%	15% ou mais

SNC: sistema nervoso central.

- Com a evolução do quadro clínico, a criança torna-se anúrica, letárgica, e ocorre acidose metabólica como resultado de hipoxemia e anaerobiose. Hipotensão arterial e posterior dano miocárdico tornarão o quadro irreversível.

C. Aspectos Específicos do Tratamento

1. Objetivos Principais

- O tratamento do choque hipovolêmico visa basicamente dois aspectos. O primeiro objetivo visa ao restabelecimento do volume circulante e à capacidade de transporte de oxigênio e nutrientes aos tecidos, assim como a correção dos distúrbios metabólicos conseqüentes ao choque. O segundo objetivo consiste em corrigir a causa básica do choque.

- Nos outros tipos de choque também temos que adequar a função miocárdica e o tônus vascular periférico, além da volemia. O choque hipovolêmico é o que apresenta melhor prognóstico quando abordado numa fase precoce. Para tanto, o tratamento deve ser rapidamente instituído para evitar que o choque se torne refratário e evolua à parada cardíaca, e para diminuir o risco de disfunção orgânica após o choque.

2. Fatores Preexistentes

- Deve-se efetuar uma anamnese com familiares ou pessoas que socorreram o paciente, a fim de se obter informações sobre seu estado de saúde prévio e os acontecimentos que antecederam o quadro clínico atual, orientando, assim, os possíveis diagnósticos etiológicos do choque hipovolêmico e auxiliando na tomada de decisão, que poderá ter influência no resultado final do atendimento.

3. A Via Aérea

- O tratamento se inicia com o estabelecimento de via aérea adequada e a confirmação de ventilação e oxigenação efetivas. Oxigênio é o primeiro medicamento a ser administrado, e quase sempre se faz necessária a intubação traqueal para o suporte ventilatório. Somente depois de efetivada a ventilação é que se deve ter medidas para a adequação da volemia. Idealmente, os procedimentos devem ser rápidos e concomitantes, quando executados por uma equipe multiprofissional (médicos, fisioterapeutas e enfermeiros).

4. O Acesso Venoso

❏ O passo mais importante é o estabelecimento de acesso venoso. Idealmente, um ou dois acessos periféricos de bom calibre que possibilitem a infusão de grandes volumes. Entretanto, não é incomum que a criança hipovolêmica se apresente muito vasoconstrita, com as extremidades frias, dificultando o acesso periférico. Assim, deve-se recorrer a um acesso venoso central, de preferência pela veia femoral, que tem menos riscos de complicações. Outras opções são as veias jugulares e subclávias, dependendo da experiência da equipe. Na impossibilidade de se obter esse tipo de acesso, deve-se recorrer à punção intra-óssea, que garante um acesso venoso não-colapsável, permitindo a infusão de cristalóides, colóides, sangue e fármacos durante a reanimação. Este acesso também possibilita a coleta de sangue para exames laboratoriais. O sítio mais utilizado é a região ântero-medial plana da tíbia, aproximadamente um dedo (1 a 3 cm) abaixo da tuberosidade anterior.

5. O Tipo de Líquido

❏ Após o estabelecimento do acesso vascular, o tratamento deve ser iniciado com a reposição de volume. O melhor líquido para reposição ainda é controverso.

❏ As soluções cristalóides (soro fisiológico isotônico 0,9% ou Ringer lactato) são utilizadas na fase inicial da ressuscitação volêmica, sendo facilmente disponíveis e de menor custo. Entretanto, precisam de volume maior de reposição (três a cinco vezes o volume perdido) e permanecem menos tempo no compartimento intravascular.

❏ As soluções colóides (plasma fresco, albumina a 5% e dextran) permanecem no intravascular por mais tempo, sendo expansores mais eficientes. Porém, são propensas a complicações como reações de sensibilidade.

❏ Os hemoderivados têm indicação nos casos de choque hipovolêmico por trauma, não-responsivos à infusão inicial de 40 a 60 mL/kg de cristalóides, devendo-se administrar 10 a 15 mL/kg de concentrado de hemácias ou 20 mL/kg de sangue total. Também há indicação de hemoderivados nos casos associados à coagulopatia.

6. Protocolo de Infusão

- A criança com sinais de choque hipovolêmico deve receber dois a três *bolus* de 20 mL/kg na primeira hora de tratamento, variando o tempo de infusão de 5 a 20 min, de acordo com o grau do choque e a função miocárdica. Se a criança apresentar sinais graves de choque, a infusão de 20 mL/kg deve ser rápida, em 5 a 10 min.

- Se os sinais de choque forem menos graves ou houver suspeita de disfunção miocárdica, a infusão deve ser mais lenta, em 10 a 20 min. Nos casos de alteração da função cardíaca, o volume de 10 mL/kg é mais adequado.

- A criança deve ser avaliada e reavaliada durante e após cada infusão, pelo risco de sobrecarga volumétrica. Caso não haja resposta adequada após 40 a 60 mL/kg de solução cristalóide deve-se instituir monitorização invasiva com medidas de pressão venosa central (PVC) e sondagem vesical para controle do débito urinário. Crianças em choque hipovolêmico grave podem necessitar, e toleram bem, as reposições de até 60 a 80 mL/kg nas duas primeiras horas de apresentação.

- A manutenção da PVC abaixo de 5 mmHg (6,5 cmH_2O) indica persistência da hipovolemia, devendo-se continuar a infundir 20 mL/kg a cada 15 min. Se a PVC superar os 5 mmHg e a criança mantiver os sinais de choque, torna-se necessária a instituição de suporte farmacológico com drogas vasoativas (vasoconstritoras e/ou vasodilatadoras) e inotrópicas (melhorar a função miocárdica).

- Na Fig. 9.1 está o protocolo de reposição volumétrica no tratamento inicial do choque hipovolêmico, de acordo com o Suporte Avançado de Vida em Pediatria (PALS) da Associação Americana do Coração.

7. Controle Laboratorial

- Exames laboratoriais de rotina devem ser colhidos assim que se concretize a fase inicial da ressuscitação volumétrica. Não devemos nos esquecer das conseqüências da perfusão tecidual diminuída no choque hipovolêmico e dos possíveis fatores inotrópicos negativos, como a acidose metabólica, a hipocalcemia, a hipoglicemia e a hipoxemia. Portanto, deve-se colher amostra de sangue para dosagem dos gases sangüíneos, hemograma, glicemia, eletrólitos séricos, cálcio ionizado, função renal e coagulação. Os resultados dos exames auxiliam no diagnóstico dos distúrbios coexistentes, e também são parâmetros da evolução clínica para a avaliação do tratamento realizado.

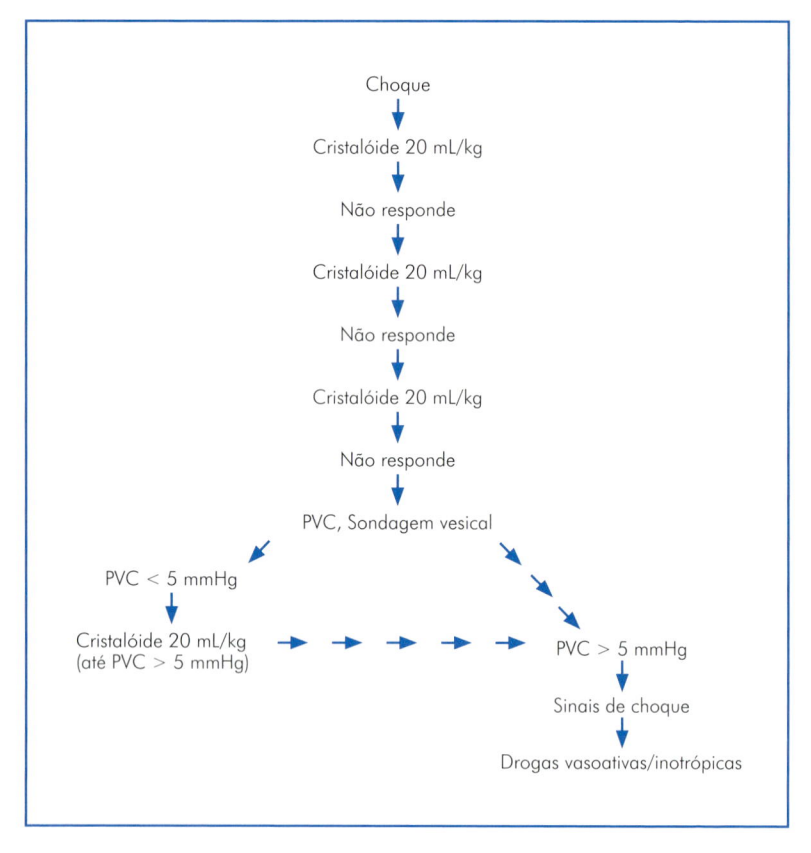

```
                    Choque
                      ↓
           Cristalóide 20 mL/kg
                      ↓
              Não responde
                      ↓
           Cristalóide 20 mL/kg
                      ↓
              Não responde
                      ↓
           Cristalóide 20 mL/kg
                      ↓
              Não responde
                      ↓
           PVC, Sondagem vesical
           ↙                    ↘
    PVC < 5 mmHg                  PVC > 5 mmHg
         ↓                              ↓
 Cristalóide 20 mL/kg  → → → →     Sinais de choque
 (até PVC > 5 mmHg)                     ↓
                              Drogas vasoativas/inotrópicas
```

Fig. 9.1 – *Protocolo de tratamento do choque hipovolêmico, segundo o Suporte de Vida Avançado em Pediatria. PVC: pressão venosa central; 5 mmHg = 6,5 cmH2O.*

8. Monitorização Clínica

❑ Pacientes com doenças de curso previsível, como o choque hipovolêmico, necessitam de controle dos sinais vitais, como a freqüência cardíaca e respiratória, a temperatura corporal, a saturação periférica de oxigênio e a pressão arterial não-invasiva. Nos casos mais instáveis, a medida da PVC. Necessitam também da observação clínica da cor, perfusão periférica, atividade e do volume urinário. Com esses parâmetros, podemos avaliar a gravidade do quadro clínico e a resposta à terapêutica utilizada.

9. Suporte Farmacológico

❏ Raramente o choque hipovolêmico necessita de agentes cronotrópicos ou inotrópicos no tratamento da criança. A dopamina é a primeira droga vasoativa a ser utilizada no paciente pediátrico com hipotensão refratária à reposição volêmica. O choque refratário à dopamina pode reverter com a infusão de adrenalina ou noradrenalina. Se houver a presença de baixo débito cardíaco, a dobutamina poderá ser útil. Se persistir com sinais de choque, com resistência vascular sistêmica aumentada, está indicado o uso de vasodilatadores.

10. O Choque no Trauma

❏ No choque hemorrágico, conseqüente ao trauma ou não, é de grande valor prático a classificação de choque pelo Suporte Avançado de Vida no Trauma (ATLS), do Colégio Americano de Cirurgiões. Esta classificação pode ser utilizada como um guia prático de terapia, quantificando gravidade e orientando condutas e referências para o encaminhamento aos serviços especializados. Na Tabela 9.4 está a classificação de choque pelo ATLS, baseada na perda sangüínea estimada em hemorragias e traumas.

❏ A aplicação de soluções hipertônicas na ressuscitação volumétrica, em situações de trauma grave, parece causar menor dano ao endotélio e reduzir o processo inflamatório ocasionado pela infusão de grandes quantidades de líquidos. A literatura recomenda o uso inicial de 4mL/kg/hora de solução salina hipertônica a 7,5% durante a fase pré-hospitalar, administrada a intervalos de 15 minutos (1mL/kg a cada 15min), observando-se a resposta clínica.

11. Tratamento da Causa do Choque

❏ A anamnese é importante para o tratamento do choque hipovolêmico, sobretudo quando se tratar de trauma ou acidente, ou até mesmo no caso de lactente jovem com quadro de choque sem etiologia aparente, em que o diagnóstico muitas vezes é difícil. Deve-se suspeitar de quadros de contusão ou trauma fechado das cavidades torácica e abdominal, além dos traumas cranianos, para a necessidade de eventual intervenção cirúrgica de urgência, que pode significar a diferença entre o sucesso e o insucesso do tratamento.

Tabela 9.4 – Classificação de Choque pelo Suporte Avançado de Vida no Trauma

	Classe I	Classe II	Classe III	Classe IV
Perda aguda da volemia	Até 15%	20% a 25%	30% a 35%	40% a 50%
Freqüência cardíaca	↑ 10% a 20%	> 150 bpm	> 150 bpm	> 150 bpm
Pulsos	↑ 10% a 20%	↓ Pressão pulso	Filiformes	Não-palpáveis
Pressão arterial	Normal	↓ ; Hipotensão ortostática	↓↓ ; Hipotensão ortostática	↓↓↓
Enchimento capilar	Normal	Prolongado	Prolongado	Prolongado
Freqüência respiratória	↑ Discreto	↑ 35-40 ipm	↑ 35-40 ipm	↑ 35-40 ipm
Volume urinário	Normal	> 1 mL/kg/hora	< 1 mL/kg/hora	Anúria
SNC	Ansiedade	Ansiedade/irritabilidade	Letargia/vômitos	Comatoso

ipm: incursões por minuto; bpm: batimentos por minuto; SNC: sistema nervoso central; ↑: aumento; ↓: diminuição; >: maior do que; <: menor do que.

LEITURA SUGERIDA

1. American College of Surgeons, Advanced Trauma Life Support. Course for Physicians. Ed Chicago, Am Coll of Surgeons.
2. Boluyt N, Bollen CW, Bos AP et al. Fluid resuscitation in neonatal and pediatric hypovolemic shock: a Dutch Pediatric Society evidence-based clinical practice guideline. Intensive Care Med 2006;32:995-1003.
3. Bracco D. Pharmacologic support of the failing circulation: practice, education, evidence, and future directions. Crit Care Med 2006;34(3):890-2.
4. Carcillo JA, Tasker RC. Fluid resuscitation of hypovolemic shock: acute medicine's great triumph for children. Intensive Care Med 2006;32:958-61.
5. Hanks SE. Pharmacologic agents in shock. Tech Vasc Interv Radiol 2006;9:77-9.
6. Kreimeier U. Pathophysiology of fluid imbalance. Crit Care 2000;4(suppl 2):S3-7.

7. Molyneux EM, Maitland K. Intravenous fluids – Getting the balance right. N Engl J Med 2005;353(9):941-4.
8. Parker MM, Hazelzet JA, Carcillo JA. Pediatric considerations. Crit Care Med 2004;32(11suppl):S591-4.
9. Rhee P, Koustava E, Alam HB. Searching for the optimal resuscitation method: recommendations for the initial fluid resuscitation of combat casualties. J Trauma 2003;54(5 suppl):S52-62.
10. Sakr Y, Reinhart K, Vincent JL et al. Does dopamine administration in shock influence outcome? Results of the Sepsis Occurrence in Acutely Ill Patients (SOAP) Study. Crit Care Med 2006;34(3):589-97.
11. Suporte Avançado de Vida em Pediatria: Manual para provedores. 2003; Edição em Português: American Heart Association.

INTERNET (ACESSO LIVRE)

1. Duke T, Molyneux EM. Intravenous fluids for seriously ill children: time to reconsider. Lancet 2003;362:1320-3. Disponível em: http://www.thelancet.com/journals/lancet/article/piis0140673603145771/pdf.
2. Vincent JL. Issues in contemporary fluid management. Crit Care 2000;4(suppl 2):S1-S2. Disponível em: http://ccforum.com/content/pdf/cc964.pdf.

Choque Cardiogênico

10

Maria Júlia Barbosa da Silva
Sandra J. Pereira

INTRODUÇÃO

- ❏ Choque cardiogênico é o estado fisiopatológico de insuficiência de perfusão tissular, ocasionando redução no fornecimento de oxigênio e nutrientes em relação às necessidades metabólicas teciduais, em que a alteração da função cardíaca é a principal responsável. Essa alteração pode ser causada por anormalidades cardíacas estruturais (malformações), funcionais (redução na contratilidade e os distúrbios do ritmo) ou pelo somatório de ambas as condições.
- ❏ As alterações da contratilidade podem resultar de alterações intrínsecas do miocárdio (como nas miocardites e nas disfunções após a circulação extracorpórea) ou de alterações externas ao coração (como na sepse ou num distúrbio metabólico grave).
- ❏ Embora não sejam tão freqüentes quanto os episódios de choque séptico ou hipovolêmico, os quadros de choque cardiogênico são desafiantes pelas dificuldades tanto de diagnóstico quanto de tratamento. Os estados de choque chamados de obstrutivos também são enquadrados como cardiogênicos.

A. Fisiopatologia

❏ Para entender o mecanismo do choque cardiogênico, é necessário rever alguns aspectos da fisiologia cardiovascular, sintetizados na Fig. 10.1.

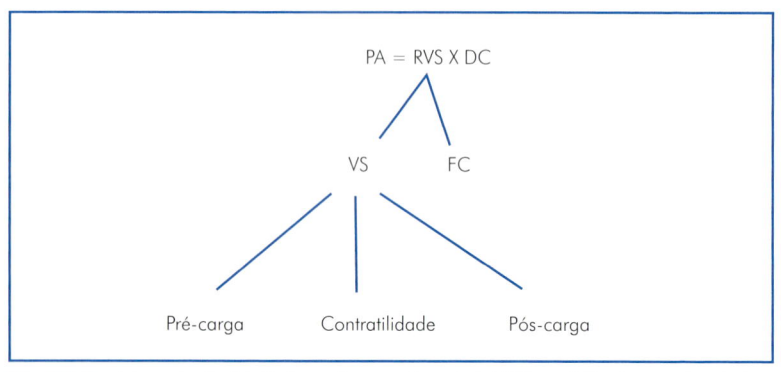

```
                    PA = RVS X DC
                       /      \
                     VS        FC
                    / | \
              Pré-carga  Contratilidade  Pós-carga
```

Fig. 10.1 – *Inter-relação fisiológica entre pressão arterial (PA), resistência vascular sistêmica (RVS), débito cardíaco (DC), volume sistólico (VS), freqüência cardíaca (FC), pré-carga, contratilidade e pós-carga.*

❏ Débito cardíaco (DC) é o volume de sangue que sai do coração a cada minuto. O volume sistólico (VS) é a quantidade de sangue ejetada em cada sístole.

❏ Se a freqüência cardíaca (FC) diminui, o VS aumentará para manter o DC. Quando o músculo cardíaco está comprometido, não consegue aumentar seu VS, gerando um baixo DC. Se a FC aumenta, há uma melhora no DC. O coração do recém-nascido e do lactente nos primeiros meses de vida, por suas características peculiares, não aumenta a reserva diastólica para compensar um baixo debito cardíaco. Esta compensação se dá por aumento da FC. Entretanto, quando a FC está muito alta, como em uma taquiarritmia, existe um prejuízo do tempo de enchimento diastólico, havendo redução no VS com comprometimento do DC.

❏ Os fatores que regulam o VS são a pré-carga, a pós-carga e a contratilidade miocárdica.

❏ Pré-carga é o volume ventricular ao final da diástole. A pré-carga do ventrículo direito (VD) é estimada pela pressão venosa central (PVC), e a pré-carga do ventrículo esquerdo (VE), pela pressão capilar pulmonar (PCP) ou pela pressão do átrio esquerdo (PAE).

❏ Na Fig. 10.2 observa-se que a administração de volume do ponto A para o ponto B gera um aumento no volume sistólico por estiramento da fibra miocárdica. O aumento de volume até o limite de distensão da fibra (lei de Frank-Starling), aumenta a força de contração e também o VS, com conseqüente elevação do débito cardíaco. Clinicamente, significa que com o aumento do comprimento da fibra pré-contração e a elevação do volume diastólico final, obtém-se a melhora do inotropismo e do débito cardíaco. Os aumentos no VS são progressivamente menores para a mesma quantidade de volume administrado (VSc e VSd).

❑ O aumento da pré-carga é limitado pela elevação da pressão diastólica final, que pode reduzir a perfusão miocárdica e elevar a pressão atrial, com transudação capilar e edema.

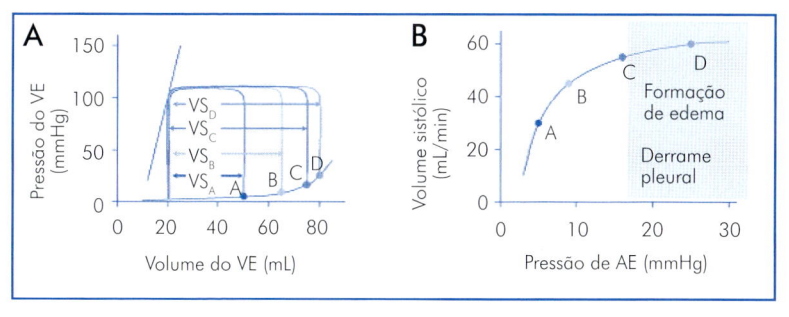

Fig. 10.2 – (A) A administração de volume aumenta o volume diastólico final do ponto A para o ponto B, com aumento do volume de ejeção, representado como a diferença VSB − VSA e sucessivamente com os outros pontos. Desde que a complacência diastólica não é linear, aumentos no volume sistólico são progressivamente menores com a mesma quantidade de volume administrado (VSc − VSd); (B) Frank-Starling: a pré-carga determina o DC. Quanto maior a pré-carga, maior será o estiramento da fibra cardíaca e maior será o volume ejetado. A partir do ponto de estiramento máximo haverá extravasamento de líquido para interstício.

❑ A pressão diastólica no choque cardiogênico geralmente está acima do ponto ótimo de estiramento da fibra miocárdica, não sendo necessária a infusão de líquidos. No pós-operatório de cirurgia cardíaca, se a PVC está entre 4 mmHg e 10 mmHg, o choque pode ser por hipovolemia, melhorando com a infusão de volume.

❑ Situações clínicas em que há aumento da PVC no pós-operatório cardíaco:

  ○ complacência alterada do VD ou do ventrículo único; disfunção sistólica ou diastólica por ventriculotomia ou agressão miocárdica na circulação extracorpórea (CEC); hipertrofia ou sobrecarga de volume;

- estenose ou regurgitação tricúspide;
- *shunt* VE→AD (defeito do septo atrioventricular);
- tamponamento cardíaco;
- taquiarritmias;
- artefato: cateter dobrado ou semi-ocluído (checar as curvas de pressão venosa); transdutor não-zerado ou abaixo do nível do coração.

❏ A pós-carga é a impedância ou resistência à ejeção ventricular (força contra a qual o coração ejeta). Os fatores determinantes da pós-carga são o tônus vascular, alterações na pressão intratorácica ou qualquer obstrução ao fluxo de saída do VE. A póscarga no choque cardiogênico está elevada, como parte dos mecanismos compensatórios:

- ativação dos barorreceptores sensíveis à redução do volume sistólico com aumento do tônus simpático;
- ativação do sistema renina-angiotensina, resultando na liberação de angiotensina 2 (potente vasoconstritor);
- ativação de quimiorreceptores sensíveis à hipoxia, com aumento da atividade adrenossimpática e elevação das catecolaminas circulantes.

❏ Todos esses mecanismos resultam em vasoconstrição arteriolar, com aumento do trabalho e do consumo de oxigênio pelo miocárdio. Faz-se então um círculo vicioso de alteração da perfusão do miocárdio e agravamento das alterações.

❏ A contratilidade miocárdica é definida como a habilidade do músculo cardíaco em contrair e ejetar o VS. No choque cardiogênico, o coração não consegue suprir as demandas do organismo, geralmente por problemas na contratilidade (cardiomiopatias), por alterações anatômicas congênitas do coração ou por uma agressão aguda ao músculo cardíaco, como ocorre na CEC, nas ventriculotomias, nas miocardites e na sepse. Geralmente, na congestão cardíaca, a pré-carga e a pós-carga estão aumentadas.

❏ As anomalias estruturais podem levar ao choque cardiogênico por mecanismos fisiopatológicos que independem da contratilidade, da pré-carga e da pós-carga. As cardiopatias congênitas que levam ao choque no período neonatal, com falência de múltiplos órgãos, são a hipoplasia do coração esquerdo e a estenose aórtica grave. Nestas cardiopatias, o sangue não consegue ser ejetado do lado esquerdo do coração para a circulação sistêmica, que é suprida pela artéria pulmonar através do canal arterial. Com o fechamento do canal, o choque instala-se com grave risco de morte. Na coarctação de aorta grave e na interrupção do arco aórtico, o sangue atinge a parte inferior do corpo, garantido pela persistência do canal arterial.

B. Mecanismos Compensatórios

❏ Quando o coração não consegue suprir as demandas metabólicas do organismo com pressões venosas fisiológicas, iniciam-se mecanismos compensatórios para melhorar o débito cardíaco e preservar o fluxo para os órgãos vitais:

○ aumento da pré-carga por retenção de volume, mediado pela constrição das veias de capacitância e por preservação renal do volume intravascular (sistema renina-angiotensina-aldosterona);

○ aumento da atividade neuro-hormonal (sistema nervoso simpático), com liberação de catecolaminas, resultando em contratilidade aumentada, FC aumentada, vasoconstrição periférica seletiva e manutenção da pressão arterial. Esses mecanismos se tornam lesivos, pois o coração trabalha com uma pós-carga aumentada, e uma pressão venosa alta. O consumo de oxigênio pelo miocárdio é maior devido a maior FC, maior contratilidade e maior tensão da parede. Ocorrem alterações da homeostase do cálcio e alterações nas proteínas contráteis, resultando em hipertrofia dos miócitos. Os fatores neuro-hormonais levam a cardiotoxicidade e necrose miocárdica;

○ quando o débito cardíaco não se mantém adequado com os mecanismos compensatórios, está instalado o choque cardiogênico, com taquicardia, congestão venosa (sistêmica e pulmonar) e altos níveis de catecolaminas (vasoconstrição periférica, sudorese fria).

C. Mecanismos Descompensatórios

❏ A falência cardíaca ocasiona redução do débito cardíaco, diminui o fluxo coronariano, levando a piora da função cardíaca. A acidose deprime a função miocárdica, diminui a resposta do miocárdio e dos vasos sangüíneos às catecolaminas.

D. Particularidades do Pós-operatório de Cirurgia Cardíaca

❑ O miocárdio sofre várias agressões: isquemia-reperfusão, liberação de citocinas pela CEC, lesão da célula miocárdica agravada por ventriculotomias, em alguns casos. A isquemia-reperfusão leva a injúria miocárdica e endotelial, incluindo inflamação, degradação de proteínas por proteases e apoptose. Estes efeitos ocorrem geralmente 1 a 16 h após a CEC; desta forma, o paciente pode estar com um bom estado geral ao chegar à Unidade de Cuidados Intensivos (UCI), mesmo após uma CEC prolongada. O edema miocárdico após a CEC, tempo de clampeamento aórtico longo e o edema generalizado pela falha na ultrafiltração tornam o miocárdio menos complacente. Pode ser necessária a infusão de volume de forma cuidadosa para não aumentar o edema.

❑ As características anatômicas, a correção realizada e as complicações que ocorrem devem direcionar a abordagem. No pós-operatório de tetralogia de Fallot, por exemplo, há risco de ocorrer disfunção de VD. As lesões de isquemia-reperfusão e da ventriculotomia agridem ainda mais um VD pouco complacente e com disfunção diastólica. Neste caso, a estratégia ventilatória deve ser particularizada, sendo necessária a manutenção de uma pré-carga mais alta e de uma pós-carga mais baixa (rede vascular pulmonar).

❑ Algumas doenças podem desencadear crises de hipertensão pulmonar levando ao choque cardiogênico de instalação rápida, sendo de difícil tratamento. Entre elas destacam-se os grandes shunts E→D; o defeito do septo atrioventricular total (DSAV total), principalmente em pacientes com idade maior do que 6 meses; a drenagem anômala total de veias pulmonares (DATVP) com obstrução; o truncus; a transposição dos grandes vasos no período neonatal, entre outros.

E. Insuficiência do Ventrículo Esquerdo

❑ A disfunção do VE pode atingir a sua força de contração ou a sua capacidade de relaxamento. Lesões diretas como as miocardiopatias, as cardiopatias congênitas e as lesões regurgitantes agudas, que ocasionam sobrecarga de volume ao coração (insuficiência aórtica ou insuficiência mitral); as disfunções pós-operatórias por diversos motivos ocasionam dilatação e disfunção ventricular progressivas, podendo culminar com choque cardiogênico.

❑ Existe uma interdependência ventricular em que disfunções, reduções ou sobrecarga de volume ou de pressão de um ventrículo interferem com a função do outro. Isto ocorre, por exemplo, na hipertensão arterial pulmonar (HAP), que distende o VD, desvia o septo interventricular na direção do VE, reduzindo seu volume útil e com prejuízo do volume sistólico para a circulação sistêmica.

❏ A disfunção diastólica desencadeia uma menor capacidade do ventrículo em se distender durante a diástole. A hipertrofia miocárdica, as doenças que acometem o miocárdio (doenças metabólicas de depósito, miocardiopatias restritivas ou edema miocárdico pós-correções cardíacas) podem prejudicar esta distensão. Outras doenças impedem externamente a distensão ventricular completa (derrame pericárdico, pericardites constritivas). Em todos estes casos há redução do volume diastólico e conseqüente redução do volume sistólico.

F. Insuficiência do Ventrículo Direito

❏ A disfunção ventricular direita é mais freqüente na criança do que no adulto. São fatores responsáveis por esta maior incidência:

- ❍ muitas cardiopatias congênitas se acompanham de hipertrofia do VD, de forma a promover uma adaptação para vencer algum grau de obstrução à saída do fluxo, como nas estenoses pulmonares e na tetralogia de Fallot;
- ❍ as crianças, principalmente os recém-nascidos, são mais propensas a desenvolver hipertensão pulmonar do que os adultos. Isto se torna um problema relevante no pós-operatório cardíaco e contribui para a disfunção de VD;
- ❍ VD torna-se o ventrículo sistêmico em algumas cardiopatias, como por exemplo, após a correção cirúrgica da hipoplasia de cavidades esquerdas. O VD não é o adequado para suportar a circulação sistêmica por toda a vida;
- ❍ a ventriculotomia direita, como ocorre na correção de algumas cardiopatias, pode desencadear disfunção de VD.

❏ Um mecanismo compensatório da disfunção de VD é a retenção de volume com manutenção da PVC alta.

G. Etiologia

❏ Choque cardiogênico é uma causa relativamente incomum de falência circulatória em pacientes pediátricos, quando comparado com sua incidência em adultos. Existem várias causas para a ocorrência do choque cardiogênico, como as cardiopatias congênitas, arritmias, isquemia miocárdica (coronária anômala e Kawasaki), miocardite, contusão miocárdica, tamponamento cardíaco, toxicidade por drogas (quimioterapia, radiação), choque séptico tardio, cirurgia cardíaca, doença infiltrativa do miocárdio (MPS e GSD), tireotoxicose e feocromocitoma. Todas estas etiologias resultam em falência cardíaca.

❏ As causas mais freqüentes de choque cardiogênico na criança são as miocardites virais e pós-operatórias de cirurgia cardíaca. O diagnóstico e o tratamento da síndrome de baixo débito cardíaco (SBDC) requerem o conhecimento da anatomia e da fisiopatologia da cardiopatia. A maioria das SBDCs ocorre nos pós-operatórios cardíacos (Tabela 10.1). As causas mais freqüentes nos recém-nascidos são os defeitos congênitos do coração, os distúrbios metabólicos e a hipoxia neonatal.

Tabela 10.1 – Causas de Síndrome de Baixo Débito no Pós-operatório de Cirurgia Cardíaca

Disfunção miocárdica pré-operatória
Disfunção sistêmica pós-CEC
Disfunção miocárdica inerente às técnicas intra-operatórias (CEC, proteção miocárdica, isquemia-reperfusão, hipotermia, tração)
Ventriculotomia para correção de defeitos cardíacos
Lesões pós-operatórias residuais
Arritmias cardíacas

❏ As causas de choque cardiogênico (Tabela 10.2) podem ser agrupadas do seguinte modo:

1. Anormalidades Cardíacas Estruturais

❏ Os defeitos cardíacos congênitos podem ser agrupados em: defeitos com sobrecarga de volume para um ou ambos os ventrículos; defeitos com obstrução à saída de um ou ambos os ventrículos; defeitos que causam cianose, por baixo fluxo sangüíneo pulmonar ou reduzida mistura de sangue entre as circulações sistêmica e pulmonar; anomalias congênitas das coronárias; defeitos cardíacos complexos.

2. Anormalidades no Ritmo Cardíaco

❑ O débito cardíaco fisiológico depende da manutenção de adequado volume sistólico e adequada freqüência cardíaca (DC = VS × FC). Tanto freqüências muito altas ou muito baixas podem ocasionar hipoperfusão tecidual. As bradicardias extremas comprometem o débito de forma óbvia. As que levam ao choque cardiogênico são raras, como no caso de recém-nascidos com a mãe com história de lúpus. As taquiarritmias podem ocasionar choque cardiogênico por reduzirem o tempo de enchimento ventricular (comprometendo o volume sistólico), estando este volume ainda mais comprometido quando não há sincronismo entre a contração dos átrios e dos ventrículos.

3. Disfunções Miocárdicas

❑ Estas causas podem ser sistêmicas, com acometimento miocárdico, ou representarem alteração miocárdica quase exclusiva. Neste último grupo estão incluídas as miocardites agudas, as miocardiopatias, as agressões isquêmicas ao miocárdio e a disfunção miocárdica, que sucede as grandes cirurgias cardíacas, as mais freqüentes causas de choque cardiogênico.

❑ Pacientes com insuficiência cardíaca congestiva crônica podem evoluir para choque cardiogênico. As células miocárdicas morrem por não receberem oferta de oxigênio e nutrientes de acordo com sua demanda e por mecanismos citotóxicos, ocasionando necrose e aceleração da apoptose celular. A necrose estimula a proliferação de fibroblastos e as células miocárdicas são substituídas por colágeno. A perda dos miócitos ocasiona dilatação cardíaca, aumento da pós-carga e tensão da parede, piorando a perfusão coronariana e a disfunção sistólica. A perda da massa de mitocôndria piora a privação de energia.

4. Causas Obstrutivas

❑ Neste grupo de doenças o coração está insuficiente para gerar um débito adequado devido a um fator de obstrução à saída do fluxo sangüíneo para a circulação sistêmica ou pulmonar. A contratilidade cardíaca e a volemia estão preservadas. Causas de choque obstrutivo: tamponamento pericárdico agudo, embolia pulmonar, pneumotórax hipertensivo, entre outras causas.

Tabela 10.2 – Quadro Clínico e Etiopatogenia

Achado Clínico	Causas
Distúrbios do ritmo cardíaco	BAV total Taquicardia supraventricular Taquicardia ventricular Disfunção sinusal
Sobrecarga de volume[1]	Shunt E→D (CIV, PCA, truncus) Lesões regurgitantes (IM, IAo, Ebstein) Anemia
Sobrecarga de pressão[2]	Estrutural (lesões obstrutivas Eao, CoAo, EP) Hipertensão
Falência ou disfunção ventricular[3]	Miocardite (viral, Kawasaki etc.) Cardiomiopatia dilatada Coronária anômala Sepse Distúrbios metabólicos (Ca, K, glicose, acidose) ou drogas Isquemia ou hipoxia crônica Doenças de depósito (MPS, Pompe) Ventrículo único no adolescente
Falência ou disfunção ventricular diastólica, ou restrição à entrada de fluxo	Cardiomiopatia hipertrófica Cardiomiopatia restritiva Tamponamento cardíaco Pneumotórax hipertensivo
Choque neonatal[4]	Cardiopatias c/ circulação sistêmica ductus-dependente (HCE, CoAo, IAAo, Aao, AM) Sepse Distrubio metabólico (Ca, Glic, acidose, K) Hipoxia neonatal Drenagem anômala total VP
Hipoxia grave neonatal	Cardiopatias c/ circ pulmonar ductus-dependente (AP, AT, Ebstein, TGA, truncus)
Pós-operatório de cirurgia cardíaca	Lesão miocárdica Lesões residuais HAP Arritmias (JET, taquiventricular)

1. Esse grupo tem insuficiência circulatória, apesar da contratilidade normal ou aumentada. Lesões regurgitantes são pouco toleradas se forem agudas.
2. Lesões obstrutivas são bem toleradas, mas não no RN. Assim EAo crítica e CoAo descompensam na primeira semana de vida quando o canal arterial se fecha.
3. Na miocardite viral pode haver lesão extensa miocárdica com necrose. A coronária anômala causa isquemia miocárdica quando cai a RVP após a 2ª semana de vida.
4. Na hipoplasia do coração esquerdo e na estenose aórtica grave, o sangue não pode ser ejetado do lado esquerdo do coração para a circulação sistêmica. Essa é suprida pela artéria pulmonar através do canal arterial que, ao se fechar, o paciente entra em choque e morre. Na coarctação grave e na interrupção do arco aórtico, o sangue não atinge a parte inferior do corpo, sendo esse débito levado também pelo canal arterial.

AP: Atresia pulmonar; AAo: atresia aórtica; AM: atresia mitral; AT: atresia tricúspide; CoAo: coarctação da aorta; Eao: estenose aórtica; EP: estenose pulmonar; HCE: hipoplasia de cavidades esquerdas; HAP: hipertensão arterial pulmonar; IAAo: interrupção do arco aórtico; IM: insuficiência mitral; IT: insuficiência tricúspide; JET = taquicardia ectópica juncional; MPS: mucopolissacaridose; TGV: transposição dos grandes vasos; RVP: resistência vascular pulmonar.

H. Características Clínicas do Choque Cardiogênico

❑ Ao exame físico, observam-se pulsos finos e perfusão lentificada. A história de virose ou doença de Kawasaki, a existência de cardiopatia congênita, uma cirurgia cardíaca prévia, síncope, queixas anteriores de arritmias, sinais clínicos de doença metabólica, um trauma torácico e a ausência de perda de fluidos podem sugerir etiologia cardíaca para o quadro de choque. Um ecocardiograma deve ser realizado de urgência.

❑ No exame físico, pode-se observar:
- sopro ou não, galope (B3 e/ou B4);
- cor acinzentada, pálida ou cianótica (perfusão da pele ruim pelos mecanismos neuroendócrinos), perfusão lentificada;
- extremidades frias, pulsos finos, sudorese fria;
- pulsos ausentes em membros inferiores;
- diferença de temperatura maior do que 4ºC entre as extremidades e a central (vasoconstrição com dificuldade de perda de calor interno);

- alterações do sistema nervoso central (nível de consciência);
- taquicardia (exceto se o choque for por bradiarritmia);
- sinais de congestão venosa sistêmica: hepatoesplenomegalia, edema, ascite, derrame pleural (dificuldade de drenagem do ducto torácico);
- sinais de congestão venosa pulmonar: gemência, taquipnéia, dificuldade respiratória (com retrações intercostais e batimentos nasais), dificuldades às mamadas, sudorese às mamadas (liberação de catecolaminas), sibilos, tosse (diagnóstico diferencial com bronquiolite);
- a congestão vascular pulmonar leva a sintomas respiratórios, que se expressam sob a forma de taquidispnéia. É um dos primeiros sintomas a aparecer na criança com cardiopatia (congênita ou adquirida);
- oligúria < 1 mL/kg/h;
- cianose periférica ou cianose central (se for cardiopatia cianótica). Às vezes fica difícil diferenciar hipoxia de causa cardíaca ou de causa pulmonar. O teste de hiperoxigenação, com a manutenção da criança com oxigênio a 100% por 10 min, pode ser realizado. Se a pressão parcial de oxigênio (PaO2) se elevar acima de 150 mmHg a causa provavelmente é pulmonar. Caso a PaO2 se mantenha abaixo de 100 mmHg, a hipoxia deve ter causa cardíaca.

❏ Hipotensão e bradicardia são sinais tardios de choque cardiogênico, precedendo a parada cardíaca. O choque cardiogênico não tratado de forma adequada ou sem resposta ao tratamento ocasionará falência de múltiplos órgãos. Na insuficiência renal aguda por baixo DC, a azotemia precede a oligúria.

❏ Choque pelas cardiopatias em que a circulação sistêmica é ductus-dependente geralmente aparecem nas primeiras 2 semanas de vida. Há choque com ausência de pulsos e impossibilidade de aferição da pressão arterial. Observar o coração aumentado ou com formato diferente na radiografia de tórax. A maioria das crianças com hipoplasia do coração esquerdo morre com diagnóstico de choque séptico nas emergências, sem nenhum fator de risco.

❏ A crise de hipertensão pulmonar se apresenta com sinais de baixo DC, hipotensão aguda e hipoperfusão. A cianose ocorre nos casos em que existe um shunt intracardíaco (p. ex., pelo forame oval).

❑ Atenção para o aparecimento de estertores bolhosos, sibilos, tempo expiratório prolongado, hepatomegalia e falha na melhora da perfusão quando volume de ressuscitação é fornecido na abordagem de um quadro de choque. Esses sinais alertam para a presença de choque cardiogênico. A instalação de PVC é necessária.

I. Métodos Diagnósticos

❑ Exames que devem ser solicitados: hemograma, Na, K, Ca, Cl, Mg, P, Ur, Cr, enzimas hepáticas, gasometria arterial e venosa da cava superior (assim que puncionar a veia profunda), pró-BNP (se disponível), troponina I (se disponível), lactato, radiografia de tórax, eletrocardiograma (ECG), ecocardiograma.

❑ O BNP (cujos valores variam com a idade) está relacionado com o aumento da pressão diastólica final do VE. Correlaciona-se com a classificação de insuficiência cardíaca congestiva pela New York Heart Association. Tem alta sensibilidade e especificidade no diagnostico da insuficiência cardíaca congestiva. O valor do BNP esclarece sobre a existência ou não de insuficiência cardíaca congestiva em até 74% dos casos positivos.

❑ A radiografia de tórax pode apresentar sinais de hiperfluxo e congestão pulmonar, sendo uma broncopneumonia, e a SDRA, diagnósticos diferenciais. A avaliação do tamanho e da forma da área cardíaca pode auxiliar no diagnóstico clínico.

❑ O ECG pode demonstrar hipertrofia das cavidades (VE e/ou VD), arritmias, sinais de miocardite (baixa voltagem, intervalo PR longo, alterações de onda T e do segmento ST) e isquemia.

❑ O ecocardiograma com fluxo a cores avalia as funções sistólica e diastólica, e esclarece as possíveis cardiopatias que podem ocasionar o choque.

J. Monitorização

❑ Além da monitorização básica (ECG, oximetria de pulso, capnografia, pressão não-invasiva, glicemia regular, diurese horária) devem ser avaliadas as pressões de enchimento (pré-carga) e a relação entre a oferta e o consumo de oxigênio (perfusão tissular). Monitora-se a pressão do átrio direito (PAD) ou a PVC pela punção de veia profunda e a curva da pressão arterial média (PAM) pelo cateterismo da artéria radial.

- A PVC ideal varia para cada paciente de acordo com a doença. O teste de infusão de volume pode evidenciar a disfunção miocárdica quando a pressão de enchimento sobe rapidamente e não há melhora concomitante no DC (melhora nos sinais de hipoperfusão tecidual). Uma PVC acima de 7 mmHg correlaciona-se geralmente com adequado volume intravascular, porém vários fatores extracardíacos, incluindo complacência pulmonar, pressão positiva expiratória final (PEEP), pressão inspiratória positiva (PIP) e o aumento da pressão abdominal alteram a PVC ou a pressão de enchimento do VD.

- Assim, a PVC adequada é diferente para cada paciente. Se a PVC ideal para o paciente em choque é atingida (geralmente próximo de 13 mmHg) se não ocorre melhora na pressão arterial, na perfusão cutânea, no débito urinário e nos marcadores da perfusão tissular, a causa do choque pode ser cardiogênica. Nesse caso, a PVC não deve ficar aumentada (> 15 mmHg), pois a infusão de muito líquido ocasiona edema pulmonar, edema miocárdico e de outros órgãos, com piora da função e do choque. A PVC mensurada no paciente em pós-operatório de cirurgia de Glenn ou Fontan está medindo também a pressão pulmonar e, portanto, deve estar mais elevada.

- A pressão arterial baixa mostra um quadro de choque descompensado (Tabela 10.3) e precede a parada cardíaca. No entanto, o paciente pode estar em choque mesmo com pressão arterial normal, devido aos mecanismos compensatórios.

Tabela 10.3 – Pressão Arterial Sistólica no Percentil 5%, de acordo com a Faixa Etária. Pressões abaixo destes Valores Correspondem a Quadros de Choque Descompensados

RN	60 mmHg
30 dias a 1 ano	70 mmHg
Acima de 1 ano	70 + (idade em anos × 2) mmHg

- A observação da perfusão tissular é a avaliação mais importante no diagnóstico e tratamento do choque. A avaliação da perfusão é mais fácil de ser realizada quando comparada com a avaliação direta do DC na criança. Quando a perfusão tissular não é adequada, o paciente pode apresentar acidose metabólica, aumento do lactato, azotemia e oligúria. A presença de acidose metabólica é um marcador simples de alteração de perfusão tissular.

- A diferença arteriovenosa de oxigênio (A − V O2) estima a extração de oxigênio tecidual. O paciente cianótico tem a saturação isolada da veia cava superior baixa (< 70%), devendo ser analisada a diferença A − V O2, que estará abaixo de 30% quando há um bom débito cardíaco. Se o cateter estiver posicionado no AD e a saturação estiver mais alta que o esperado, avaliar a possibilidade de shunt intra-atrial ou VE − AD em pós-operatório de defeito atrioventricular total, ou mais raramente a existência de uma veia pulmonar anômala.

- Monitorização contínua da PAM, PVC, diurese, saturação venosa de cava superior, oximetria arterial e lactato são importantes. O nível de lactato reflete com certo atraso o que ocorreu com a perfusão tissular (reflete o que ocorreu horas antes), porém medidas seriadas do lactato (tendência) podem auxiliar na avaliação da resposta ao tratamento. Níveis crescentes de lactato demonstram que o tratamento não está adequado, enquanto a redução destes níveis reflete a melhora da perfusão tissular. A diferença A − V O^2 maior que 30% reflete alta extração de oxigênio pelos tecidos, devido à baixa oferta de oxigênio decorrente do baixo DC.

- Na Tabela 10.4 sugere-se um roteiro para a monitorização clínica e laboratorial no choque cardiogênico.

Tabela 10.4 – Roteiro Sugerido para a Monitorização Clínica e Laboratorial no Choque Cardiogênico. O Controle Deve Ser mais Freqüente durante o Pós-operatório e até a Estabilização Clínica e Definição das Medidas Terapêuticas

Bioquímica sérica Na, K, Mg, glicose, lactato Gasometria arterial e venosa central	2/2 a 6/6 h, dependendo da resposta ao tratamento
Hematócrito/hemoglobina	12/12 h
ECG, PAM, PVC, Sat O2, CO2 exp.	Contínuos
Diurese	1/1 h
Temperatura axilar e central	Contínua ou 1/1 h
ECO	Quando necessário
Rx tórax	Quando necessário

K. MEDIDA DIRETA DE DÉBITO CARDÍACO

❏ Uma série de problemas (shunts intracardíacos, tamanho dos cateteres) torna as medidas do DC mais difíceis na criança do que no adulto. A medida direta do débito cardíaco com cateter de Swan-Ganz em crianças é utilizada geralmente em pesquisas, não sendo uma medida de rotina.

❏ Em contraste com o paciente adulto com doença coronária preexistente, a maioria das condições que causam insuficiência circulatória na criança está associada à disfunção biventricular. Nestes casos, as pressões de enchimento ventricular esquerdas são refletidas também pela PAD. A PVC torna-se um indicador das pressões de enchimento direitas e esquerdas (pacientes sem anomalias estruturais ou com comunicação intra-atrial grande ou átrio único).

❏ Portanto, a avaliação do DC se faz indiretamente pela avaliação da perfusão tecidual, monitorando-se os sinais vitais, perfusão periférica, débito urinário e o estado ácido-básico. Outros métodos utilizados para avaliar o DC e a oferta de oxigênio tecidual são a curva de tendência do lactato, a curva de tendência da saturação venosa (SvO_2) em pacientes sem cardiopatia congênita cianótica, e a diferença arteriovenosa de oxigênio ($SaO_2 - SvO_2$).

❏ Em pacientes com shunt intracardíaco a saturação venosa mista (artéria pulmonar) deve ser substituída pela SvO_2. Uma diferença arteriovenosa de oxigênio maior que 30% sugere diminuição do DC e oferta inadequada de oxigênio aos tecidos.

❏ Também pode ser calculada a razão de extração do oxigênio com a fórmula: $[(SaO_2 - SvO_2)/SaO_2]$, que reflete a relação entre a oferta e o consumo de oxigênio. Quando acima de 0,5%, demonstra uma relação ruim entre oferta e consumo de oxigênio e correlaciona-se com uma maior mortalidade.

❏ A medida do DC por termodiluição pode ser feita na UTI, mas não é fidedigna nos casos de baixo VS, regurgitação tricúspide ou shunts intracardíacos. O método de termodiluição não avalia a extração de oxigênio, podendo haver um valor de DC normal, porém um alto consumo de oxigênio, mantendo-se a hipoperfusão tissular. Em um paciente com baixo consumo (curarizado, sedado) pode haver um DC mais baixo, mas suficiente para a demanda, mantendo-se a perfusão tissular.

❏ Os cateteres de artéria pulmonar (Swan-Ganz) existem nos números 7 e 5 French, com 30 e 15 cm, respectivamente, podendo ser utilizados em crianças com peso acima de 12 kg.

- Uma vez que o método de Fick requer uma medida precisa do consumo de oxigênio sistêmico, um escape no tubo traqueal pode gerar resultados inadequados.

- A utilização dos cateteres de átrio esquerdo e artéria pulmonar em cirurgia cardíaca facilita a compreensão da hemodinâmica do paciente, pela avaliação das pressões e saturações dessas cavidades.

- O débito cardíaco contínuo pode ser medido através da análise da curva de pressão arterial sistêmica, pelos métodos da diluição do lítio (LiDCO), termodiluição (PICO) e *flow track* (Vigileo). Os dois primeiros necessitam da calibração da curva de pressão arterial, com a determinação do débito cardíaco através da injeção de um indicador (lítio ou temperatura). O sistema Vigileo não necessita de calibração da curva de pressão arterial e o débito cardíaco contínuo é imediatamente mensurado após a inserção da linha arterial. Estes métodos possuem limitações em cirurgia cardíaca pediátrica, existindo poucos estudos que relatem a sua utilização em pacientes abaixo de 40 kg. O LiDCO e o PICO parecem promissores em cirurgia cardíaca pediátrica.

- O DC contínuo também pode ser medido através do Doppler transesofágico. Este método consiste em um sensor transesofágico com um sinal de Doppler (velocidade do fluxo aórtico) e outro sensor de eco unidimensional (diâmetro aórtico). O produto da velocidade do fluxo aórtico pelo diâmetro da aorta é igual ao volume sistólico que, por sua vez, multiplicado pela freqüência cardíaca, fornece o débito cardíaco de modo contínuo. O diâmetro dos sensores é uma limitação para pacientes pequenos em pós-operatório de cirurgia cardíaca. Os pacientes precisam estar intubados e imobilizados, limitação clínica importante do método.

- O ecocardiograma é um método de realização rápida e não-invasiva. Pode definir a disfunção miocárdica e demonstrar anomalias estruturais. Avalia a função diastólica e estima as pressões de enchimento pela medida do fluxo mitral e fluxo pulmonar venoso. Estas avaliações sofrem interferência da pré-carga, da pós-carga e da FC.

L. Evolução do Tratamento

- Na evolução do tratamento, o choque cardiogênico não está compensado quando:
  - existe um aumento do BE > 4 nas gasometrias medidas a cada 4 h;

- há níveis crescentes de lactato > 1 mg/dL/h (ou > 5 mg/dL);
- a diferença arteriovenosa de oxigênio é > 30%;
- existe necessidade de altas doses de inotrópicos: adrenalina > 0,15 µg/kg/min ou > 0,07 µg/kg/min em combinação com dopamina > 10 µg/kg/min ou o uso de outro vasopressor.
- ❏ Há melhora no quadro de choque cardiogênico quando:
  - a acidose está controlada e o lactato começa diminuir;
  - a diferença arteriovenosa de oxigênio é < 30%;
  - as extremidades estão aquecidas e róseas;
  - gradiente térmico central-periférico é < 4°C;
  - não há alteração neurológica nem agitação;
  - não há sudorese fria, a pressão arterial está normal e o débito urinário, adequado.

M. Tratamento do Choque Cardiogênico

❏ O tratamento do choque cardiogênico, por seus diferentes mecanismos fisiopatológicos, é bastante diferente do tratamento do choque vasodilatado, embora as metas a serem alcançadas com o tratamento sejam semelhantes: medidas gerais para reduzir o consumo de oxigênio e corrigir as alterações metabólicas e medidas específicas que representam o suporte cardiovascular. Estas medidas estão sistematizadas, porém, são efetuadas de forma combinada e simultânea.

1. Medidas Gerais

i. Sedação e Analgesia

❏ Agitação e ansiedade estão sempre presentes nos quadros de choque cardiogênico. Muitos destes pacientes são também de risco para o desenvolvimento de hipertensão pulmonar, como na correção de grandes shunts E-D, de *truncus arteriosus* e de transposição dos grandes vasos. Estes pacientes necessitam analgesia e sedação para não desencadearem crises de hipertensão pulmonar.

❏ A retirada da dor e do estresse diminuem a resposta neuroendócrina, reduzindo o transporte do oxigênio nos tecidos e a resposta vasoconstritora pulmonar. A intervenção farmacológica para redução da resposta ao estresse contribui para o melhor prognóstico no choque. Os agentes sedativos e analgésicos podem afetar o desempenho miocárdico e o tônus vascular, podendo piorar a instabilidade hemodinâmica.

❑ Neste contexto, preferem-se drogas potentes com mínimo efeito negativo sobre a função contrátil. Os opióides sintéticos (fentanil e remifentanil) são os mais utilizados, por serem drogas que interferem pouco no desempenho miocárdico e na resistência vascular sistêmica, além de reduzirem a resposta constritora da vasculatura pulmonar. Eles podem induzir estimulação parassimpática com depressão do nódulo sinusal e bradicardia reflexa e podem também produzir depressão respiratória. Estes dois últimos efeitos são dose-dependentes.

❑ O risco de rigidez torácica é reduzido quando se opta por infusões lentas. Utilizam-se muitas vezes doses altas (4 a 6 μg/kg/h) combinadas ou não com baixas doses de benzodiazepínicos. O fentanil é mais utilizado por seu baixo custo, sua duração intermediária de ação e pouco risco de liberação de histamina.

❑ Quando o paciente necessita do uso de barbitúricos, recomenda-se o uso cauteloso e infusões lentas (em 1 hora), pois produzem depressão miocárdica direta e dose-dependente. A cetamina, apesar de potente estimulador do sistema cardiovascular, tem ações dependentes de estimulação simpática compensatória, sem a qual aparecem os efeitos de inibição da função contrátil, podendo ocasionar hipotensão em pacientes com baixa regulação dos receptores adrenérgicos.

❑ A dexmedetomidina é um agonista alfa2-adrenérgico com propriedades sedativas, ansiolíticas e analgésicas. Os efeitos sedativos são mediados por estímulos nos adrenorreceptores pós-sinápticos. A redução da liberação na medula espinhal da substância P (um mediador nociceptivo) resulta em efeitos analgésicos que potencializam a analgesia dos opióides. A alteração da função simpática pelas ações vasomotoras espinais pode resultar em bradicardia e hipotensão, ou mais raramente, hipertensão arterial.

❑ A dexmedetomidina é uma droga promissora para aplicação em UCI pediátrica, para sedação durante a ventilação pulmonar mecânica (VPM), para sedação de resgate (em que doses crescentes de fentanil e midazolam foram utilizadas) para sedação com manutenção da respiração espontânea e para tratar a síndrome de abstinência. Até então parece ser uma droga segura, com poucos efeitos cardiocirculatórios e respiratórios, podendo ser utilizada nas fases do desmame da VPM.

ii. Controle Térmico

- A febre aumenta o consumo de oxigênio e a manutenção da normotermia é fundamental para os pacientes em choque cardiogênico. A febre deve ser vigorosamente combatida com antitérmicos, colchão térmico e compressas frias, tomando-se o cuidado de não agitar ainda mais o paciente. A hipotermia leve em pacientes curarizados (temperatura central entre 34°C e 35°C), pode ajudar na redução do consumo metabólico e em algumas arritmias.

iii. Correção da Anemia

- O transporte de oxigênio aos tecidos ($DO_2 = DC \times CaO_2$) é função do débito cardíaco e do conteúdo arterial de oxigênio do sangue. O conteúdo arterial de oxigênio depende pouco da quantidade do gás dissolvido e muito da quantidade de hemoglobina circulante. Um hematócrito mínimo suficiente para este transporte deve ser mantido.
- O oxigênio é sempre fornecido e, geralmente, com VPM invasiva nos casos de choque cardiogênico. Discutem-se critérios de hemotransfusão nestes casos. Preconiza-se o uso criterioso do sangue, tolerando-se níveis moderados de anemia, devido aos riscos de lesão pulmonar aguda induzida por transfusão, transmissão de doenças infecciosas, alteração da resposta imune, entre outros, que pode prejudicar o prognóstico dos pacientes em choque.
- Os níveis ideais de hemotransfusão dependem do quadro clínico. Toleram-se níveis de hemotransfusão entre 30% e 32% de hematócrito (Ht) e hemoglobina (HS) entre 10 e 11 mg/dL. Para doentes cianóticos e os recém-nascidos os níveis mínimos estão entre 40% a 42% para Ht, e 13 a 14 mg% de Hb.
- Os hemocomponentes são mantidos conservados e anticoagulados com citrato, que quela o cálcio, reduzindo o nível sérico do cálcio ionizado, podendo piorar a função do miocárdio. Após a transfusão deve-se fazer suplementação de cálcio. Os concentrados de hemácias podem também servir de reposição de colóide, para compensar perda de fluido e correção da anemia.

iv. Suporte Ventilatório

- A falência respiratória está presente na quase totalidade dos quadros de choque cardiogênico. A oferta de oxigênio está reduzida para todos os tecidos, inclusive para o diafragma, podendo gerar fadiga muscular. A congestão pulmonar pode estar presente ocasionada pela disfunção do VE e pode haver SDRA associada.

❏ A intubação traqueal deve ter como base as condições clínicas do paciente e não a gasometria; muitas vezes $PaCO_2$ ou PaO_2 são ainda normais. Uma pressão intratorácica mais negativa pelo esforço respiratório gera aumento na pós-carga para o VE e piora o comprometimento cardiovascular. A ventilação controlada se faz necessária para reduzir o trabalho e o consumo energético da musculatura ventilatória, melhorar as trocas gasosas, evitando-se ocasiões em que o paciente precisa ser intubado em quadros agônicos, pela deterioração abrupta.

❏ A ventilação com pressão positiva redistribui o fluxo sangüíneo dos músculos ventilatórios para os órgãos vitais, além de ocasionar redução do trabalho para o VE. Em pacientes com doenças pulmonares associadas (atelectasias, pneumonia, edema pulmonar, SDRA), a troca gasosa melhora quando a capacidade residual funcional (CRF) é restabelecida com o uso da PEEP.

❏ A aplicação da PEEP e da pressão positiva tem efeitos cardiovasculares variáveis que dependem da complacência pulmonar. Mesmo uma PEEP elevada pode ter pouco efeito sobre o débito cardíaco quando a complacência pulmonar é reduzida, porque as pressões altas não se transmitem aos vasos do coração e do pulmão. Há grupos de pacientes com fisiologia cardiovascular especial, em que a modificação do modo de ventilação pode ter importante repercussão no débito cardíaco, melhorando-o ou reduzindo-o.

❏ Alterações no volume pulmonar podem afetar a resistência vascular pulmonar. Esta resistência é menor quando o pulmão está na CRF. Tanto a hiperinsuflação quanto a hipoinsuflação alteram as forças de tração nos septos alveolares e nos vasos vizinhos, aumentando a resistência vascular pulmonar. Um aumento no volume pulmonar e o conseqüente aumento da pressão intratorácica reduzem o retorno venoso para ambos os átrios. A pós-carga sobre o VD (ou ventrículo pulmonar) aumenta com a VPM, secundária aos aumentos do volume pulmonar e da pressão intratorácica média.

❏ Ao contrário, a pós-carga para o VE (ventrículo sistêmico) é reduzida durante a ventilação com pressão positiva, secundária à redução da pressão ventricular transmural, facilitando o escoamento do sangue para os vasos fora do tórax. Mudanças no volume pulmonar afetam a pré-carga para o VE, porém o efeito sobre a pós-carga depende mais das mudanças na pressão intratorácica que no volume pulmonar. Portanto, ventilação com pressão positiva (pressão contínua nas vias aéreas – CPAP; pressão positiva em dois níveis – BiPAP; PEEP) tem efeitos benéficos para pacientes com falência esquerda predominante.

❑ Pacientes com fisiologia restritiva do VD, em pós-operatório de conexões cavopulmonares (cirurgia de Glenn ou Fontan) e pós-operatório com falência de VD (Fallot, Truncus, Ebstein) devem ser ventilados com volume corrente alto (10 mL/kg a 15 mL/kg), com tempo inspiratório longo, freqüência respiratória baixa (12 a 18 ipm), baixo nível de PEEP e delta-T de pressão mais largo. Tentar manter uma pressão média das vias aéreas (MAP) menor que 10 a 12 cmH2O. Assim, o enchimento do VD é mantido e o débito do VD aumenta nos intervalos das ciclagens da ventilação.

❑ A Tabela 10.5 apresenta algumas estratégias para a ventilação pulmonar mecânica no choque cardiogênico.

Tabela 10.5 – Estratégias de Ventilação Pulmonar Mecânica no Choque Cardiogênico

1. Falência predominante do ventrículo sistêmico (VE), p. ex., miocardite com choque VC = 8 a 10 mL/kg Tins normal PEEP adequada à FiO_2 FR normal para a idade ΔP estreito PEEP e VPP: benéficas para reduzir pós-carga e edema pulmonar
2. Disfunção de ventrículo direito e anastomoses cavopulmonares VC 10 a 15 mL/kg (alto) FR baixas (metade da esperada para idade) PEEP baixa (uso criterioso) Pressão de via aérea média baixa (< 10 mmHg) PEEP e VPP – danosas por aumentar pós-carga para o VD e por reduzir a entrada de fluxo pulmonar
3. Disfunção ventricular com doença pulmonar associada (SDRA, atelectasia, edema pulmonar, pneumonia) Estratégias ventilatórias protetoras VC = 6 a 8 mL/kg (baixo) PEEP necessária para manter a capacidade residual funcional ΔP estreito

VC: volume corrente; FR: freqüência respiratória; VPP: ventilação com pressão positiva; PEEP: pressão positiva no final da expiração.

v. Correção dos Distúrbios Metabólicos

a. Correção da Glicemia

- Os níveis glicêmicos devem ser mantidos numa faixa tolerável. A hiperglicemia ocorre com freqüência nos quadro de choque como resposta endócrino-metabólica ao estresse, e em resposta ao aumento de catecolaminas endógenas e exógenas (glicogenólise e resistência periférica à insulina).
- O controle glicêmico deve ser feito com regularidade, tentando-se manter níveis normoglicêmicos, com a administração de insulina, se necessário. Há relação entre níveis glicêmicos e o prognóstico clínico e neurológico de pacientes em pós-operatório e criticamente doentes. Recém-nascidos, lactentes pequenos e pacientes debilitados têm baixos estoques de glicogênio e são de maior risco à hipoglicemia.
- Níveis aceitáveis de glicemia estão entre 80 e 160 mg% para pacientes graves. Os recém-nascidos são de maior risco para hiperglicemia, hiperosmolaridade e hipoglicemia rebote.

b. Correção da Acidose

- A acidose deprime a função do miocárdio, pois reduz o cronotropismo, o inotropismo, prolonga a despolarização diastólica, reduz o limiar de fibrilação e a resposta às catecolaminas, e também diminui a resistência vascular sistêmica e a resposta vasoconstritora periférica às catecolaminas. Sua utilização continua controversa, pois pode piorar a acidose intracelular, principalmente se o gás carbônico (CO_2) resultante não puder ser eliminado devido a problemas ventilatórios.
- O bicarbonato pode ser utilizado em alguns casos de choque persistente, entretanto, apresenta efeitos adversos (hiperosmolaridade, queda abrupta do pH intracelular, hipernatremia, diminuição do cálcio ionizável, e desvio da curva de oxiemoglobina para a esquerda). A administração rápida do bicarbonato de sódio causa um aumento abrupto no pH plasmático, diminuindo o cálcio ionizável com redução da contratilidade e limitação do efeito vasopressor das catecolaminas. Se a opção for pela utilização de bicarbonato, evitar a reposição rápida e administrar cálcio nesses pacientes.

c. Correção da Hipocalcemia

❏ O cálcio é um íon essencial para a função miocárdica, por sua automaticidade, conexão excitação-contração e força contrátil. A redução do cálcio ionizado reduz a contratilidade miocárdica, ocasiona vasodilatação periférica e facilita o surgimento de arritmias. O cálcio e o magnésio são íons que devem ser repostos sempre. A hipocalcemia geralmente acompanha a hipomagnesemia, sendo esta relação de causa ignorada. Ambas as deficiências (Ca e Mg) devem ser combatidas nos casos de disfunção miocárdica grave, no choque cardiogênico e no pós-operatório cardíaco.

❏ O cloreto de cálcio a 10% (0,1 mL/kg a 0,2 mL/kg) se dissocia espontaneamente no plasma para liberar o íon cálcio. O gluconato de cálcio a 10% (0,2 mL/kg a 0,4 mL/kg) é degradado no fígado para liberar o cálcio.

❏ A solução de cálcio deve ser administrada de forma lenta (não menos que 15 min) para prevenir bradicardia. Deve-se fazer uma manutenção diária de 400 a 500 mg/kg/dia em pacientes com disfunção miocárdica e pós-operatório de cirurgia cardíaca, mantendo o Cálcio ionizável próximo a 1,4 mg.

❏ O efeito inotrópico positivo do cálcio nos recém-nascidos é maior do que nas crianças maiores. Os recém-nascidos têm maior dependência do cálcio extracelular, por terem retículo sarcoplasmático imaturo, e conseqüentemente menor concentração de cálcio intracelular. Este íon é mais importante nas anomalias conotruncais e do arco aórtico (tetralogia de Fallot, truncus, interrupção arco aórtico) nas quais são associados a síndrome CATCH 22 (microdeleção do cromossoma 22, antigamente chamada de DiGiorge), porque apresentam hipoparatireoidismo com conseqüente hipocalcemia. A hipocalcemia em pacientes graves é freqüente, podendo resultar de hipoparatireoidismo relativo ou absoluto, e relacionar-se com pior prognóstico.

2. Medidas Específicas

i. Otimizar a Pré-carga

❏ As disfunções miocárdicas ou HAP cursam com PVC alta e sobrecarga de volume. A redução da PVC tem como objetivos reduzir o edema nos tecidos e evitar a diminuição da pressão de perfusão miocárdica e de outros órgãos (Fig. 10.3). Nos pacientes após a CEC, além de baixo fluxo renal, há retenção de volume pelo extravasamento capilar, levando ao edema de órgãos, maior tempo de VPM e maior morbidade.

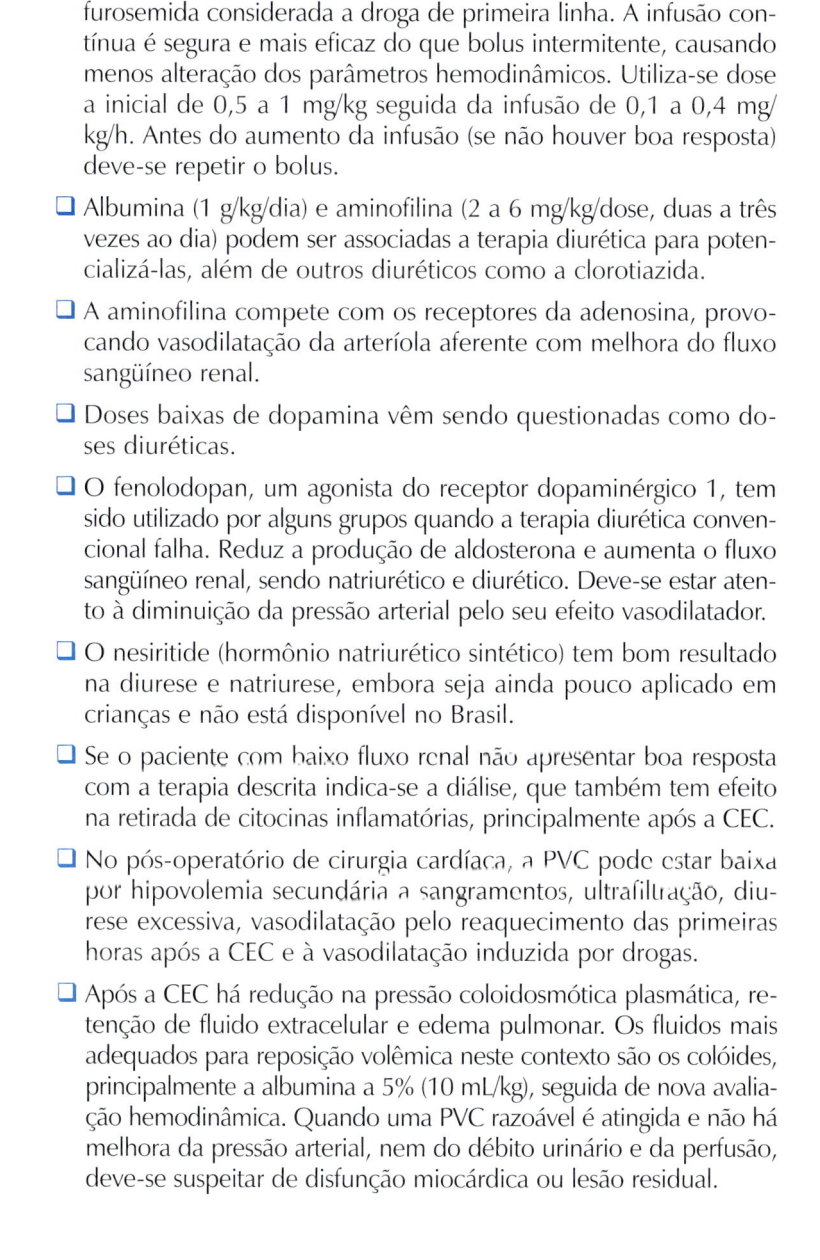

- Os diuréticos de alça são utilizados com esse objetivo, sendo a furosemida considerada a droga de primeira linha. A infusão contínua é segura e mais eficaz do que bolus intermitente, causando menos alteração dos parâmetros hemodinâmicos. Utiliza-se dose a inicial de 0,5 a 1 mg/kg seguida da infusão de 0,1 a 0,4 mg/kg/h. Antes do aumento da infusão (se não houver boa resposta) deve-se repetir o bolus.

- Albumina (1 g/kg/dia) e aminofilina (2 a 6 mg/kg/dose, duas a três vezes ao dia) podem ser associadas a terapia diurética para potencializá-las, além de outros diuréticos como a clorotiazida.

- A aminofilina compete com os receptores da adenosina, provocando vasodilatação da arteríola aferente com melhora do fluxo sangüíneo renal.

- Doses baixas de dopamina vêm sendo questionadas como doses diuréticas.

- O fenolodopan, um agonista do receptor dopaminérgico 1, tem sido utilizado por alguns grupos quando a terapia diurética convencional falha. Reduz a produção de aldosterona e aumenta o fluxo sangüíneo renal, sendo natriurético e diurético. Deve-se estar atento à diminuição da pressão arterial pelo seu efeito vasodilatador.

- O nesiritide (hormônio natriurético sintético) tem bom resultado na diurese e natriurese, embora seja ainda pouco aplicado em crianças e não está disponível no Brasil.

- Se o paciente com baixo fluxo renal não apresentar boa resposta com a terapia descrita indica-se a diálise, que também tem efeito na retirada de citocinas inflamatórias, principalmente após a CEC.

- No pós-operatório de cirurgia cardíaca, a PVC pode estar baixa por hipovolemia secundária a sangramentos, ultrafiltração, diurese excessiva, vasodilatação pelo reaquecimento das primeiras horas após a CEC e à vasodilatação induzida por drogas.

- Após a CEC há redução na pressão coloidosmótica plasmática, retenção de fluido extracelular e edema pulmonar. Os fluidos mais adequados para reposição volêmica neste contexto são os colóides, principalmente a albumina a 5% (10 mL/kg), seguida de nova avaliação hemodinâmica. Quando uma PVC razoável é atingida e não há melhora da pressão arterial, nem do débito urinário e da perfusão, deve-se suspeitar de disfunção miocárdica ou lesão residual.

- Uma PVC entre 8 e 12 mmHg corresponde a uma pré-carga otimizada na maioria dos casos. No pós-operatório de cardiopatias, em que o átrio direito é muito aumentado (p. ex., DATVP) com complacência maior, a PVC ideal estará nos valores mais inferiores. Entretanto, nas cirurgias em que são feitas anastomoses cavopulmonares, a PVC ideal estará acima destes limites (entre 12 e 16 mmHg), pois reflete a pressão arterial pulmonar média. Isto acontece também no pós-operatório de cardiopatias nas quais há redução da complacência do VD, nas ventriculotomias direitas ou HAP que ocasionam disfunção do VD, sendo necessárias pressões diastólicas finais mais elevadas (PVC próxima de 14 mmHg) para que o VD, pouco complacente, tenha uma pré-carga satisfatória.

- A regra citada também funciona para o pré-operatório de pacientes com lesões obstrutivas do coração direito. Na disfunção de VE, a PVC pode estar normal, e a PAE estar alta, mas como normalmente existe hipertensão pulmonar refletindo essa disfunção, podemos ter a PVC também alta. Se o paciente tem uma comunicação intra-atrial grande, pode-se avaliar a PVC, assim como a PAE.

- Nos pacientes que podem cursar com disfunção de VE na cirurgia cardíaca (p. ex., Jatene) coloca-se um cateter no AE para manipular a pré-carga do VE. Portanto, a otimização da pré-carga no pós-operatório envolve a compreensão da fisiopatologia da cardiopatia envolvida e as mudanças ocasionadas pela correção cirúrgica. Pacientes com disfunção diastólica em que um ou os dois ventrículos não se distendem adequadamente para receber volume podem necessitar de maior pré-carga para melhorar o DC. A disfunção diastólica pode ser secundária a edema miocárdico pós-operatório, que limita a distensão ventricular, muitas vezes havendo recuperação do DC e da pressão arterial com a abertura do esterno.

- A Fig. 10.3 apresenta um fluxograma que pode ser seguido visando-se a otimização da pré-carga.

ii. Reconhecimento e Correção das Arritmias

- Nos quadros de choque cardiogênico, a presença de arritmias pode piorar a disfunção miocárdica instalada ou pode ser sua causa. Os distúrbios hidroeletrolíticos, a acidose, a hipoxia ou a hipocapnia, a hipotensão e a manipulação da área dos tecidos de condução durante as cirurgias podem ocasionar distúrbios do ritmo cardíaco. A correção destes distúrbios envolve a correção da volemia, das alterações eletrolíticas, o controle da dor, da ansiedade e das alterações térmicas.

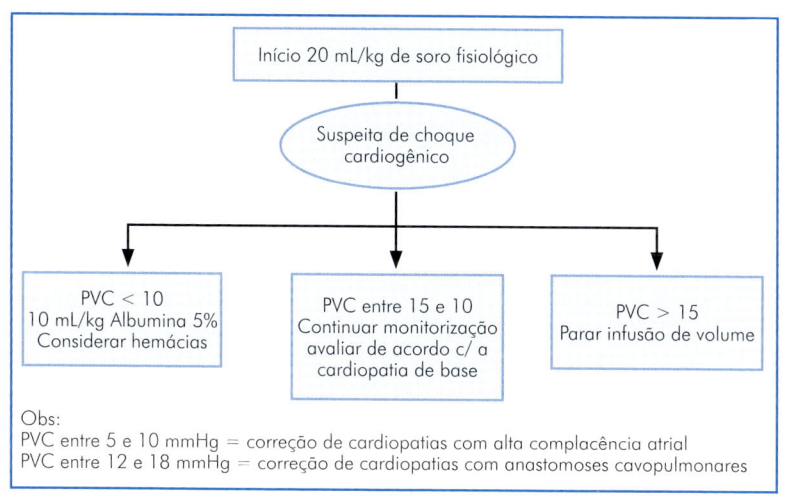

```
┌─────────────────────────────────────────────────────────────┐
│                 Início 20 mL/kg de soro fisiológico         │
│                              │                              │
│                    ╭─────────────────╮                      │
│                    │ Suspeita de choque │                   │
│                    │   cardiogênico    │                    │
│                    ╰─────────────────╯                      │
│              ┌───────────────┼───────────────┐              │
│              ▼               ▼               ▼              │
│       ┌────────────┐  ┌────────────┐  ┌────────────┐        │
│       │  PVC < 10  │  │PVC entre 15│  │  PVC > 15  │        │
│       │10 mL/kg Alb│  │   e 10     │  │Parar infusão│       │
│       │umina 5%    │  │Continuar   │  │ de volume  │        │
│       │Considerar  │  │monitorização│ │            │        │
│       │hemácias    │  │avaliar...  │  │            │        │
│       └────────────┘  └────────────┘  └────────────┘        │
│                                                             │
│ Obs:                                                        │
│ PVC entre 5 e 10 mmHg = correção de cardiopatias com alta   │
│ complacência atrial                                         │
│ PVC entre 12 e 18 mmHg = correção de cardiopatias com       │
│ anastomoses cavopulmonares                                  │
└─────────────────────────────────────────────────────────────┘
```

Fig. 10.3 – *Ajuste da pré-carga no choque.*

- Pode haver necessidade de intervenção farmacológica, cardioversão ou colocação de marcapasso, inicialmente provisório. As bradiarritmias podem estar relacionadas com hipoxia, alterações da pressão arterial, efeito dos digitálicos e beta-bloqueadores ou manipulação cirúrgica da área do nódulo atrioventricular (p. ex., correção do defeito do septo A-V, CIV).

- Quando o bloqueio atrioventricular (BAV) é secundário à cirurgia, pode haver reversão espontânea após 2 semanas, ou necessidade de instalação de marcapasso se for BAV total ou BAV gerando baixo débito cardíaco. O uso dos fios do marcapasso epicárdicos colocados no ato operatório possibilita o tratamento das bradiarritmias graves como o bloqueio A-V total e a dissociação A-V. As taquiarritmias são freqüentes e a maioria se origina acima do nódulo A-V.

- A taquicardia ectópica juncional (JET) é freqüente nas primeiras 48 h após cirurgias com envolvimento do septo interventricular. É pouco tolerada e causa rápida instabilidade hemodinâmica. Pode estar associada a distúrbios do K, Ca e Mg. Após seu diagnóstico, deve ser feito esforço na redução ou interrupção das drogas adrenérgicas, e utilizar a amiodarona como antiarrítmico de escolha para o tratamento.

- A sincronia atrioventricular é importante para completo esvaziamento do átrio, ocasionando maior volume diastólico para o ventrículo, impedindo a congestão pulmonar e melhorando o débito cardíaco. A perda da sincronia A-V, as bradicardias e o bloqueio A-V total são indicações para a instalação de marcapasso provisório. Em caso de bloqueio A-V total e assincronia A-V, o eletrodo atrial registra a atividade atrial e serve para comandar a estimulação ventricular de forma seqüencial. No caso de bradiarritmias supraventriculares, com condução A-V preservada, é necessária a estimulação atrial, ficando a estimulação ventricular programada para assegurar uma FC mínima tolerável.

iii. Tratando o Coração Hipocontrátil

❑ O objetivo da terapêutica inotrópica é aumentar a contratilidade e o VS em resposta a uma mesma pré-carga. Os agentes inotrópicos e vasodilatadores aplicados no choque cardiogênico estão demonstrados na Tabela 10.6.

Tabela 10.6 – Drogas Vasoativas e Inotrópicos

Droga	Efeito	Dose	Inotropismo	Cronotropismo	Vasodilatação	Vasoconstrição
Adrenalina	α, β	0,05-1,0	++	++		++
Isoproterenol	β (1, 2)	0,05-2,0	++	++	+	
Dopamina	δ	1-3			+ Renal esplâncnico	
Dopamina	β > α	5-15	++	+		±
Dopamina	β, α	> 15	++	++		+
Milrinona		Bolus: 25-50 μg/kg em 10-20 min Infusão: 0,375-0,75	++		+	
Noradrenalina	α	0,05-1,0	+	+		++
Noradrenalina	β					

Tabela 10.6 (cont.) – Drogas Vasoativas e Inotrópicos

Droga	Efeito	Dose *	Inotropismo	Cronotropismo	Vasodilatação	Vasoconstrição
Nitroprussiato		0,5-10			++ Art > venoso	
Nitroglicerina		0,5-5			Venoso > art coronárias ++	
Fenilefrina	α	0,1-0,5				++
Vasopressina	V1 Arteríolas e capilares	0,0002-0,003**			+ Pulmonar	++ Sistêmica pp pele e mesentérica
Levosimendan	Sensibilizador do Ca	Bolus 12 μg/kg em 60 min Infusão 0,1 μg/kg/min	++		+	
Nesiritide	Receptores A, B e C	1 μg/kg bolus, infusão de 0,005-0,02	↓ MVO2, ↑relaxamento miocárdico, ↓ estresse parede miocárdica		++ Artérias periféricas e coronárias e veias	

- Quando o paciente está normotenso, o suporte inotrópico é geralmente efetuado com dopamina em doses de 5 a 10 μg/kg/min associada à milrinona. Também a dobutamina pode ser administrada no lugar da dopamina, associada à milrinona, mas com maior efeito vasodilatador, portanto, com efeito hipotensivo. A associação dessas duas drogas (dopamina e milrinona) tem o objetivo de melhorar o inotropismo sem utilizar doses altas de drogas adrenérgicas (>10 μg/kg/min).

- Essas doses altas ocasionam taquicardia e vasoconstrição, aumentando a pós-carga e o consumo de oxigênio pelo miocárdio. Altas doses de aminas adrenérgicas também podem ocasionar baixa regulação dos receptores adrenérgicos, com diminuição da resposta às drogas. Se utilizadas em doses altas e por tempo prolongado, amplificam a injúria miocárdica agravando a disfunção diastólica e sistólica. Doses de adrenalina e noradrenalina acima de 1 µg/kg/min ocasionam apoptose das células miocárdicas no recém-nascido.

❑ Quando existe hipotensão, inicia-se dopamina, e mais tarde, com o restabelecimento da pressão arterial, inicia-se a milrinona. A adrenalina (inotrópico mais potente que dopamina ou dobutamina) pode ser utilizada em dose beta (0,03 a 0,06 µg/kg/min) sendo o inotrópico ideal para os recém-nascidos. Ela pode ser associada à dopamina na hipotensão resistente.

❑ Os inibidores da fosfodiesterase (inamrinona e milrinona) devem ser utilizados no choque cardiogênico, devido a seu efeito inotrópico e lusitrópico (relaxamento ventricular) com melhora na disfunção diastólica e pouco efeito cronotrópico, havendo melhora do débito cardíaco sem aumento consumo de oxigênio pelo miocárdio. A infusão é modulada para manter os índices de perfusão periféricos satisfatórios.

❑ Eles agem por outra via para aumentar o AMP cíclico, mas não pelos receptores adrenérgicos, havendo sinergismo com as drogas adrenérgicas. Reduzem, além da resistência vascular sistêmica, a resistência pulmonar, sendo esse efeito importante, pois muitos desses pacientes têm hipertensão arterial pulmonar associada. Têm como mecanismo a inibição da fosfodiesterase, que é a enzima responsável pela degradação do AMP cíclico intracelular, havendo aumento do transporte intracelular de cálcio e da contratilidade, com vasodilatação.

❑ Inicialmente administra-se bolus de 25 a 50 µg/kg em 10 a 20 min, seguido de uma infusão de 0,5 a 0,75 µg/kg/min. O bolus é importante, pois sem o mesmo, o início da ação da droga demora algumas horas e isso pode deteriorar a perfusão tissular.

❑ Se o paciente está normovolêmico, não costuma ocorrer hipotensão, pois há compensação do débito cardíaco pelo aumento do volume sistólico e manutenção da pressão arterial. Se o bolus ocasionar hipotensão (indesejável pelo comprometimento da perfusão miocárdica) administra-se volume, se a PVC estiver abaixo de 14 mmHg e, se não houver resposta à infusão de volume, administra-se imediatamente noradrenalina, vasopressina ou fenilefrina, concomitante à milrinona.

- No contexto de cirurgia cardíaca, a dose de impregnação da milrinona pode ser feita durante a CEC, repondo volume caso haja hipotensão. Se o paciente tem insuficiência renal pelo baixo débito cardíaco, a dose deve ser ajustada, pois a eliminação dessa droga é 80% por via renal. A milrinona atualmente tem sido mais utilizada do que outros inibidores da fosfodiesterase, por ter menos efeitos colaterais (plaquetopenia), menos efeitos pró-arrítmicos e meia-vida mais curta.

- Outras drogas vasodilatadoras, como nitroprussiato de sódio e nitroglicerina, podem ser administradas associadas a uma droga adrenérgica, com o intuito de diminuir a resistência vascular sistêmica e provocar a redução da pós-carga.

- Drogas vasoconstritoras são importantes para manter a pressão arterial em casos de difícil controle, para que não haja prejuízo da pressão de perfusão tanto do miocárdio quanto dos outros órgãos. São elas a noradrenalina e a vasopressina.

- A arginina-vasopressina, ou hormônio antidiurético (ADH), além de produzir urina concentrada, tem efeitos vasoconstritores potentes, que podem ser úteis no choque séptico e no cardiogênico, com hipotensão refratária. É um vasoconstritor mais potente que a noradrenalina ou a angiotensina-2. Atua através do acoplamento de três receptores:

  - V1: receptor no músculo liso, que promove a liberação de cálcio pelo retículo endoplasmático, fazendo vasoconstrição;
  - V2: receptor renal que promove a antidiurese, através do aumento da atividade da adenilciclase e do AMP cíclico, que abre os canais aquaporínicos, aumentando a reabsorção de água da luz tubular para o interstício;
  - V3: receptor na hipófise, cuja ativação promove a liberação de ACTH.

- O sensibilizador do cálcio (levosimendan) é uma nova opção terapêutica para o tratamento da disfunção miocárdica. Combina-se com o complexo troponina-cálcio (proteína contrátil), estabilizando-o e prolongando seus efeitos, além de promover maior utilização do cálcio sem aumentar a concentração citoplasmática intracelular do íon. Outro efeito do levosimendan é a inibição da fosfodiesterase, com aumento dos níveis de AMP cíclico celulares. Ocasiona aumento do débito cardíaco, redução da pressão capilar pulmonar, redução da resistência vascular pulmonar, sistêmica e coronariana. Todos estes efeitos são conseguidos sem aumentar o consumo de oxigênio pelo miocárdico, com discreto efeito cronotrópico e baixo risco de arritmias e de morte súbita.

❑ Os peptídeos natriuréticos são produzidos nos átrios e ventrículos, sendo o BNP (peptídeo natriurético tipo B ou cerebral) o principal representante da família destes peptídeos. Ele é produzido no miócito cardíaco e secretado na circulação em resposta ao aumento de volume das cavidades cardíacas, resultando em natriurese, diurese, vasodilatação e inibição, tanto do sistema renina-angiotensina-aldosterona, quanto da atividade simpática e da endotelina 1.

❑ Os níveis plasmáticos do BNP sangüíneo têm correlação positiva com a disfunção cardíaca, sendo um marcador de falência cardíaca. Este marcador auxilia na avaliação da resposta à terapia da disfunção miocárdica; também é uma opção terapêutica para o tratamento do choque cardiogênico. Neseritide ou BNP sintético de uso venoso têm sido utilizados em UCI cardíacas, com o objetivo de aumentar o índice cardíaco pela vasodilatação e redução dos mecanismos compensatórios indesejáveis e melhorar a congestão. Apresenta sinergismo com milrinona. Ainda não disponível no Brasil.

❑ A suplementação de cálcio, principalmente nos recém-nascidos e nas crianças jovens, visa manter níveis normais ou levemente aumentados de cálcio ionizado com finalidade inotrópica.

❑ Doses de estresse de hidrocortisona podem ajudar a reduzir a necessidade de suporte inotrópico. Os esteróides reduzem a recaptação das catecolaminas, tornam os receptores adrenérgicos mais sensíveis (up regulation), fazendo-os responder melhor às catecolaminas endógenas e exógenas, promovem maior disponibilização de Cálcio para o miocárdio e a musculatura vascular, aumentando a contratilidade.

❑ Aplica-se com freqüência nos pacientes submetidos à CEC e na hipotensão resistente a catecolaminas. Aproximadamente 25% dos recém-nascidos e lactentes submetidos à CEC cursam com baixo debito cardíaco no pós-operatório.

❑ Volume e inotrópicos em doses crescentes são utilizados, e algumas vezes, os efeitos deletérios das altas doses de catecolaminas se sobrepõem aos efeitos benéficos. O corticóide pode evitar o ajuste das catecolaminas para doses altas [adrenalina > 0,15 µg/kg/min, em combinação com altas doses de dopamina (> 10 µg/kg/min) ou qualquer dose de noradrenalina ou vasopressina].

- O corticóide reverte a sensibilidade reduzida dos beta-receptores (*down regulation*), trata a supressão adrenal e limita a permeabilidade capilar causada pela inflamação. A rápida resposta da pressão arterial, em pacientes com cortisol normal, sugere que o mecanismo do corticóide é outro que a correção da insuficiência supra-renal. Existe evidência crescente de que o mecanismo de ação do corticóide na hipotensão resistente a volume e inotrópico pode estar baseado nos efeitos não-genômicos e genômicos dos esteróides.

iv. Redução da Pós-carga

- O objetivo da terapia de redução da pós-carga é melhorar o fluxo sangüíneo sistêmico através da geração de maior volume sistólico, reduzindo a resistência vascular sistêmica.

- Agentes vasodilatadores são utilizados neste contexto. As drogas mais utilizadas são a milrinona (indicada em pediatria) e os nitrodilatadores. Podem ser utilizados também nitroprussiato, que tem efeitos vasodilatadores arteriolares e venosos, é de fácil titulação devido à meia-vida curta e ao rápido início de ação. Lembrar a toxicidade pelo cianeto no uso prolongado do nitroprussiato.

- A nitroglicerina é um agente menos utilizado devido à sua meia-vida longa, que a torna uma droga mais difícil de se utilizar, mas de boa indicação para pacientes que são submetidos a cirurgias com manuseio coronariano (p. ex., Jatene).

N. Atuando na Fisiopatologia da Cardiopatia

- A otimização da função cardiovascular é conseguida com a compreensão da fisiologia do coração estruturalmente anormal. Nas cardiopatias em que é necessário manter um balanço entre as circulações sistêmica e pulmonar, a realização de manobras para aumentar a resistência vascular pulmonar garante um melhor débito sistêmico.

- Se há uma cardiopatia em que as circulações sistêmica ou pulmonar são dependentes do canal arterial, iniciar prostaglandina para mantê-lo pérvio. Nos recém-nascidos em choque, principalmente de instalação súbita, a infusão de prostaglandina deve ser iniciada antes de se estabelecer a etiologia do choque. Esta é uma medida de emergência que deve ser tomada pelo neonatologista ou pelo pediatra, sem esperar o cardiologista confirmar ou excluir a existência de cardiopatia congênita através do ecocardiograma.

- A maioria das crianças com hipoplasia do coração esquerdo, por exemplo, morre sem diagnóstico correto, porque chegam em choque nas emergências, onde o diagnóstico de choque séptico é feito de forma equivocada.
- No pós-operatório, as lesões residuais são importante causa de baixo débito cardíaco. Estas lesões devem ser investigadas, incluindo exames invasivos, e rapidamente corrigidas, para evitar deterioração clínica.

O. Suporte Hemodinâmico Mecânico

- A circulação extracorpórea com oxigenador de membrana (ECMO) e o dispositivo de assistência ventricular (DAV) são métodos disponíveis em unidades especializadas que podem substituir o coração e/ou o pulmão, quando não há resposta às medidas descritas.
- A falência miocárdica que leva ao choque cardiogênico, apesar das terapias inotrópicas usuais e recentes, às vezes não tem boa resolução, principalmente no recém-nascido, pelas diferenças da atividade neuro-humoral simpática e dos receptores agonistas adrenérgicos.
- Após as tentativas de tratamento do choque sem a devida resolução do quadro clínico, alguns centros especializados utilizam o suporte hemodinâmico mecânico, até a recuperação do miocárdio, para que esse possa novamente assumir suas funções.

1. Tipos de Suporte Hemodinâmico Mecânico

I. Uso agudo (menos de 30 dias):
- ECMO
- DAV centrífuga
- Balão intra-aórtico

II. Uso Crônico (mais de 30 dias):
- DAV tipo pulsátil
- DAV rotatório/axial
- Outros

i. Suporte Mecânico de Uso Agudo

- O suporte mecânico nos pacientes pediátricos pode ser feito por ECMO ou DAV. A escolha depende do peso do paciente (existem poucos DAVs pequenos) e da presença de disfunção pulmonar. O DAV é usado quando não há envolvimento pulmonar e o paciente necessita somente de um suporte mecânico ao coração.

❏ A ECMO é o tipo de suporte hemodinâmico mais utilizado em pediatria (desde 1980 quando se utilizava para recém-nascidos com insuficiência respiratória). Como a experiência com DAV em pediatria é pequena e devido ao seu alto custo, utiliza-se mais a ECMO, mesmo nos pacientes que necessitam de suporte ventricular.

a. As Diferenças entre ECMO e DAV

❏ Por causa da ausência do oxigenador, os circuitos do DAV são mais simples, resultando em menos trauma ao sangue e requerendo menos anticoagulação.

❏ A canulação na ECMO é arterial e venosa (carótida e jugular ou veia e artérias femorais), enquanto o DAV requer esternotomia.

❏ A descompressão do VE é mais bem realizada pelo DAV de VE, enquanto na ECMO pode haver distensão ventricular necessitando de medidas de descompressão ou atriosseptostomia.

❏ DAV pulsátil pode permanecer no paciente por um período de tempo maior, fazendo seu papel de coração artificial até ser viável o transplante cardíaco.

❏ Na ECMO, o paciente deve estar sedado e curarizado, enquanto nos DAV pulsáteis o paciente pode ficar acordado e se alimentar normalmente depois de algum tempo.

❏ DAV seria uma bomba que suporta somente o ventrículo em falência, podendo fazer suporte de um ou ambos ventrículos, enquanto a ECMO pode dar um suporte completo cardiopulmonar (podendo também ser apenas cardíaco) e seria mais adequada aos pacientes com lesões complexas associadas à cianose e/ou hipertensão pulmonar.

❏ No uso do DAV centrífugo os pacientes são sedados, curarizados e recebem um suporte inotrópico mínimo para que haja um bom resultado do suporte circulatório mecânico.

❏ A intervenção tem que ser precoce, antes que o paciente apresente sinais de falência de múltiplos órgãos pelo baixo débito cardíaco, ou o resultado será ruim. O DAV é freqüentemente utilizado na falência ventricular por miocardite, cardiomiopatia dilatada, rejeição aguda após transplante e após cirurgia cardíaca.

❑ DAV tipo rotatório é uma bomba centrífuga com um cone rotatório de acrílico que produz um fluxo não-pulsátil e gera uma pressão negativa, fazendo o sangue se mover. Trabalha com um volume de 50 e 80 mL, e com fluxo máximo de 10 L/min. Esses pacientes devem ser anticoagulados. Comparados com a bomba de rolete, existe menos trauma às hemácias e menos resposta inflamatória. A canulação é feita através do átrio esquerdo e da aorta (assistência do VE) ou átrio direito e artéria pulmonar (assistência do VD). O suporte mecânico pode ser feito com técnica minimamente invasiva (Figs. 10.4 e 10.5).

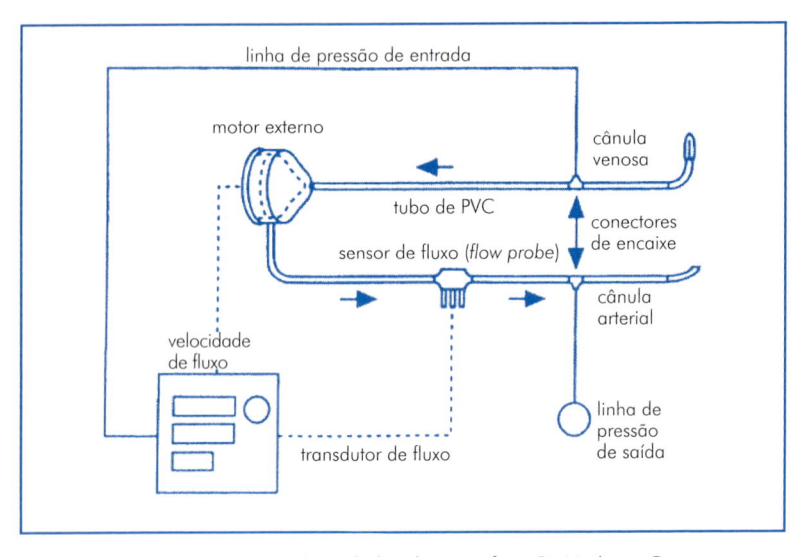

Fig. 10.4 – *Diagrama esquemático da bomba centrífuga BioMedicus. O sangue entra no cone pelo apex e a energia cinética rotatória é transferida para o sangue, que deixa o dispositivo pela saída lateral. Karl TR, Horton SB (2001) Centrifugal pump ventricular assist device in pediatric cardiac surgery.*

❑ Vantagens do DAV de bomba centrífuga:

a) facilidade na utilização (comparado com a ECMO);

b) facilidade da implantação;

c) tempo de montagem rápida;

d) volume do *prime* pequeno;

e) pouca anticoagulação;

f) menor custo.

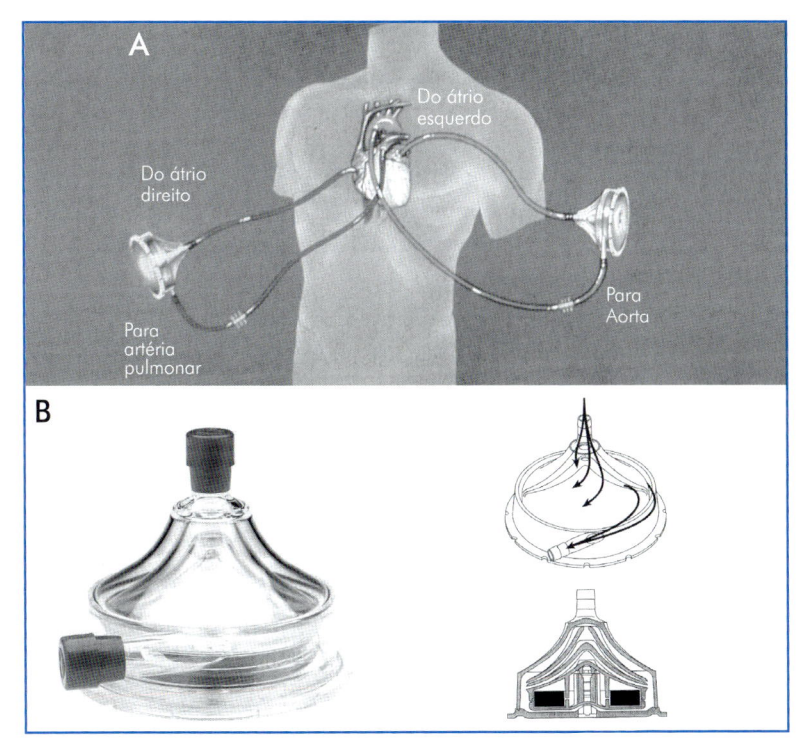

Fig. 10.5 – *Bomba centrífuga para suporte do coração direito e do coração esquerdo (A e B).*

- Desvantagens do DAV de bomba centrífuga:
    a) tempo curto de uso;
    b) formação ocasional de trombo no circuito;
    c) fluxo não-pulsátil;
    d) limitação do tamanho, se houver necessidade de suporte biventricular.

b. Balão Intra-aórtico

- O balão intra-aórtico é um dispositivo de suporte com balão de 0,75 a 10 mL, montado em um cateter 4 ou 5 Fr, que funciona com o seguinte princípio: o balão insufla durante a diástole para aumentar o fluxo coronariano e desinsufla antes da próxima sístole, diminuindo a pós-carga. Esse dispositivo é geralmente menos efetivo em crianças jovens, devido à maior complacência da aorta e à dificuldade na sincronização.

ii. Suporte Mecânico de uso Crônico

- Vantagens do DAV tipo pulsátil:
  - capacidades de suporte contínuo, de uso prolongado;
  - natureza pulsátil, mais fisiológica;
  - capacidade de uso biventricular;
  - sem oxigenador;
  - fácil de utilizar;
  - mobilidade fora da UTI;
  - pouca anticoagulação.
- Desvantagens do DAV tipo pulsátil:
  - dificuldade na implantação e retirada;
  - custo alto cumulativo;
  - exteriorização da cânula;
  - canulação ventricular apical;
  - limitação do tamanho;
  - risco de infecção;
  - complicações tromboembólicas.

- Tipos de dispositivos pulsáteis:
  - *Thoratec Ventricular Assist System* (Thoratec, Berkeley, CA, USA);
  - *Berlin Heart VAD*, ou *EXCOR* (Berlin Heart AG, Berlin). Ver Fig. 10.6.
  - *MEDOS VAD* (Medizintechnik, Berlin).

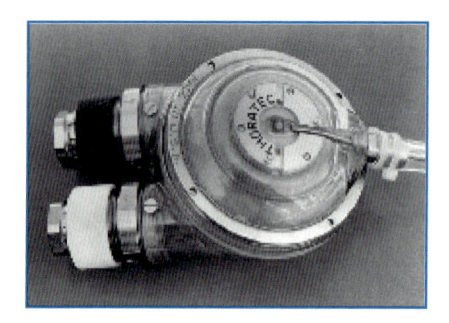

Fig. 10.6 – *DAV pulsátil Berlim Heart. Esse dispositivo existe na versão pediátrica com limites amplos de volumes sistólicos de 10, 25, 30, 50 e 60 mL. O sistema de adulto é de 80 mL.*

a. Indicações do Uso dos DAVs

- Ponte para recuperação do miocárdio.
- Ponte para transplante ou para outros dispositivos mecânicos de tempos de uso longo.
- Ressuscitação cardiopulmonar quando essa não é bem-sucedida.
- Estabilização pré-operatória de cirurgia cardíaca em pacientes extremamente cianóticos ou com colapso cardiovascular.
- Crises de hipertensão pulmonar no paciente de pós-operatório de cirurgia cardíaca não-responsivo ao óxido nítrico inalatório.
- Arritmias malignas sem controle.
- Cianose grave até o diagnóstico clínico e a resolução do quadro clínico.
- Outros – alguns casos de reconstrução traqueal, transplante cardiopulmonar, infarto agudo do miocárdio com choque, sobredose de antidepressivos tricíclicos, hérnia diafragmática e cardiopatia congênita concomitante, sepse e meningococcemia com choque refratário.

❏ Existem importantes diferenças entre a insuficiência cardíaca da criança e do adulto. Na criança existe a concomitante falência do VD, hipertensão pulmonar, hipoxemia importante e variações anatômicas que dificultam a canulação e a estratégia de suporte.

❏ Suporte mecânico para pacientes pediátricos com doença congênita do coração demanda maior individualização do que aquela para pacientes pediátricos com doenças respiratórias com anatomia intracardíaca normal.

❏ Os cuidados dos pacientes com suporte mecânico incluem uma equipe multiprofissional (cardiologista, cirurgião cardíaco, anestesista cardíaco, intensivista, equipe de perfusão, fisioterapeutas, farmacologista e enfermagem) treinada nesse suporte, além de outras especialidades como pneumologista, nefrologista, infectologista e hematologista.

❏ Um bom preparo pré-operatório de algumas cardiopatias pode evitar que o paciente necessite de suporte mecânico no pós-operatório, assim como um bom detalhamento anatômico para não deixar passar algumas anomalias associadas que podem ser responsáveis pela má evolução do paciente no pós-operatório.

❏ A decisão do suporte mecânico deve ser precoce, indicada para os casos de má *performance* hemodinâmica com má perfusão tecidual, oligúria, acidose metabólica, curva crescente do nível de lactato; apesar do suporte inotrópico crescente, e do suporte neuro-hormonal, tendo-se afastado qualquer lesão residual.

❏ O paciente com DAV deve ser submetido a VPM, porque não há oxigenador no circuito do DAV (embora possa ser adicionado). A pré-carga e a pós-carga devem ser monitoradas nesse tipo de dispositivo e o enchimento inadequado do VE pode ser resultado de pré-carga baixa, tamponamento cardíaco, posição imprópria da cânula, disfunção de VD, resistência vascular sistêmica aumentada ou arritmias. Por essa razão, a PVC e a estimativa da função e pressão do VD pelo ecocardiograma são mandatórias.

❏ Contra-indicações para o suporte mecânico: baixo peso, sangramento intra-abdominal e neurológico importante, síndrome de Eisenmenger, falência múltipla orgânica avançada ou múltiplas anomalias congênitas ou cromossômicas.

LEITURA SUGERIDA

1. Ando M, Park I, Wada N, et al. Steroid Supplementation: A Legitimate Pharmacotherapy After Neonatal Open Heart Surgery. Ann Thorac Surg 2005; 80:1672-8.
2. Bailey JM, Hoffman TM, Wessel DL et al. A population pharmacokinetic analysis of milrinone in pediatric patients after cardiac surgery. J Pharmacokinet Pharmacodyn 2004;31(1):43-59.
3. Batra AS, Lewis AB. Acute myocarditis. Curr Opin Pediatr 2001;13(3):234-9.
4. Carvalho WB, Fonseca MC. Pediatric sedation: Still a hard long way to go. Pediatr Crit Care Med 2006;7(2):186-7.
5. Chang AC, Hanley FL, Weindling SN et al. Left heart support with a ventricular assist device in an infant with acute myocarditis.Crit Care Med 1992; 20:712–5.
6. Checchia PA, Bronicki RA, Costello JM, et al. Steroid use before pediatric cardiac operations using cardiopulmonary bypass: an international survey of 36 centers. Pediatr Crit Care Med 2005;6(4):441-4.
7. Chen JM, Spanier TB, Gonzalez JJ et al. Improved survival in patients with acute myocarditis using external pulsatile mechanical ventricular assistance. J Heart Lung Transplant 1999;18:351-7.
8. Chrysostomou C, Di Filippo S, Manrique A M et al. Use of dexmedetomidine in children after cardiac and thoracic surgery. Pediatr Crit Care Med 2006;7(2):126-31.
9. Costello J et al. Initial experience with fenoldopam after cardiac surgery in neonates with an insufficient response to conventional diuretics. Pediatr Crit Care Med 2006;7(1): 28-33.
10. Costello JM, Backer CL, Checchia PA et al. Alterations in the natriuretic hormone system related to cardiopulmonary bypass in infants with congestive heart failure. Pediatr Cardiol 2004;25(4):347-53.
11. Costello JM, Backer CL, Checchia PA et al. Effect of cardiopulmonary bypass and surgical intervention on the natriuretic hormone system in children. J Thorac Cardiovasc Surg 2005;130(3):822-9.

12. Costello JM. Goodman DM, Green TP. A review of the natriuretic hormone system's diagnostic and therapeutic potential in critically ill children. Pediatr Crit Care Med 2006;7(4):308-18.
13. Duffy JY, Nelson DP, Schwartz SM et al. Glucocorticoids reduce cardiac dysfunction after cardiopulmonary bypass and circulatory arrest in neonatal piglets. Pediatr Crit Care Med 2004;5(1):28-34.
14. Duggal B, Pratap U, Slavik Z et al. Milrinone and low cardiac output following cardiac surgery in infants: is there a direct myocardial effect? Pediatr Cardiol 2005;26(5):642-5.
15. Egan JR, Clarke AJ, Williams S et al. Levosimendan for low cardiac output: a pediatric experience. J Intensive Care Med 2006;21(3):183-7.
16. Goldstein SL, Chang AC. Fluid balance in children after cardiac surgery: is fenoldopam an answer? Pediatr Crit Care Med 2006;7(1):89-90.
17. Haas NA et al. Fenoldapam after pediatric cardiac surgery: what is conventional diuretic therapy? Pediatr Crit Care Med 2006;7(4):399-400.
18. Hannan RL, Ojito JW, Ybarra MA et al. Rapid cardiopulmonary support in children with heart disease: a nine-year experience. Ann Thorac Surg 2006;82:1637-42.
19. Hetzer R, Potapov EV, Stiller B et al. Improvement in survival after mechanical circulatory support with pneumatic pulsatile ventricular assist devices in pediatric patients. Ann Thorac Surg 2006;82:917-25.
20. Laussen PC, Mayer, JE, Robert A, Lapierre RA et al. Mechanical circulatory support in children with cardiac disease. J Thorac Cardiovasc Surg 1999;117:529-42.
21. Law YM, Keller BB, Feinngold BM et al. Usefulness of plasma B-type natriuretic peptide to identify ventricular dysfunction in pediatric and adult patients with congenital heart disease. Am J Cardiol 2005;95(4):474-8.
22. Luciani GB, Nichani S, Chang AC et al. Continuous versus intermittent furosemide infusion in critically ill infants after open heart operations. Ann Thorac Surg 1997; 64(4):1133-9.
23. McKiernan CA, Lieberman SA. Circulatory shock in children: an overview. Pediatr Rev 2005; 26(12):451-60.
24. Moffet BS, Chang AC. Future Pharmacologic Agents for the treatment of heart failure in Children. Pediatr Cardiol 2006;27:533-51.
25. Mos N, Litsenburg RL, McCrindle B et al. Pediatric in intensive care-unit cardiac arrest: Incidence, survival, and predictive factors. CritCare Med 2006;34:1209-15.
26. Mukhtar AM, Obayah EM, Hassona AM. The use of dexmedetomidine in pediatric cardiac surgery. Anesth Analg 2006;103(1):52-6.
27. Namachivayam P, Crossland DS, Butt WW et al. Early experience with Levosimendan in children with ventricular dysfunction. Pediatr Crit Care Med 2006;7(5):445-8.
28. Nasser N, Perles Z, Rein AJ et al. NT proBNP as a marker for persistent cardiac disease in children with history of dilated cardiomyopathy and myocarditis. Pediatr Cardiol 2006;27(1):87-90.
29. Petroz GC, Sikich N, James M et al. A phase I, two-center study of the pharmacokinetics and pharmacodynamics of dexmedetomidine in children. J Anesthesiology 2006;105(6):1098-110.
30. Seri I. Hydrocortisone and vasopressor-resistant shock in preterm neonates. Pediatrics 2006;117(2):516-8.
31. Sharma MS, Webber, SA Morell VO et al. Ventricular assist device support in children and adolescents as a bridge to heart transplantation. Ann Thorac Surg 2006;82:926-33.

32. Silver P. Inodilator therapy in pediatric septic shock. Pediatric Crit Care Med 2001;2:102-3.
33. Singh NC, Kissoon N, al Mofada S et al. Comparison of continuous versus intermittent furosemide administration in postoperative pediatric cardiac patients. Crit Care Med 1992;20(1):17-21.
34. Stiller B, Weng Y, Hubler M et al. Pneumatic pulsatile ventricular assist devices in children under 1 year of age.Eur J Cardiothorac Surg. 2005;28(2):234-9.
35. Suominen PK, Dickerson HA, Moffett BS et al. Hemodynamic effects of rescue protocol hydrocortisone in neonates with low cardiac output syndrome after cardiac surgery. Pediatr Crit Care Med 2005;6(6):655-9.
36. Tobias JD. Dexmedetomidine: Applications in pediatric critical care and pediatric anesthesiology. Pediatr Crit Care Med 2007;8(2):115-31.
37. Turanlahti M, Boldt T, Palkama T et al. Pharmacokinetics of levosimendan in pediatric patients evaluated for cardiac surgery. Pediatr Crit Care Med 2004;5(5):457-62.
38. Wessel DL. Testing new drugs for heart failure in children. Pediatr Crit Care Med 2006;7(5):493-4.

Internet (Acesso Livre)

1. Carcillo JA, Fields AI, American College of Critical Medicine Task Force Committee Members. Clinical practice parameters for hemodynamic support of pediatric and neonatal patients in septic shock. Crit Care Med 2002; 30:1365-78. Disponível em: http://www.sccm.org/professional_resources/guidelines/table_of_contents/Documents/ElectronicCopy.pdf
2. Schwarz A. Shock. eMedicine 2006. Disponível em: http://www.emedicine.com/ped/topic3047.htm.
3. Sharma S. Cardiogenic shock. eMedicine 2005. Disponível em: http://www.emedicine.com/med/topic285.htm
4. Chaney MA. Corticosteroids and cardiopulmonary bypass: A review of clinical investigations. Chest 2002;121:921–31. Disponível em: http://www.chestjournal.org/cgi/reprint/121/3/921
5. Efrati O, Modan-Moses D, Vardi A et al. Intravenous arginine vasopressin in critically ill children: is it beneficial? Shock 2004;22(3):213-7. Disponível em: http://www.shockjournal.com/pt/re/shock/pdfhandler.00024382-200409000-00003.pdf;jsessionid=GvMTTKQnvHvmnRPJT0K23J0LCdC91mVSGqlK1LPBLhCbb25yZSxs!29071008!181195628!8091!-1
6. Hoffman TM, Wernovsky G, Atz AM et al. Efficacy and safety of milrinone in preventing low cardiac output syndrome in infants and children after corrective surgery for congenital heart disease. Circulation 2003;107:996 –1002. Disponível em: http://circ.ahajournals.org/cgi/reprint/107/7/996
7. Holmes CL. Low-dose dopamine in the ICU. Chest 2003;123(4):1266-75. disponível em: http://www.chestjournal.org/cgi/reprint/123/4/1266

Choque Séptico

11

Arnaldo Prata Barbosa
Maria Clara de Magalhães Barbosa

CONCEITUAÇÃO

- Para se entender o conceito de choque séptico, é necessário revermos as definições mais recentes de todos os termos envolvidos na sepse em pediatria.
- Devido à grande confusão terminológica existente até o início da década de 1990, uma Conferência de Consenso Internacional, realizada em 1991, estabeleceu critérios visando uniformizar o diagnóstico da sepse e da disfunção orgânica a ela associada (Bone, 1992). Esses critérios passaram a ser adotados mundialmente e foram recentemente revisados em nova Conferência de Consenso em 2001 (Levy, 2003), mas ambas deixaram de abordar com clareza como ficariam estes conceitos para a faixa etária pediátrica.
- Em 2005, um grupo de *experts* em terapia intensiva pediátrica e outros médicos e cientistas interessados no tema estabeleceram critérios específicos para a conceituação e o diagnóstico da sepse em pediatria, que são a seguir apresentados. Os trechos em itálico correspondem às alterações introduzidas em 2005 especificamente para a faixa etária pediátrica.
  - **Síndrome da resposta inflamatória sistêmica em Pediatria (SIRS Pediátrica)** – resposta clínica a um insulto inespecífico (trauma, infecção, queimadura grave e outras enfermidades)

caracterizada por dois ou mais dos seguintes sinais ou sintomas, *um dos quais deve ser alteração da temperatura ou do leucograma*:

- Temperatura central > 38,5°C ou hipotermia < 36°C.

- Taquicardia, definida como uma freqüência cardíaca média mais de dois desvios-padrões acima do normal para a idade, na ausência de estimulação externa, drogas cronotrópicas ou estímulos dolorosos; ou alternativamente, uma elevação inexplicável persistente por um período de 0,5 a 4 horas OU para crianças < 1 ano: bradicardia, definida como uma freqüência cardíaca média abaixo do percentil 10% para a idade, na ausência de estímulo vagal externo, drogas beta-bloqueadoras ou cardiopatia congênita; ou alternativamente, uma diminuição inexplicável persistente por um período de 0,5 hora.

- Freqüência respiratória média mais de dois desvios-padrões acima do normal para a idade OU ventilação mecânica por conta de um processo agudo, não relacionado com doença neuromuscular subjacente ou submissão à anestesia geral.

- Contagem de leucócitos elevada ou diminuída para a idade (não-secundária à quimioterapia) ou > 10% de neutrófilos imaturos.

- Os valores limítrofes (ponto de corte) para as variáveis utilizadas no diagnóstico da SIRS Pediátrica encontram-se discriminados na Tabela 11.1.

○ **Infecção** – Infecção suspeita ou comprovada (por cultura positiva, exame histopatológico ou teste da reação em cadeia da polimerase) causada por qualquer patógeno (bactéria, vírus, fungos etc.) OU síndrome clínica associada à alta probabilidade de infecção. Evidências de infecção incluem achados positivos no exame clínico, de imagem ou em testes de laboratório (p. ex., leucócitos em um fluido corporal normalmente estéril, víscera perfurada, radiografia de tórax consistente com pneumonia, petéquia ou *rash* purpúrico, ou *purpura fulminans*).

Tabela 11.1 – Valores Limítrofes (Ponto de Corte) para as Variáveis Utilizadas no Diagnóstico da SIRS Pediátrica

Idade	FC (bpm)*		FR (irpm)*	Leucócitos (/mm3)*	PA Sistólica (mmHg)*
	Taquicardia	Bradicardia			
0 dia a 1 sem	> 180	< 100	> 50	> 34.000	< 59
1 sem a 1 mês	> 180	< 100	> 40	> 19.500 ou < 5.000	< 79
1 mês a 1 ano	> 180	< 90	> 34	> 17.500 ou < 5.000	< 75
2-5 anos	> 140	N/A	> 22	> 15.500 ou < 6.000	< 74
6-12 anos	> 130	N/A	> 18	> 13.500 ou < 4.500	< 83
13 a < 18 anos	> 110	N/A	> 14	> 11.000 ou < 4.500	< 90

* Os valores inferiores (FC, leucócitos e PA) correspondem ao percentil 5%; os valores superiores (FC, FR, leucócitos) correspondem ao percentil 95%.

- **Sepse** – SIRS na presença ou como resultado de uma infecção suspeita ou comprovada.

- **Sepse grave** – sepse acompanhada de disfunção orgânica cardiovascular OU síndrome da angústia respiratória aguda (SARA) OU duas ou mais disfunções orgânicas, conforme definição da Tabela 11.2.

- **Choque séptico** – sepse acompanhada de disfunção cardiovascular, como definido na Tabela 11.2.

- **Síndrome da Disfunção de Múltiplos Órgãos (MODS)** – presença de alterações das funções orgânicas em um paciente agudamente enfermo, tais que a homeostase não pode ser mantida sem intervenção.

Tabela 11.2 – Critérios para a Definição de Disfunção Orgânica em Pediatria

Disfunção Cardiovascular
Apesar da infusão intravenosa de líquidos isotônicos em bolus (≥ 40 mL/kg em 1 hora), estão presentes:
Redução da PA (hipotensão) em valores abaixo do percentil 5% para a idade ou PA sistólica < 2 desvios padrões abaixo do normal para a idade
OU
Necessidade de drogas vasoativas para manter a PA na faixa normal (dopamina > 5 µg/kg/min ou dobutamina, adrenalina ou noradrenalina em qualquer dose)
OU
Dois dos seguintes eventos:
o Acidose metabólica inexplicável: déficit de bases > 5,0 mEq/L
o Aumento do lactato arterial > 2 × o limite superior da normalidade
o Oligúria: débito urinário < 0,5 mL/kg/h
o Enchimento capilar lentificado: > 5 s
o Diferença entre a temperatura central e periférica > 3°C

Respiratória (a)
PaO_2/FiO_2 < 300 na ausência de cardiopatia congênita ou doença pulmonar preexistente
OU
$PaCO_2$ > 65 mmHg ou 20 mmHg acima do $PaCO_2$ basal
OU
Necessidade comprovada (b) de FiO_2 > 50% para manter uma SaO_2 ≥ 92%
OU
Necessidade de ventilação mecânica não-invasiva ou invasiva não-eletiva (c)

Neurológica
Escala de coma de Glasgow ≤ 11
OU
Alteração aguda do nível de consciência, com uma redução de mais de 3 pontos na escala de Glasgow em relação ao basal
OU

Hematológica
Contagem de plaquetas < 80.000/mm3 ou um declínio de 50% em relação ao valor mais alto registrado nos últimos 3 dias (para pacientes crônicos hemato-oncológicos)
INR > 2

Renal
Creatinina sérica ≥ 2 × acima do limite superior da normalidade para a idade ou aumento de 2 × em relação ao valor basal

Tabela 11.2 (cont.) – Critérios para a Definição de Disfunção Orgânica em Pediatria

Hepática
Bilirrubina total ≥ 4 mg/dL (não aplicável para recém-nascidos)
TGO 2 × acima do limite superior da normalidade para a idade

a. A definição de SARA deve incluir uma PaO_2/FiO_2 ≤ 200 mmHg, infiltrados bilaterais, início agudo, e nenhuma evidência de insuficiência cardíaca direita. A definição de lesão pulmonar aguda é idêntica, exceto pela relação PaO_2/FiO_2, que deve ser ≤ 300;
b. Necessidade comprovada significa que a necessidade de oxigênio foi testada através da diminuição do fluxo, com subseqüente aumento que se mostrou necessário;
c. Nos pacientes em pós-operatório, esta necessidade pode ser considerada como presente se o paciente desenvolve um processo infeccioso ou inflamatório agudo nos pulmões que impede a extubação.

❏ A correlação entre SIRS, infecção, sepse e sepse grave pode ser melhor visualizada através da Fig. 11.1.

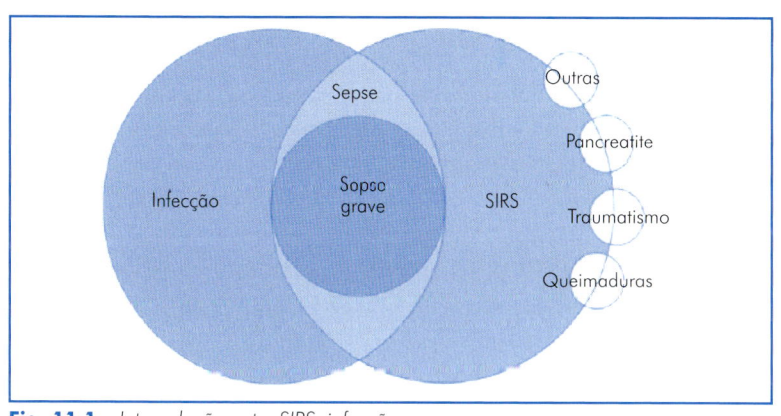

Fig. 11.1 – *Inter-relação entre SIRS, infecção, sepse e sepse grave.*

ETIOPATOGENIA E FISIOPATOLOGIA

❏ As bactérias são a principal causa de sepse, embora outros microrganismos, como vírus, fungos, riquétsias e protozoários também possam ser responsáveis, particularmente na sepse de origem hospitalar ou em pacientes imunodeficientes.

❏ Os agentes bacterianos mais freqüentes, de acordo com faixa etária e foco, assim como os antimicrobianos sugeridos para cada caso, estão expostos na Tabela 11.3.

❏ Cerca de 60% das bacteremias por microrganismos gram-negativos e 5% a 10% daquelas por gram-positivos ou fungos evoluem para choque séptico. Entretanto, uma variedade de microrganismos, pode produzir quadro clínico de sepse e somente em torno de 50% dos casos haverá isolamento em hemoculturas.

❏ Entre as infecções fúngicas, a *Candida sp.* representa o principal agente envolvido. Diversos fatores de risco podem propiciar o desenvolvimento de candidíase sistêmica, sendo que os principais se encontram listados na Tabela 11.4.

❏ A presença de um microrganismo invasor, caracterizando um processo infeccioso, pode se restringir a uma infecção localizada ou, na dependência de uma série de fatores de risco – que dependem tanto da agressividade do agente, como de características individuais da resposta do organismo –, pode desencadear uma resposta inflamatória de caráter sistêmico (SIRS/sepse).

❏ A sepse pode ser compreendida através de um modelo conceitual que a Conferência de Consenso de 2001 chamou de Sistema PIRO (Fig. 11.2), onde **P** representa *Predisposição*; **I**, *Insulto*; **R**, *Resposta* e **O**, *Disfunção orgânica* (Fig. 11.2). A intensidade da resposta na sepse irá depender da interação entre estes fatores e dos sistemas de regulação envolvidos (mediadores pró e antiinflamatórios, coagulação e fibrinólise, vide Tabela 11.5).

❏ A função do sistema imunológico é reconhecer e reagir a estímulos que incluem moléculas de superfície associadas a patógenos (lipopolissacarídeos, lipoproteínas, proteínas de membrana externa, flagelina, fímbrias e peptideoglicanos, lipoproteína associada a peptideoglicanos, ácido lipoteicóico) e moléculas internas liberadas pela lise bacteriana (proteínas de choque quente e fragmentos de DNA). Estes padrões de moléculas são reconhecidos por receptores específicos, que induzem à expressão de citocinas. Estes receptores agem sinergisticamente entre si e como mediadores do hospedeiro e com hipoxia.

Tabela 11.3 – Principais Agentes Infecciosos Bacterianos, de acordo com a Faixa Etária, Foco e Antimicrobianos Sugeridos como Terapia Empírica Inicial

Idade	Foco	Agentes	Antimicrobianos*
Neonatal	Sepse precoce (canal do parto ou amnionite)	Streptococcus beta-hemolítico do grupo B Lysteria monocytogenes E. coli	Ampicilina (dose para SNC) + aminoglicosídeo
Neonatal	Sepse tardia (canal do parto ou germes hospitalares)	Bactérias gram-negativas hospitalares Staphylococcus aureus ou epidermidis Streptococcus beta-hemolítico do grupo B	Ampicilina (dose para SNC) + aminoglicosídeo ou cefepima + vancomicina
Até 3 meses	Gastro-intestinal	Bactérias gram-negativas entéricas	Amicacina ou cefotaxima
Até 3 meses	Vias urinárias	Bactérias gram-negativas	Amicacina ou cefalotina
Até 3 meses	Pele e subcutâneo	Staphylococcus aureus	Oxacilina ou cefalotina
Até 3 meses	Pele e subcutâneo	Streptococcus pyogenes	Penicilina
Até 3 meses	Articulações e ossos	Staphylococcus aureus	Oxacilina ou cefalotina
Até 3 meses	Vias aéreas inferiores	Streptococcus beta-hemolítico do grupo B Bactérias gram-negativas Staphylococcus aureus	Ampicilina + amicacina ou Oxacilina + amicacina
Até 3 meses	Meninges	Bactérias gram-negativas entéricas Streptococcus beta-hemolítico do grupo B Listeria monocytogenes Neisseria meningitidis	Ampicilina + cefotaxima ou ceftriaxona
Até 3 meses	Peritonites	Bactérias gram-negativas entéricas Streptococcus faecalis Bacteroides fragilis	Ampicilina + aminoglicosídeo + metronidazol ou piperacilina/tazobactam ou meropenem

Tabela 11.3 (cont.) – Principais Agentes Infecciosos Bacterianos, de acordo com a Faixa Etária, Foco e Antimicrobianos Sugeridos como Terapia Empírica Inicial

Idade	Foco	Agentes	Antimicrobianos*
3 meses a 5 anos	Pele e subcutâneo	Staphylococcus aureus	Oxacilina ou cefalotina
		Streptococcus pyogenes	Penicilina
	Articulações e ossos	Haemophilus influenza tipo B Staphylococcus aureus	Ceftriaxona e/ou oxacilina
	Vias aéreas inferiores	Streptococcus pneumoniae Haemophilus influenzae tipo B Staphylococcus aureus	Amoxicilina-clavulanato ou cefuroxima ou ceftriaxona + oxacilina
		Mycoplasma pneumoniae	Claritromicina ou azitromicina
	Meninges	Neisseria meningitidis Streptococcus pneumoniae Haemophylus influenzae tipo B	Ceftriaxona
	Peritonites	Bactérias gram-negativas entéricas Streptococcus faecalis Bacteroides fragilis	Ampicilina + aminoglicosídeo + metronidazol ou piperacilina/tazobactam ou meropenem
> 5 anos	Pele e subcutâneo	Staphylococcus aureus	Oxacilina ou cefalotina
		Streptococcus pyogenes	Penicilina
	Articulações e ossos	Staphylococcus aureus	Oxacilina ou cefalotina ou clindamicina
	Vias aéreas inferiores	Streptococcus pneumoniae	Amoxicilina-clavulanato ou cefuroxima

Tabela 11.3 (cont.) – Principais Agentes Infecciosos Bacterianos, de acordo com a Faixa Etária, Foco e Antimicrobianos Sugeridos como Terapia Empírica Inicial

Idade	Foco	Agentes	Antimicrobianos*
> 5 anos (cont.)	Vias aéreas inferiores (cont.)	Staphylococcus aureus	Oxacilina
		Mycoplasma pneumoniae	Claritromicina ou azitromicina
	Meninges	Neisseria meningitidis Streptococus pneumoniae	Ceftriaxona ou penicilina
	Peritonites	Bactérias gram-negativas entéricas Streptococcus faecalis Bacteroides fragilis	Ampicilina + aminoglicosídeo + metronidazol ou piperacilina/ tazobactam ou meropenem

* Observações:
1. Nas infecções hospitalares por MRSA ou *Staphylococcus coagulase-negativo*, utilizar vancomicina.
2. Nas infecções graves por *Pseudomonas aeruginosa*, utilizar cefepima + aminoglicosídeo.
3. Nas infecções por pneumococo parcialmente resistente à penicilina, aumentar a dose de penicilina. Se resistentes à penicilina, utilizar vancomicina.

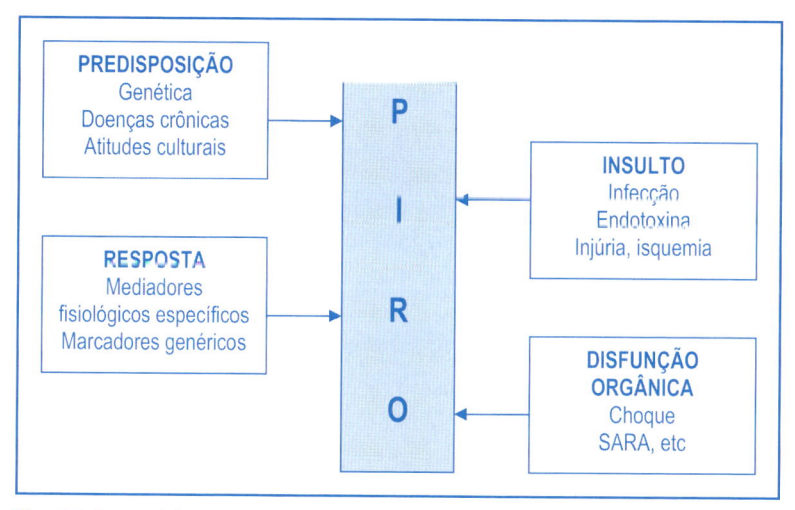

Fig. 11.2 – *Modelo PIRO proposto para a sepse.*

Tabela 11.4 – Principais Fatores de Risco para o Desenvolvimento de Candidíase Sistêmica

Fatores Iatrogênicos	Fatores do Hospedeiro
❏ ≥ 3 dias de antibióticos ❏ ≥ 4 dias na UTI ❏ > 48 h em ventilação mecânica ❏ Cateter venoso central ❏ Nutrição parenteral total ❏ Cirurgia abdominal (cólon, pâncreas, fígado e trato biliar) ❏ Uso de corticóide ❏ Hemodiálise ❏ Instabilidade hemodinâmica	❏ Neutropenia ❏ Imunossupressão ❏ Infecção concomitante ❏ Diabetes melito ❏ Colonização por Candida sp. em ≥ 2 sítios ❏ Candidúria (> 100.000 colônias/mL) ❏ Gravidade da doença de base (PRISM ou PIM elevados)

❏ Após a interação entre estes receptores e as moléculas associadas a patógenos, o sinal de transcrição resulta na ativação de numerosos adaptadores e de cinases. Além disso, moléculas citoplasmáticas ou da superfície celular controlam negativamente a cascata de sinalização.

❏ Até o momento, dez receptores *toll-like* foram descritos em seres humanos e a lista dos seus ligantes microbianos está crescendo. Três famílias de receptores de peptidoglicanos (fragmentos bacterianos) também já foram identificadas em seres humanos: Nod 1 e Nod 2 (intracelulares) e PGRPs (quatro proteínas reconhecedoras de peptidoglicanos – PGRP-1α, PGRP-1β, PGRP-L e PGRP-S, as três primeiras ligadas à membrana e a quarta, solúvel).

❏ Durante a sepse são produzidas várias citocinas e receptores solúveis com ação pró-inflamatória e antiinflamatória, que em determinadas situações protegem contra a infecção, mas em outras circunstâncias podem contribuir para aumentar a gravidade da infecção, a suscetibilidade à endotoxina ou o desenvolvimento de dano vascular e disfunção orgânica.

❏ Evidências recentes indicam que, além do mecanismo de resposta inflamatória sistêmica, alterações da hemostasia também estão presentes. Na sepse, o balanço entre inflamação, coagulação e fibrinólise está prejudicado, observando-se um predomínio dos mecanismos de inflamação e coagulação sobre a fibrinólise (Fig. 11.3).

Tabela 11.5 – Principais Mediadores de Inflamação e Hemostasia Envolvidos na Resposta do Hospedeiro a uma Agressão Infecciosa Grave (Sepse)

Mediadores pró-inflamatórios
- Fator de necrose tumoral-alfa (TNF-alfa)
- Interleucina-1
- Interleucina-6
- Interleucina-8
- Interferon-gama
- Citocina de alta mobilidade do grupo B1 (HMGB-1)

Mediadores antiinflamatórios
- Interleucina-4
- Interleucina-10
- Receptor solúvel e antagonistas de receptores

Fatores hemostáticos
- Fator tecidual (TF)
- Trombina
- Proteína C
- Proteína S
- Antitrombina III
- Inibidor do ativador do plasminogênio-1 (PAI-1)
- Inibidor da via do fator tecidual (TFPI)
- Plasmina
- Inibidor da fibrinólise ativável pela trombina (TAFI)

Outros mediadores extracelulares
- Óxido nítrico
- Bradicinina
- Proteína ligadora do lipopolissacarídeo
- Complemento
- Produtos do metabolismo do ácido araquidônico
- Fator de ativação plaquetária (PAF)
- Radicais livres do oxigênio
- Fator depressor do miocárdio
- 5-fosforribosil-1-pirofosfato (PRPP)

- Uma vez desencadeada a combinação de inflamação sistêmica, coagulação e prejuízo da fibrinólise, pode haver evolução para disfunção multiorgânica aguda (sepse grave) e morte (Fig. 11.4), observando-se o envolvimento do endotélio vascular como a principal chave para a compreensão do acometimento multiorgânico.

- A sepse está associada com uma migração de leucócitos ativados da corrente sangüínea para os tecidos inflamados e com uma intensificação medular na produção de leucócitos, que são liberados ainda pouco diferenciados ou imaturos na periferia. Alterações profundas ocorrem nos linfócitos e monócitos periféricos, assim como nos marcadores de superfície celular. Por exemplo, a inibição da expressão do HLA-DR nos monócitos após um estímulo por lipopolissacarídeo é mediada pela interleucina 10 e pelo cortisol e está associada a óbito.

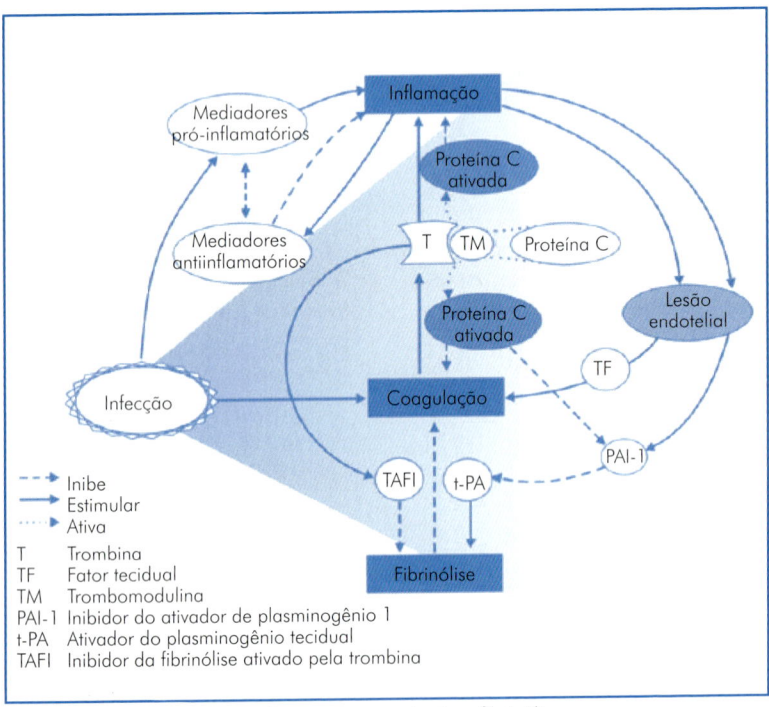

Fig. 11.3 – *Interação entre inflamação, coagulação e fibrinólise na sepse.*

- ❏ Os leucócitos liberam numerosas proteases, como a elastase, que parece ter um papel no desenvolvimento de choque e disfunção orgânica na sepse.

- ❏ A ocorrência de apoptose celular no paciente com sepse varia entre os diversos tipos de células e pode estar aumentada, inalterada ou diminuída em diferentes tecidos. Os mecanismos e o papel da apoptose na patogênese do choque séptico permanecem obscuros.

```
Disfunção endotelial / Trombose microvascular
                    ↓
         Hipoperfusão / Isquemia
                    ↓
            Disfunção orgânica
         (Sepse grave / Choque séptico)
                    ↓
                  Morte
```

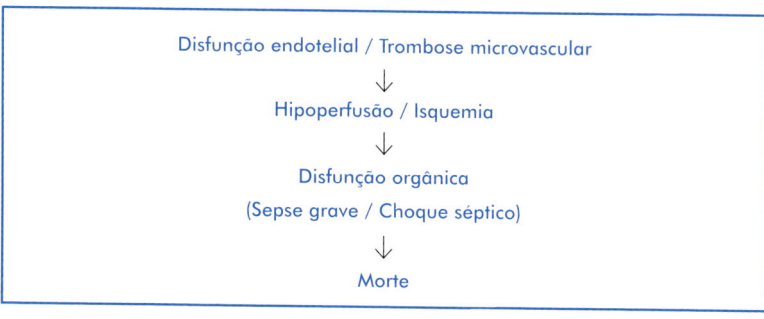

Fig. 11.4 – *Na sepse grave há depressão de todos os mecanismos inibitórios da coagulação: aumento dos níveis de PAI-1 (inibidor do ativador do plasminogênio) e TAFI (inibidor da fibrinólise ativável pela trombina), diminuição dos níveis de proteína C e de antitrombina III. O resultado é a ocorrência de trombose microvascular, hipoperfusão, isquemia, injúria tecidual e disfunção orgânica.*

- Embora alguns estudos mostrem uma hiporresponsividade dos monócitos ao lipopolissacarídeo na sepse, outros estudos mostram respostas diversificadas dos leucócitos a agonistas microbianos. Sendo assim, o termo "reprogramação de leucócitos" parece melhor para descrever o estado imune do paciente séptico, em vez dos termos habitualmente utilizados como anergia, imunodepressão ou imunoparalisia.

- O lipopolissacarídeo parece desencadear vários mecanismos (óxido nítrico, TNF, interferon-γ, NO-sintetase induzida e outros), que alteram as junções epiteliais no pulmão, fígado e intestino, promovendo a translocação bacteriana e falência orgânica.

- As células endoteliais promovem a adesão de leucócitos, que podem migrar do vaso para os tecidos. As moléculas de adesão expressas nos leucócitos ou células endoteliais parecem contribuir para o dano tecidual. O efeito terapêutico da modulação da adesão de leucócitos ao endotélio permanece inexplorado em seres humanos.

- O choque séptico pode ser visto como uma falência da perfusão microcirculatória que, associada a alterações de vias metabólicas que produzem hipoxia citopática, resulta em dano tecidual. Na sepse, o intrincado mecanismo neuroendócrino que regula a perfusão da microcirculação para manter o equilíbrio entre demandas metabólicas locorregionais e oferta de O_2 está severamente comprometido devido a vários fatores: diminuição da deformabilidade das hemácias com inerente aumento da viscosidade sangüínea, aumento da percentagem de neutrófilos com deformabilidade diminuída e aumento da agregabilidade devido ao estímulo à adesão de moléculas, ativação da cascata de coagulação com deposição de fibrina e formação de microtrombo, disfunção dos mecanismos vasculares auto-regulatórios e, finalmente, aumento secundário da perfusão de *shunts* arteriovenosos. Estas alterações resultam em disoxia tecidual não só pelo prejuízo à oferta microcirculatória de O_2, como pela disfunção mitocondrial.

❏ As vias que levam à falência de órgãos durante a sepse envolvem a ativação da resposta inflamatória e dos sistemas neuroendócrinos. A recuperação da falência de órgãos e a aparência anatômica normal de órgãos em sobreviventes de sepse sugerem que o dano isquêmico e hemorrágico é incomum. Por outro lado, mediadores como TNF, interleucina-1α, NO e radicais de O_2 podem inibir a cadeia respiratória mitocondrial, induzindo disoxia celular com produção reduzida de energia, um efeito agravado pelas deficiências hormonais. Mediadores inflamatórios também podem alterar a modulação das funções biológicas pelo sistema nervoso autônomo, levando à rutura da comunicação entre órgãos, que pode preceder o desenvolvimento de choque e disfunção multiorgânica. Finalmente, a expressão acentuada do fator tecidual, a diminuição das concentrações e atividade de inibidores da coagulação (antitrombina III, proteína C ativada e inibidor da via do fator tecidual) e a atividade fibrinolítica insuficiente resultam num estado pró-coagulante, que pode interagir com mediadores antiinflamatórios num ciclo vicioso que leva à falência orgânica.

❏ Os neuromediadores têm um papel importante no controle da inflamação. A substância P e as catecolaminas interferem na produção de citocinas de várias maneiras. Essa interação entre neuro-hormônios e citocinas é a pedra fundamental da restauração da homeostase durante o estresse. A produção aumentada de hormônios ajuda a manter a homeostase cardiovascular e o metabolismo celular e a debelar o foco infeccioso. Pode ocorrer prejuízo da resposta endócrina devido à ação de citocinas, à apoptose neuronal, a distúrbios metabólicos ou isquêmicos do hipotálamo, hipófise e adrenais ou ao efeito de drogas. Deficiências da função adrenal e da produção de vasopressina podem ocorrer em metade a um terço, respectivamente, dos casos de choque séptico, contribuindo para o choque e óbito. Outros distúrbios endócrinos na sepse têm mecanismo e conseqüências desconhecidas.

- Finalmente, vários polimorfismos genéticos estão associados a aumento da suscetibilidade à infecção e prognósticos ruins, desde polimorfismo de um único nucleotídeo de um gene que codifica citocinas (TNF, linfotoxina-α, interleucina-10, interleucina-18, receptor antagonista da interleucina-1, interleucina-6 e interferon-γ) a receptores de superfície celular (CD14, MD2, receptores *toll-like* 2 e 4 e receptores Fc gama II e III, ligantes de lipopolissacarídeos etc.) Espera-se que esta lista aumente, trazendo possivelmente novos alvos terapêuticos ou permitindo uma abordagem individualizada da sepse.

CARACTERÍSTICAS CLÍNICAS

- Além dos critérios já apresentados para a caracterização da sepse (hipo ou hipertemia, taquicardia, taquipnéia, leucocitose ou leucopenia ou desvio à esquerda), a Conferência de Consenso de 2001 definiu uma extensão de sinais e sintomas associados à sepse (Tabela 11.6).

Tabela 11.6 – Sinais e Sintomas Expandidos para o Diagnóstico da Sepse

- Alterações inexplicáveis do nível de consciência (estado mental): depressão, agitação, irritabilidade, não reconhecimento dos pais (em lactentes)
- Enchimento capilar lentificado (> 2 s)
- Mosqueamento da pele
- Palidez
- Calafrios
- Diminuição do débito urinário
- Petéquias/púrpura
- Hiperglicemia
- Plaquetopenia

- A presença de taquicardia e/ou taquipnéia e/ou palidez e/ou irritabilidade, *mesmo após a normalização da temperatura,* chama a atenção para a gravidade do quadro infeccioso e a presença de sepse.
- Vale a pena frisar que, em Pediatria, não é necessária a presença de hipotensão para caracterizar o choque séptico. Os critérios da disfunção cardiovascular que, associada à sepse, caracterizam o choque séptico, estão descritos na Tabela 11.2.

- É especialmente difícil a caracterização de sepse no período neonatal, já que a resposta clínica do recém-nascido (RN) é monótona e comum a outras injúrias não-infecciosas. São achados freqüentes: alterações da perfusão cutânea (mosqueamento da pele, acrocianose, fenômenos vasomotores), distermias (hipotermia, hipertermia), taquicardia, taquidispnéia, apnéia, letargia, irritabilidade, hipotonia, recusa alimentar, regurgitação, vômitos, aumento de resíduo gástrico, distensão abdominal, icterícia, hepatomegalia, tremores, convulsões e coma. Há classicamente dois padrões descritos: sepse de início precoce e de início tardio (Tabela 11.7).

Tabela 11.7 – Características da Sepse Neonatal

Característica	Sepse Precoce	Sepse Tardia
Tempo de início (dias)	≤ 4	≥ 5
Complicações obstétricas	Presentes	Ausentes
Fonte do microrganismo	Trato genital materno	Trato genital materno, meio ambiente pós-natal (comunitário ou hospitalar)
Apresentação clínica	Fulminante, multissistêmica, pneumonia freqüente	Lentamente progressiva, focal, meningite freqüente
Mortalidade (%)	15% a 50%	10% a 20%

DIAGNÓSTICO

- Há uma grande dificuldade em se diferenciar sepse de outras condições que causam síndrome da resposta inflamatória sistêmica (SRIS). Alguns marcadores têm sido usados e novos marcadores estão sendo propostos:
  - **Proteína C reativa (PCR)**
    - Elevada em infecções, doenças auto-imunes, câncer, trauma e cirurgia.
    - Sensibilidade entre 67,2% e 94,3% e especificidade entre 33% e 93,9% para o diagnóstico de infecção e sepse.

- **Procalcitonina (PCT)**
  - O papel biológico da procalcitonina ainda não foi esclarecido.
  - Os estudos mostram sensibilidade entre 65% a 97% e especificidade entre 48% a 94% para o diagnóstico de infecção e sepse.
  - Os resultados dos estudos são muito variáveis em relação à comparação entre a PCT e outros marcadores para diferenciar SIRS não-infecciosa e sepse, alguns apontando para sua superioridade em relação à PCR, e outros não.
  - A maioria dos estudos suporta os achados de que a PCT é um bom marcador de gravidade da sepse.

- **Interleucina-6 (IL-6)**
  - Os estudos mostram sensibilidade entre 65% e 86% e especificidade entre 54% e 79% para o diagnóstico de infecção e sepse.
  - Os estudos mostram boa correlação entre níveis de IL-6 e gravidade e mortalidade por sepse.
  - Alguns estudos mostram que a PCT é superior à IL-6 como marcador diagnóstico de infecção e sepse, mas um outro estudo aponta para a superioridade da IL-6.

- **Proteína ligadora de lipopolissacarídeo (LPB)**
  - Proteína de fase aguda, produzida no fígado, com a função de se ligar ao lipopolissacarídeo da bactéria gram-negativa. Também está elevada em infecções por bactérias gram-positivas.
  - Sensibilidade de 100% e especificidade de 92% para diagnosticar bacteremia por gram-negativos em pacientes neutropênicos com câncer.
  - Sensibilidade de 50% e especificidade de 74,2% para distinguir SIRS não-infecciosa de sepse.
  - Sensibilidade de 97% especificidade de 70% para diagnosticar sepse em crianças graves.
  - Os resultados dos estudos divergem na comparação da LPB com outros marcadores como PCR, IL-6 e PCT.

TRATAMENTO

❏ O reconhecimento precoce da sepse e do choque séptico é crítico para a efetividade da intervenção e melhora do prognóstico. Em estudo clássico, Rivers (2001) demonstrou que o diagnóstico e a abordagem dos quadros de sepse deve começar ainda no setor de emergência. A partir destes estudos, desenvolveu-se o programa SEPSSE – Suporte Especializado para Pacientes Sépticos na Sala de Emergência, e em março de 2004, um painel de especialistas em medicina intensiva e doenças infecciosas, reunidos sob os auspícios de diversas sociedades médicas e instituições interessadas no tema, publicou diretrizes que ficaram conhecidas como Campanha de Sobrevivência na Sepse. São recomendações baseadas em evidências, contemplando vários aspectos do tratamento da sepse, inclusive considerações pediátricas.

OBJETIVOS TERAPÊUTICOS

❏ Os objetivos terapêuticos são:
  ○ enchimento capilar < 2 segundos;
  ○ normalização dos pulsos (centrais = periféricos);
  ○ extremidades aquecidas;
  ○ débito urinário > 1 mL/kg/hora;
  ○ normalização do estado mental;
  ○ diminuição do lactato sérico;
  ○ aumento do déficit de base;
  ○ saturação da veia cava ou venosa mista > 70%;
  ○ pressão de perfusão normal.

❏ Em crianças com hipoxemia arterial sistêmica, como nas cardiopatias congênitas cianóticas ou na doença pulmonar grave, a diferença arteriovenosa de O_2 é melhor marcador que a SvO_2.

❏ Se for usado um cateter em artéria pulmonar, o objetivo terapêutico é um index cardíaco > 3,3 e < 6 L/min/m² com pressão de perfusão normal.

A. Ressuscitação Volumétrica

❑ Deve-se sempre dar preferência às soluções cristalóides (soro fisiológico ou Ringer lactato) nas fases iniciais da reposição volêmica. Apesar de apenas 25% do volume infundido permanecerem no intravascular após 30 minutos da infusão (Tabela 11.8), estas soluções são baratas e facilmente disponíveis em qualquer setor do hospital.

❑ As soluções colóides mais empregadas na prática clínica são a albumina a 5% (preparada a partir de albumina 20% e soro fisiológico), as gelatinas, o amido hidroxietílico e o Dextran 40.

❑ Nos casos de choque distributivo (séptico, anafilático, medular) a velocidade deve ser a maior possível, utilizando-se alíquotas de 20 mL/kg em 5 a 20 minutos. Nos casos de choque hipovolêmico, a velocidade de 20 mL/kg em 20 minutos parece adequada. Em geral, volumes de 40 a 60 mL/kg de expansão são suficientes, mas às vezes volumes muito maiores são necessários para correção dos déficits.

❑ O número de etapas utilizadas ficará na dependência de terem sido atingidos os objetivos terapêuticos: redução da FC, diurese clara e abundante, normalização das alterações perfusionais e do nível de consciência. A estabilização da PA não é um objetivo adequado para avaliar a expansão volumétrica, pois a criança mantém PA normal às custas de aumento da FC e vasoconstrição periférica. A hipotensão é um evento tardio. Após a ressuscitação volumétrica, deve-se passar a hidratação de manutenção.

❑ Além da utilização dos sinais clínicos (monitorização básica não-invasiva), deve-se monitorar a velocidade de infusão através de medidas invasivas básicas, como a PVC e a PAM. Se com a reposição volêmica o aumento da PAM for menor que o da PVC, a pressão de perfusão cairá, o que indica a necessidade de suporte cardiovascular. Visto de outra forma: se a PVC atinge valores no limite superior da normalidade (8 a 10 mmHg) e ainda não ocorreram estabilização hemodinâmica e reversão dos sinais clínicos de choque, deve-se proceder à correção de eventuais distúrbios hidroeletrolíticos e metabólicos e considerar a utilização de suporte inotrópico.

❑ Muitas vezes não se consegue reverter o quadro de choque porque a pressão intra-abdominal está elevada (> 20 mmHg). Nesta situação, a PIA substitui a medida da PVC em importância clínica e o fluxo (DC) ficará dependente da equação PAM – PIA. Deduz-se serem fundamentais o aumento da PAM (uso de inotrópicos e vasoconstritores) e a redução da pressão abdominal para se corrigir o quadro.

❑ Valores normais da pressão de perfusão (PAM – PVC) de acordo com a idade:

❑ 6 meses > 56 mmHg;

❑ 2 anos > 59 mmHg;

❑ 7 anos > 65 mmHg;

❑ 15 anos > 75 mmHg.

Tabela 11.8 – Efeitos Sobre a Distribuição da Água Corporal após 30 min da Administração de um Litro de Diferentes Tipos de Líquidos

Tipo de Líquido	LIC (2/3), em mL	LEC (1/3), em mL	
		Intravascular	Interstício
Soro glicosado 5%	660	85	255
SF 0,9% ou RL	−100	275	825
NaCl 7,5%	−2.950	980	2.970
Albumina 5%	0	1.000 (500)	0 (500)
Sangue total	0	1.000 (1.000)	0 (0)

Entre parênteses, o efeito após 6 horas para a albumina e o sangue.
Abreviaturas: LIC: líquido intracelular; LEC: líquido extracelular; SF: soro fisiológico; RL: Ringer lactato; NaCl: cloreto de sódio.

B. Suporte Cardiovascular

❑ O objetivo imediato na sepse é promover perfusão e índices adequados de oxigenação tissular.

❑ Uma vez diagnosticada sepse, o ideal seria, ainda no setor de emergência, providenciar monitorização básica não-invasiva e invasiva, o que inclui obrigatoriamente um acesso venoso central para PVC e SvcO$_2$, além de um cateter arterial para monitorização da PAi e coleta de exames.

❏ O suporte hemodinâmico no choque séptico em Pediatria foi objeto de uma conferência internacional de consenso (Carcillo, 2002), cujas conclusões se encontram delineadas nas Figs. 11.5 e 11.6.

```
CHOQUE SÉPTICO NO RECÉM-NASCIDO
```

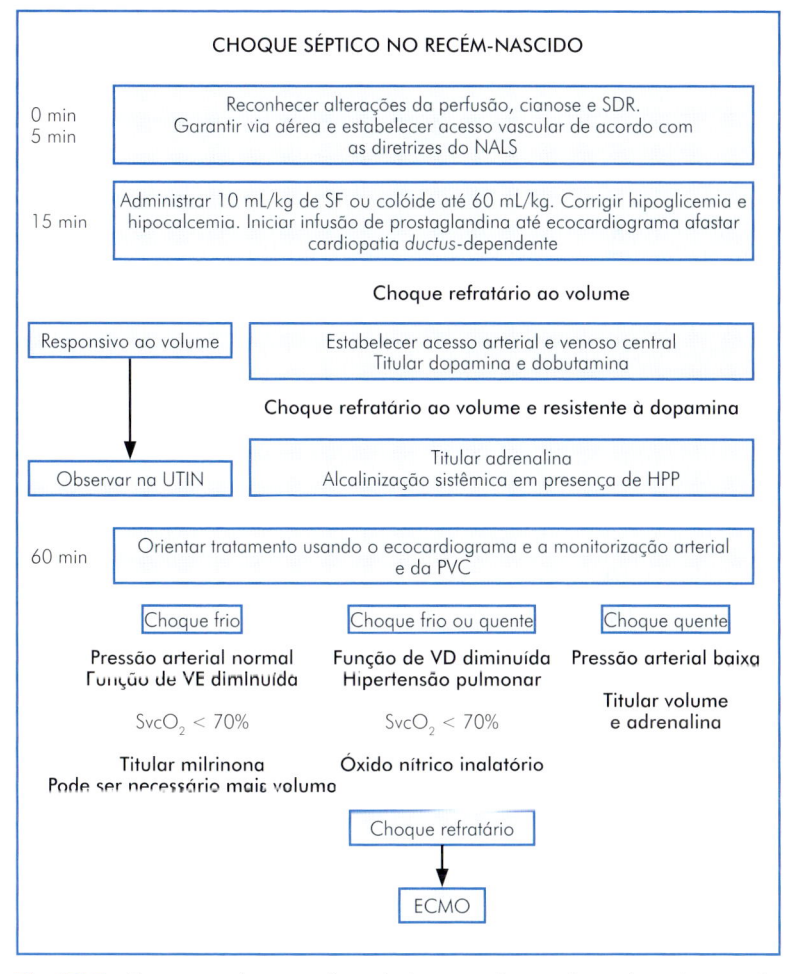

0 min / 5 min: Reconhecer alterações da perfusão, cianose e SDR. Garantir via aérea e estabelecer acesso vascular de acordo com as diretrizes do NALS

15 min: Administrar 10 mL/kg de SF ou colóide até 60 mL/kg. Corrigir hipoglicemia e hipocalcemia. Iniciar infusão de prostaglandina até ecocardiograma afastar cardiopatia *ductus*-dependente

Choque refratário ao volume

Responsivo ao volume → Estabelecer acesso arterial e venoso central. Titular dopamina e dobutamina

Choque refratário ao volume e resistente à dopamina

Observar na UTIN ← Titular adrenalina. Alcalinização sistêmica em presença de HPP

60 min: Orientar tratamento usando o ecocardiograma e a monitorização arterial e da PVC

Choque frio	Choque frio ou quente	Choque quente
Pressão arterial normal Função de VE diminuída	Função de VD diminuída Hipertensão pulmonar	Pressão arterial baixa
SvcO$_2$ < 70%	SvcO$_2$ < 70%	Titular volume e adrenalina
Titular milrinona Pode ser necessário mais volume	Óxido nítrico inalatório	

Choque refratário → ECMO

Fig. 11.5 – *Fluxograma do suporte hemodinâmico no choque séptico do recém-nascido. SDR = síndrome do desconforto respiratório; NALS = suporte avançado de vida em neonatologia; SF = soro fisiológico a 0,9%; HPP = hipertensão pulmonar persistente; PVC = pressão venosa central; VE = ventrículo esquerdo; VD = ventrículo direito; SvcO$_2$ = saturação venosa central do oxigênio; VTIN = unidade de terapia intensiva neonatal; ECMO = circulação extracorpórea com oxigenador de membrana.*

CHOQUE SÉPTICO NA CRIANÇA

0 min / 5 min: Reconhecer alterações da perfusão e do nível de consciência. Garantir via aérea e estabelecer acesso vascular de acordo com as diretrizes do PALS

15 min: Administrar 20 mL/kg de soro fisiológico ou colóide até 60 mL/kg. Corrigir hipoglicemia e hipocalcemia

Choque refratário ao volume

- Responsivo ao volume → Observar na UTIP
- Estabelecer acesso venoso central, iniciar dopamina e estabelecer monitorização arterial

Choque refratário ao volume e resistente à dopamina

Titular adrenalina (se choque frio) ou noradrenalina (se choque quente) para diferença PAM-PVC e saturação de O_2 na VCS > 70%

60 min — Choque resistente às catecolaminas

Risco de insuficiência supra-renal? → Dar hidrocortisona
Risco ausente? → Não dar hidrocortisona

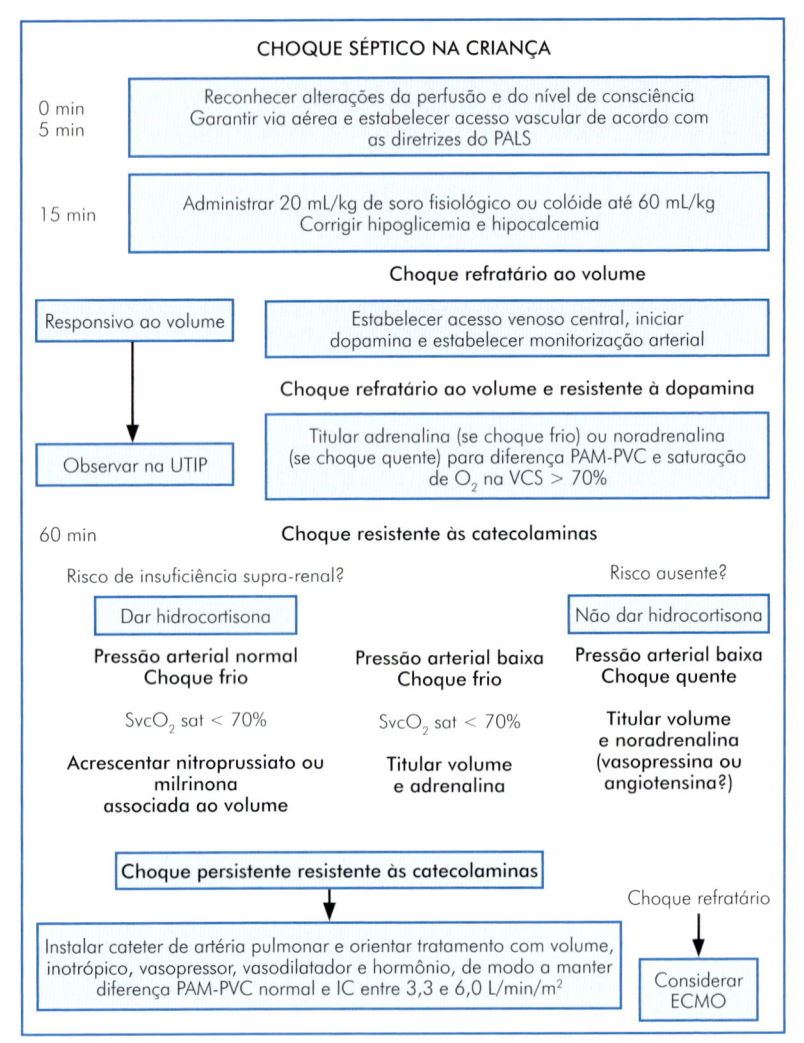

- **Pressão arterial normal / Choque frio** — $SvcO_2$ sat < 70% — Acrescentar nitroprussiato ou milrinona associada ao volume
- **Pressão arterial baixa / Choque frio** — $SvcO_2$ sat < 70% — Titular volume e adrenalina
- **Pressão arterial baixa / Choque quente** — Titular volume e noradrenalina (vasopressina ou angiotensina?)

Choque persistente resistente às catecolaminas

Instalar cateter de artéria pulmonar e orientar tratamento com volume, inotrópico, vasopressor, vasodilatador e hormônio, de modo a manter diferença PAM-PVC normal e IC entre 3,3 e 6,0 L/min/m²

Choque refratário → Considerar ECMO

Fig. 11.6 – *Fluxograma do suporte hemodinâmico no choque séptico da criança. PALS = suporte avançado de vida em pediatria; VTIP = unidade de terapia intensiva pediátrica; PAM = pressão arterial média; PVC = pressão venosa central; VCS = veia cava superior; SvcO2 = saturação venosa central do oxigênio; IC = índice cardíaco; ECMO = circulação extracopórea com oxigenador de membrana.*

C. CORTICÓIDES

❏ Devem ser reservados para o choque séptico não-responsivo a volume e às catecolaminas, nos quais deve-se considerar a possibilidade de insuficiência supra-renal relativa ainda durante a primeira hora de tratamento. Nestes casos, está indicado o uso de hidrocortisona. Condições de risco para insuficiência supra-renal são choque séptico grave e púrpura, e uso prévio de corticoterapia para doenças crônicas.

- Antes do uso da hidrocortisona deve-se procurar dosar o nível sérico do cortisol (randomicamente, isto é, não é necessário dosar no horário da manhã). Se estiver abaixo de 18µg/dL, considera-se o paciente em insuficiência supra-renal relativa.

- Alternativamente, poder-se-ia também fazer um teste com o uso do ACTH (corticotrofina, 4µg/kg). Se em resposta ao teste, o aumento do nível sérico do cortisol for ≤ 9µg/dL, também fica comprovada a presença de insuficiência supra-renal relativa.

- A dose de hidrocortisona a ser empregada ainda não encontrou consenso na literatura pediátrica. Um estudo clássico em adultos (Annane e cols., 2002) utilizou a dose de 50 mg de 6/6 h (total de 200 mg/dia) durante 7 dias. As doses recomendadas em crianças variam desde 2 a 3 mg/kg/dia, como dose de estresse, a 50 mg/kg/dia, divididos de 6/6 h ou em infusão contínua, ou ainda 50 a 100 mg/m²/dia.

- Doses elevadas de corticóides *NÃO* estão indicadas na sepse grave, *exceto* nos casos de:
  - febre tifóide grave;
  - meningite bacteriana grave;
  - pneumonia por *Pneumocystis carinii*.

D. ANTIBIOTICOTERAPIA

- *A antibioticoterapia inicial é uma emergência* e é quase sempre empírica. Os esquemas empíricos sugeridos na Tabela 11.3 podem ser utilizados como terapia inicial. Kumar e cols. (2006), em estudo de coorte retrospectivo, demonstraram que em adultos a antibioticoterapia eficaz administrada na primeira hora de hipotensão está associada a uma sobrevivência de 79,9%. Cada hora de atraso diminui a sobrevivência em 7,6%. Somente 50% dos pacientes haviam iniciado a antibioticoterapia nas primeiras 6 horas do início do quadro de hipotensão.

E. Anticoagulantes

❏ As crianças atingem as concentrações séricas de proteína C de adultos aos 3 anos de idade. Isto provavelmente indica que a importância da suplementação de concentrado de proteína C ou proteína C recombinante é ainda maior em crianças que em adultos.

Entretanto, um grande estudo de fase III na faixa etária pediátrica (70 pacientes já haviam sido estudados) foi recentemente interrompido após uma análise interina ter mostrado não haver diferenças entre os grupos de tratamento e placebo na resolução das disfunções orgânicas, e registrado uma ocorrência maior de hemorragias intracranianas no grupo de estudo (EVPB, 2005). Portanto, o seu uso não pode ser recomendado até que novos estudos sejam realizados ou a análise dos subgrupos do referido estudo mostre alguma vantagem específica para determinada faixa etária (a ocorrência das complicações foi muito maior no grupo de lactentes com menos de 60 dias). De qualquer forma, o esquema utilizado no tratamento de adultos, que eventualmente pode servir como referência em casos selecionados, é apresentado na Fig. 11.7.

F. Suporte Respiratório

❏ Está sempre indicado na sepse grave ou no choque séptico, mesmo sem sinais clássicos de insuficiência respiratória. Diminui o trabalho respiratório e o gasto energético e aumenta a oferta de oxigênio aos tecidos. Pode ser empregada desde a oxigenoterapia até a ventilação mecânica não-invasiva ou invasiva.

❏ Pacientes com alteração do estado de consciência pela sepse (Glasgow < 15) ou instabilidade hemodinâmica mantida após a primeira hora de expansão volumétrica e suporte cardiovascular devem ser avaliados quanto à indicação de ventilação pulmonar mecânica. Recém-nascidos e lactentes podem requerer intubação precoce devido à baixa capacidade residual funcional.

❏ Se o paciente tem lesão pulmonar aguda ou SARA, deve ser intubado precocemente e submetido à ventilação mecânica. Os mesmos princípios de estratégias protetoras de ventilação preconizados para o adulto podem ser adaptados para uso em pediatria:

  ○ ventilação com pressão controlada (PCV);

  ○ pressões inspiratórias < 30 cmH_2O;

  ○ volumes correntes baixos (em torno de 6 mL/kg);

○ PEEP necessária para $SaO_2 > 90\%$, após adequada homogeneização da história pulmonar (pelo menos uma manobra de recrutamento alveolar, obtida, entre outros métodos, pelo uso de CPAP de 30 a 40 cmH_2O por 30 a 40 segundos);

○ Posição prona.

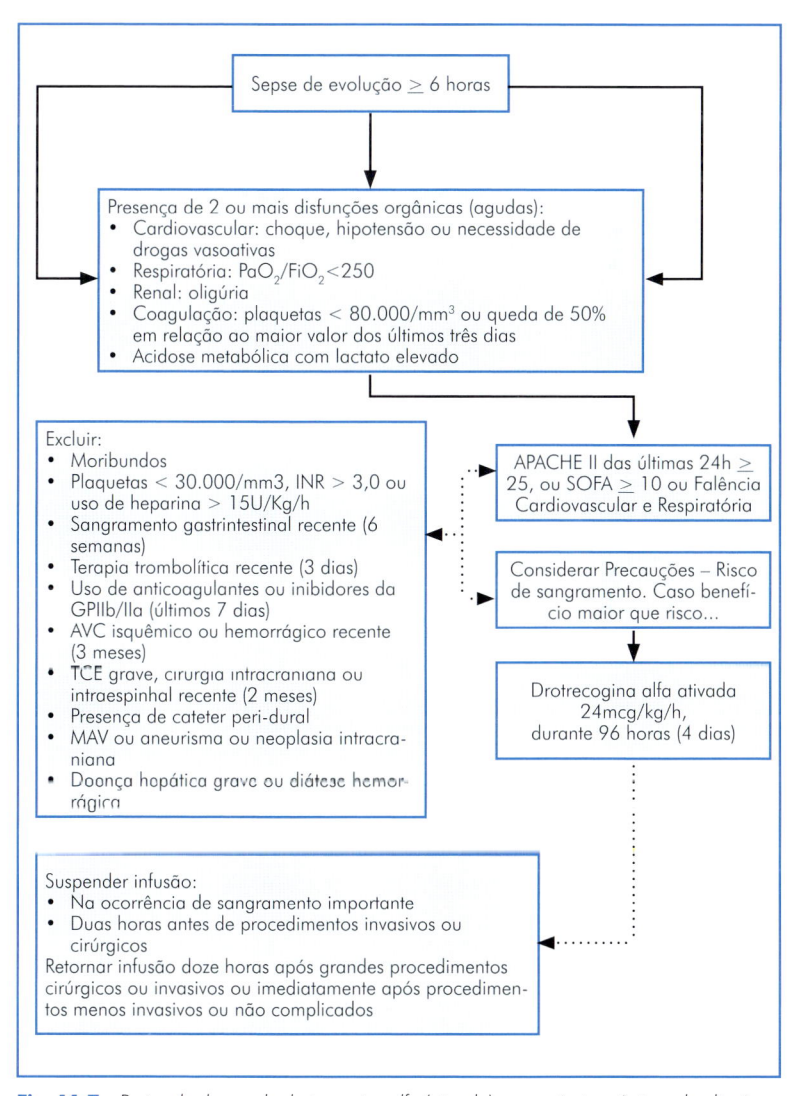

```
Sepse de evolução ≥ 6 horas
        ↓
Presença de 2 ou mais disfunções orgânicas (agudas):
• Cardiovascular: choque, hipotensão ou necessidade de drogas vasoativas
• Respiratória: PaO₂/FiO₂ < 250
• Renal: oligúria
• Coagulação: plaquetas < 80.000/mm³ ou queda de 50% em relação ao maior valor dos últimos três dias
• Acidose metabólica com lactato elevado
        ↓
APACHE II das últimas 24h ≥ 25, ou SOFA ≥ 10 ou Falência Cardiovascular e Respiratória
        ↓
Excluir:
• Moribundos
• Plaquetas < 30.000/mm3, INR > 3,0 ou uso de heparina > 15U/Kg/h
• Sangramento gastrintestinal recente (6 semanas)
• Terapia trombolítica recente (3 dias)
• Uso de anticoagulantes ou inibidores da GPIIb/IIa (últimos 7 dias)
• AVC isquêmico ou hemorrágico recente (3 meses)
• TCE grave, cirurgia intracraniana ou intraespinhal recente (2 meses)
• Presença de cateter peri-dural
• MAV ou aneurisma ou neoplasia intracraniana
• Doença hepática grave ou diátese hemorrágica
        ↓
Considerar Precauções – Risco de sangramento. Caso benefício maior que risco...
        ↓
Drotrecogina alfa ativada 24mcg/kg/h, durante 96 horas (4 dias)
        ↓
Suspender infusão:
• Na ocorrência de sangramento importante
• Duas horas antes de procedimentos invasivos ou cirúrgicos
Retornar infusão doze horas após grandes procedimentos cirúrgicos ou invasivos ou imediatamente após procedimentos menos invasivos ou não complicados
```

Fig. 11.7 – *Protocolo de uso da drotrecogina alfa (ativada) em pacientes sépticos de alto risco.*

G. Suporte à Função Renal

❑ Em adultos, a hemodiálise parece ser o método de escolha, reservando-se a diálise peritoneal para situações específicas. Os pacientes que recebem doses maiores (diária ou estendida) de hemodiálise, permitindo um controle mais rigoroso da uremia e da volemia, apresentam menor incidência de complicações associadas ao procedimento, redução no tempo de recuperação da insuficiência renal e menor mortalidade. Um esquema para abordagem dialítica do paciente com sepse grave é apresentado na Fig. 11.8.

❑ A hemofiltração venovenosa contínua pode ser útil em crianças com anúria/oligúria e sobrecarga hídrica, mas não estudos randomizados e controlados sobre o assunto.

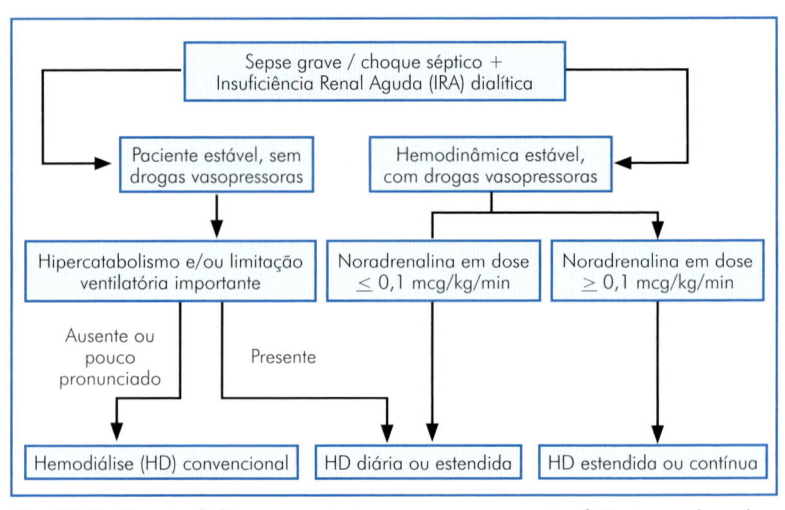

Fig. 11.8 – *Suporte dialítico em pacientes com sepse grave e insuficiência renal aguda.*

LEITURA SUGERIDA

1. Annane D, Sebille V, Charpentier C et al. Effect of treatment with low doses of hydrocortisone and fludrocortisone on mortality in patients with septic shock. JAMA 2002; 288:862-71.
2. Bernard GR, Vincent JL, Laterre PF et al. Efficacy and safety of recombinant human activated protein C for severe sepsis. N Engl J Med 2001; 344:699-709.
3. Bone RC, Sprung CL, Sibbald WJ. Definitions for sepsis and organ failure. Crit Care Med 1992; 20:724-6.
4. Ceneviva G, Paschall JA, Maffei F, Carcillo JA. Hemodynamic support in fluid-refractory pediatric septic shock. Pediatrics 1998; 102:e19.

5. Finfer S, Bellomo R, Boyce N et al. SAFE study investigators. A comparison of albumin and saline for fluid resuscitation in the intensive care unit. N Engl J Med 2004; 350:2247-56.
6. Goldstein B, Giroir B, Randolph et al. International pediatric sepsis consensus conference: Definitions for sepsis and organ dysfunction in pediatrics. Pediatr Crit Care Med 2005; 6:2-8.
7. Kumar A, Roberts D, Wood KE et al. Duration of hypotension before initiation of effective antimicrobial therapy is the critical determinant of survival in human septic shock. Crit Care Med 2006; 34:1589-96.
8. Levy Mm, Fink MP, Marshall JC et al. 2001 SCCM/ESICM/ACCP/ATS/SIS International sepsis definitions conference. Crit Care Med 2003; 31:1250-6.
9. Proceedings of the Second Margaux Conference on Critical Illness Sepsis: Interface between Inflammation, Coagulation, and the Endothelium. Margaux, France, November 8-12, 2000. Crit Care Med. 2001;29(7 Suppl):S1-137.
10. Rivers E, Nguyen B, Havstad S et al. Early goal directed therapy in the treatment of severe sepsis and septic shock. N Engl J Med 2001; 346:1368-77.

Internet (acesso livre)

1. Carcillo JA, Fields AI, American College of Critical Medicine Task Force Committee Members. Clinical practice parameters for hemodynamic support of pediatric and neonatal patients in septic shock. Crit Care Med 2002; 30:1365-78. Disponível em: http://www.sccm.org/professional_resources/guidelines/table_of_contents/Documents/ElectronicCopy.pdf
2. Carcillo JA, Fields AI, Comitê de Força-Tarefa. Parâmetros de prática clínica para suporte hemodinâmico a pacientes pediátricos e neonatais em choque séptico. J Pediatr (Rio J) 2002;78:449-66. Disponível em: http://www.jped.com.br/conteudo/02-78-06-449/port.pdf
3. Dellinger RP, Carlet JM, Masur H et al. Surviving Sepsis Campaign guidelines for management of severe sepsis and septic shock. Crit Care Med 2004; 32:858-73. Disponível em: http://www.guideline.gov/summary/summary.aspx?view_id=1&doc_id=4911 Errata em: Crit Care Med 2004; 32:1448. Correção de erro de dosagem no texto em: Crit Care Med 2004; 32:2169-70.
4. EVPB, a randomized, double-blind, placebo-controlled trial of Xigris® [drotrecogin alfa (activated)] in pediatric patients with severe sepsis. Letter from Eli Lilly and Company. Disponível em: http://pedsccm.wustl.edu/Research/EVBP_letter.pdf
5. Programa SEPSSE – Suporte Especializado para o Paciente Séptico na Sala de Emergência. Disponível em: http://www.sti-hspe.com.br/sti.html

Outros Tipos de Choque

12

Paulo Ramos David João
Mário Marcondes Marques Júnior

CHOQUE ANAFILÁTICO

- A anafilaxia é uma reação de hipersensibilidade imediata e severa que afeta múltiplos órgãos e sistemas, caracterizada em sua maior gravidade por broncoespasmo, angioedema de vias aéreas superiores e/ou hipotensão, podendo, da mesma forma rápida como se inicia, ocasionar a morte. É importante, então, um rápido reconhecimento e adequado tratamento.

A. Incidência e Prevalência

- A incidência e a prevalência da anafilaxia não estão totalmente definidas em pediatria. A anafilaxia não é freqüente, apresentando incidência entre oito a 20 pacientes por 100.000 pacientes/ano, com maior freqüência entre 15 e 17 anos de idade.
- Mortes por anafilaxia não são freqüentes, são estimadas em uma para 3 milhões de pessoas/ano. Em áreas de maior risco (p. ex., picada de insetos) a mortalidade pode chegar a 1 por 100 a 200 episódios de anafilaxia tratados em serviços de emergência.
- A anafilaxia em crianças é causada muitas vezes por alimentos e está aumentando. As reações ao látex e à aspirina são mais fre-

qüentes no sexo feminino. Em adultos, a via intravenosa e indução de anafilaxia por drogas (antibióticos, contrastes, anestésicos e espansores plasmáticos) são a maior causa de anafilaxia.

❏ A anafilaxia recorrente é estimada em 20% para os principais desencadeantes, como picada de insetos e radiocontrastes.

B. FISIOPATOLOGIA

❏ A anafilaxia pode decorrer da sensibilização alergênica, freqüentemente por substâncias protéicas, com formação de anticorpos específicos da classe IgE que, fixados aos mastócitos, desencadeiam ativação e liberação de diversos mediadores que incluem a histamina, leucotrienos, fator de necrose tumoral e várias citocinas que promovem redundância e mecanismos de *feedback* positivo, pelos quais são recrutadas outras células que liberam mais mediadores, perpetuando assim a resposta alérgica em "efeito cascata".

❏ Pode haver reações anfilactóides não-dependentes de IgE, em que a desgranulação dos mastócitos ocorre por ação farmacológica de diversas substâncias através do sistema de complemento. Outros mecanismos são desencadeados por complexos imunes, deficiências enzimáticas e distúrbios do metabolismo do ácido araquidônico. Os mediadores anafiláticos liberados causam vasodilatação, extravasamento de fluidos, aumento da secreção de mucosas e contração da musculatura lisa.

❏ A morte pode ocorrer pela hipoxemia devido ao angioedema de vias aéreas superiores, broncoespasmo e rolhas de muco e/ou choque causado pela intensa vasodilatação com extravasamento de fluidos do intravascular para o extravascular. Isso caracteriza um choque misto, do tipo distributivo hipovolêmico (o volume de sangue circulante se reduz em 35% em 10 minutos) e depressão do miocárdio por ação direta dos mediadores liberados pela hipoxemia, pela redução da pressão diastólica e pelo efeito adverso dos altos níveis de catecolaminas liberadas.

❏ A taquicardia compensatória à hipotensão é uma resposta esperada, mas por fenômenos ainda não explicados, no choque anafilático, em alguns casos, pode ocorrer bradicardia súbita com colapso vascular e parada cárdia, antes ou sem o aparecimento de manifestações cutâneas, o que pode dificultar o reconhecimento da anafilaxia e o tratamento rápido e adequado. Alguns autores sugerem que a bradicardia ocorre por reflexo neurocardiogênico desencadeado por mecanorreceptores cardíacos, somado por aumento dos níveis de serotonina, catecolaminas, prostaglandinas e óxido nítrico, que potencializam este reflexo.

C. Etiologia

❑ Alimentos, medicamentos e picadas de insetos são as causas mais freqüentes de anafilaxia, mas em diversos casos o agente etiológico não é identificado (anafilaxia idiopática).

❑ Alguns co-fatores (Tabela 12.1) podem predispor a anafilaxia, como infecções, medicações (alfa e beta-bloqueadores e antiinflamatórios não-hormonais), álcool e condimentos.

Tabela 12.1 – Causas e Co-fatores de Anafilaxia

Freqüentes	Menos Freqüentes
❑ Picada de inseto: abelhas e vespas	❑ Desencadeantes físicos: exercício, frio
❑ Alimentos: amendoim, castanhas, frutos do mar, leite de vaca, entre outros	❑ Fluidos biológicos: transfusões, imunoglobulinas
	❑ Látex
❑ Medicamentos: antibióticos, antiinflamatórios não-esteróides	❑ Membranas de diálise
	❑ Aeroalérgenos: pólen
❑ Causas não-identificadas	❑ Aditivos alimentares: corantes, glutamato monossódico
	❑ Medicamentos tópicos: anti-sépticos

D. Diagnóstico

1. Clínica

❑ O diagnóstico permanece eminentemente clínico. As manifestações cutâneas são freqüentemente observadas ao exame minucioso, pois o eritema e o angioedema podem ser sutis. Os sintomas respiratórios são mais freqüentes em crianças, enquanto sintomas cutâneos e cardiovasculares são mais frequentes em adultos. Esta diferença pode, em parte, ser explicada pela alta incidência de atopia, asma e alergia alimentar em crianças. A asma não-controlada é um fator de risco para o óbito.

❑ Sinais de confusão mental, inconsciência, sinais de colapso vascular e incontinência estão associados à presença de hipotensão e hipoxemia. Sinais e sintomas de dispnéia, sudorese excessiva, vômitos e dor abdominal são significativos na correlação com hipotensão em crianças maiores. Os achados clínicos estão relacionados na Tabela 12.2.

Tabela 12.2 – Achados Clínicos em Quadros de Anafilaxia

Mucocutâneos	Torácico e Respiratórios
Eritema conjuntival Rinite Eritema Rubor Urticária Angioedema	Disfagia e estridor (angioedema de vias aéreas superiores) Aperto na garganta ou no tórax Dispnéia Tosse Chiado Cianose
Abdominais Náuseas Vômitos Dor abdominal Neurológicos Cefaléia Tonturas Confusão/inconsciência Incontinência	Cardiovasculares Palpitação Taquicardia Bradicardia Alterações no ECG (T e ST) Hipotensão Parada cardíaca

❑ A resposta bifásica de anafilaxia varia na literatura. Os fatores preditivos da anafilaxia não são claros, mas a gravidade da reação, o início rápido dos sintomas, o contato com o antígeno, a presença de hipotensão e/ou edema de laringe, na resposta primária, são fatores de risco para desencadeamento da segunda fase. As reações de fase tardia geralmente são de intensidade leve a moderada.

2. Diagnóstico Laboratorial na Fase Aguda

❑ A determinação do nível sérico de mastócito triptase, se disponível, pode ser realizada, mas é um biomarcador de baixa sensibilidade para anafilaxia, embora medidas seriadas durante o atendimento possam aumentar a sensibilidade e especificidade do marcador. Um nível elevado pode ser útil no diagnóstico, mas um resultado normal não afasta o diagnóstico de anafilaxia.

3. Diagnóstico Diferencial

❑ Muitas situações podem ser confundidas com anafilaxia (Tabela 12.3). A relação entre o contato com o agente e o início dos sintomas em curto tempo facilita o diagnóstico. As reações anafiláticas que comprometem um sistema de órgãos ou reações que não têm relação aparente com o agente desencadeante podem ter outra etiologia. Eventos associados com hipotensão e insuficiência respiratória obstrutiva alta ou broncoespasmo podem ter diversas causas.

Tabela 12.3 – Diagnóstico Diferencial

Edema de Tecidos
Urticária idiopática
Angioedema isolado
Idiopático

Condições que Imitam Edema de Vias Aéreas Altas
Reações distônicas imitando língua inchada após medicações (metoclopramida)
Refluxo gastroesofágico agudo

Síndromes Ruborizantes
Tumores secretores de peptídeos (síndrome carcinóide)
Alcoolismo
Carcinoma medular de tireóide

Crise epiléptica
Trauma

Outras Causas de Colapso
Episódio vasovagal
Síndrome da resposta inflamatória sistêmica (SIRS)
Choque (séptico, cardiogênico, hemorrágico)

Desconforto Respiratório Agudo
Asma
Pânico
Histeria
Laringoespasmo

E. Tratamento Inicial

- Antes do tratamento é importante investigar a possibilidade de choque anafilático, uma vez que pode não existir uma gradação dos sinais e sintomas. O quadro clínico inicial pode ser caracterizado por gradativo prurido, eritema, angioedema, mal-estar, náuseas, vômitos e urgência urinária, ou a instalação direta de choque.

- Os principais objetivos do tratamento são manter a oxigenação e a perfusão dos órgãos vitais através da redução da liberação e do bloqueio da ação dos mediadores inflamatórios gerados pela anafilaxia.

- Colocar o paciente em posição supina com elevação dos membros (posição de Trendelemburg), na tentativa de evitar a redução da pré-carga cardíaca, ou na posição lateral, se o paciente estiver regurgitando, para evitar as síndromes aspirativas.

- A adrenalina é a droga de primeira escolha, sua administração não deve ser postergada, uma vez que seus efeitos combatem as principais alterações fisiopatológicas do choque anafilático: sua atividade alfa determina uma vasoconstrição periférica, que atua na hipotensão; a atividade β1 ocasiona aumento da contratilidade miocárdica, também aumentando a pressão arterial e seu efeito β2 promove broncodilatação, além de reduzir a liberação de mediadores dos mastócitos.

- A dose intramuscular de adrenalina 1:1.000 é de 0,01 mL/kg (máximo de 0,5 mL), devendo ser aplicada no músculo vasto lateral da coxa, o que traz a vantagem de poder ser administrada sem demora, sendo absorvida mais rapidamente do que em outros músculos ou pela via subcutânea. Esta forma de administração é efetiva para a maioria dos casos, com a vantagem de evitar-se os potenciais efeitos colaterais da injeção em *bolus* intravenosa. Esta dose pode ser repetida após 3 a 5 min, se necessário.

- A administração da adrenalina deve ser efetuada com as medidas iniciais de aplicação do ABC (vias aéreas, respiração, circulação), oferta de oxigênio e obtenção de acesso venoso ou intra-ósseo, de acordo com as regras de reanimação cardioventilatória em pediatria. *Bolus* de adrenalina intravenosa não deveriam ser utilizados, exceto em quadros clínicos de parada cardíaca iminente ou estabelecida.

1. Vias Aéreas

- Na evolução do quadro clínico pode ocorrer insuficiência respiratória grave, se houver edema de língua e lábios associado. Tosse estridulosa e rouquidão indicam a possibilidade de obstrução alta das vias aéreas, mesmo sem estridor ou esforço inspiratório.

❑ Deve-se ofertar oxigênio na concentração necessária (cateteres ou máscaras com reservatório) para manter uma saturação periférica de oxigênio adequada, de acordo com a idade da criança. Se a insuficiência respiratória progredir, pode ser necessária a intubação traqueal e, em casos extremos, a cricotireotomia de urgência.

❑ A obstrução alta pode responder à nebulização com adrenalina, adicionalmente à adrenalina intramuscular.

2. Respiração

❑ Após se conseguir boa permeabilidade das vias aéreas, verifica-se a condição pulmonar. Havendo sinais de broncoespasmo persistente, que não respondeu ao uso de adrenalina, podem ser utilizados beta$_2$-agonistas na forma inalatória, conforme tratamento preconizado para crise de asma ou, em pacientes intubados, promover a inaloterapia através de micronebulizadores acoplados ao circuito do aparelho de ventilação pulmonar mecânica (VPM).

3. Circulação

❑ No restabelecimento de efetiva circulação, deve-se objetivar a reposição volêmica e a restauração do tônus vascular, tentando-se restabelecer a melhora do retorno venoso e do débito cardíaco.

❑ Se houver hipotensão e/ou alterações de perfusão capilar, inicia-se a infusão rápida de solução fisiológica (oral ou intravenosa) na dose de 20 mL/kg (máximo de 500 mL), repetida de três a quatro vezes, perfazendo um total de até 60 mL/kg a 80 mL/kg na primeira hora (máximo de 1.500 a 2.000 mL), com reavaliações posteriores da necessidade de mais infusões, conforme a condição clínica do paciente.

❑ Se a aplicação de adrenalina intramuscular e expansão volumétrica não reverterem a hipotensão, pode ser iniciada a infusão controlada e contínua de adrenalina intravenosa (0,1 a 1,5 µg/kg/min), se possível em unidade de cuidados intensivos (UCI) e por profissionais experientes e com aparelhagem adequada (bomba de infusão e monitorização cardioventilatória).

❑ Se a hipotensão persistir devido à vasodilatação profunda, o uso de vasopressores potentes como a vasopressina pode ser benéfico.

Em pacientes com falência cardíaca prévia, ou em uso de beta-bloqueadores ou inibidores da fosfodiesterase, pode estar indicado o uso de glucagon (0,1 mg/kg, com máximo de 1 mg intravenoso) a cada 15 a 20 min, com acompanhamento da glicemia.

❏ Na bradicardia severa, não-responsiva à primeira linha de tratamento, deve-se considerar o uso de atropina intravenosa.

F. Tratamentos Adicionais

❏ Medicamentos como anti-histamínicos, antagonistas H_2, corticóides e antileucotrienos não promovem impacto imediato e apresentam efeitos colaterais.

❏ Os anti-histamínicos podem reduzir as reações alérgicas de pele leves a moderadas, como urticária, angioedema e prurido, ou após a estabilização de quadros graves. Eles não revertem quadros graves, em que grandes quantidades de mediadores são liberadas. Entretanto, o pico de liberação de histamina é precoce e se reduz rapidamente ao normal, sendo a permanência de severo comprometimento fisiopatológico mantida por outros mediadores. Os poucos estudos com administração intravenosa de bloqueadores H_1 e H_2, associados ou não, demonstram possibilidade de piora da hipotensão e da vasodilatação.

❏ Os corticóides, apesar de sua ação demorar algumas horas, são utilizados para reduzir as reações de anafilaxia prolongada ou tardia, como a resposta bifásica de anafilaxia.

G. Período Crítico de Observação

❏ Apesar de a maioria das reações anafiláticas responder ao tratamento inicial (unifásica), alguns pacientes podem não apresentar resposta ou piora dos sintomas, mesmo com o uso da adrenalina (anafilaxia prolongada), ou podem ter retorno dos sintomas após a resolução inicial (reação bifásica).

❏ Não existem critérios clínicos consistentes que identifiquem pacientes propensos a ter reação bifásica, mas é prudente uma observação de no mínimo 4 a 6 h, na maioria dos pacientes, após a resolução dos sintomas, e observação de 12 a 24 h naqueles pacientes com sintomas severos ou refratários (pacientes em uso de beta-bloqueadores têm maior risco e freqüência de reações anafiláticas) e nos asmáticos, principalmente nos não-controlados, nos quais aumenta o risco de mortalidade.

H. Medidas após a Fase Aguda

❏ Encaminhamento ao alergista para assistência no diagnóstico etiológico, medidas de eliminação dos alérgenos do ambiente, valorização dos riscos, educação e treinamento para o uso de adrenalina auto-injetável pelo paciente e por familiares, além de recomendação para o uso de identificadores como braceletes ou colares, indicando a condição de alérgico e de risco para choque anafilático.

CHOQUE ESPINHAL/NEUROGÊNICO

❏ O traumatismo da medula espinhal ocorre aproximadamente em 5% dos traumas em pediatria.

❏ Um tipo de lesão característica da população pediátrica é a lesão da medula espinhal sem alterações radiológicas (*Spinal Cord Injurie Without Radiografic Abnormalties* – SCIWORA), difícil de detectar.

❏ A lesão medular traumática na criança resulta em alta taxa de mortalidade (15% a 60%). Aproximadamente 20% das crianças com fratura de coluna apresentam alteração neurológica. A coluna cervical é a mais afetada: 75% das crianças têm idade abaixo dos 8 anos, 60% entre os 8 e 14 anos e 40% acima dos 14 anos. Em 25% a 60% dos casos é associada a traumatismo de crânio. Os meninos são geralmente mais afetados.

A. Mecanismos de Lesão Medular

❏ Os tipos de mecanismos que causam lesão medular variam com a idade. Acima dos 8 anos de idade, os mecanismos são quase semelhantes aos dos adultos. Em crianças com menos de 10 anos de idade, os mecanismos primários são quedas e colisões de automóveis. Acima dos 10 anos, acidentes automobilísticos e lesões relacionadas com o esporte são as mais freqüentes. Em recém-nascidos e lactentes as lesões são relacionadas com o parto e o abuso infantil.

❏ A lesão da medula espinhal ocorre em aproximadamente um para cada 60.000 partos. As lesões ocorrem principalmente no nível cervical superior e cervicotorácico, na maioria das vezes, relacionadas com o uso de fórcipes para fazer a rotação da cabeça. A taxa de morbidade e mortalidade varia entre 40% e 50%, e muitos sobreviventes apresentam lesão cerebral hipóxico-isquêmica e necessitam de VPM.

- ❏ O abuso infantil ainda é um problema social. O mecanismo principal de lesão espinhal é a criança "sacudida" (*shaking-baby syndrome*). Muitas vezes não há sinais clínicos de lesão medular, que pode passar despercebida. As lesões são mais comuns no nível cervical.
- ❏ A violência nos grandes centros é outro fator que está contribuindo para aumentar os casos de lesão traumática medular. Projéteis de armas de fogo ocasionam sérias lesões nas crianças atingidas.
- ❏ Os mecanismos de lesão por trauma de coluna podem ser primários ou secundários, e incluem choque neurogênico, insulto vascular incluindo hemorragia e lesão isquêmica, excitotoxicidade, distúrbios metabólicos, lesão imunológica e outros.

B. Tipos de Lesão Espinhal

1. Fraturas Espinhais

- ❏ *Cervical superior* – a fratura odontóide é menos freqüente que em adultos. A fratura do segmento C2 da coluna cervical com sincondrose é um fenômeno único em crianças. Esta fratura é instável e pode causar lesão medular. A lesão cervical é definida como alta no nível dos segmentos C1-C5 e baixa no nível de C6-C7. As lesões cervicais superiores são mais freqüentes em crianças jovens.
- ❏ *Cervical subaxial* – são raras até a idade de 15 a 16 anos. Relacionadas a acidentes automobilísticos e atividades esportivas, geralmente são fraturas complexas, com lesão óssea e ligamentar.
- ❏ *Toracolombar* – aproximadamente em 10% a 20% dos casos de trauma espinhal.

2. SCIWORA

- ❏ Descrita em 1982, por Pang e Wilberg, para descrever aquelas crianças que apresentavam lesão traumática da medula espinhal sem evidência de fratura ou luxação. O mecanismo para isto é a elasticidade dos ligamentos da coluna em crianças pequenas, havendo grande transmissão de energia para a medula, sem lesão óssea. Quando há suspeita de SCIWORA deve ser realizada uma tomografia computadorizada (TC) e ressonância nuclear magnética (RNM) da coluna cervical. Importante salientar que somente 50% das crianças com lesão neurológica apresentam alterações radiográficas.

3. Quadriparesia Transitória

❑ Pouco freqüente em crianças. O curso típico é de um período de paralisia que varia de segundos a minutos, com completa recuperação antes de 24 horas. Não há alterações radiológicas, nem na ressonância. A etiologia provável é uma concussão na medula espinhal.

4. Subluxação Rotatória Atlanto-axial

❑ Apresenta-se com torcicolo, inclinação da cabeça para um dos lados e raramente manifesta déficit neurológico.

❑ Os exames de imagem como o radiografia de coluna, TC e RNM são indispensáveis para se avaliar a criança com traumatismo de coluna. Os dois últimos exames são mais úteis, principalmente naqueles casos em que há suspeita de lesão medular e não há alterações radiológicas.

❑ Sugestão de exames para investigação de lesão espinhal para pacientes inconscientes:

  ○ radiografia da coluna cervical em três incidências (ântero-posterior, lateral e transoral);
  ○ TC de alta resolução, incluindo coluna cervical até o segmento torácico T4 (cortes de 1,5 a 2 mm);
  ○ radiografia de coluna toracolombar (ântero-posterior e perfil);
  ○ TC de coluna toracolombar;
  ○ RNM, na presença de anormalidade neurológica ou observada na radiografia.

O QUADRO DE CHOQUE

❑ O termo choque espinhal é aplicado a todo fenômeno relacionado com a transecção anatômica ou fisiológica da medula espinhal. Pode demorar de poucas horas até semanas. É definido como uma inadequada perfusão tecidual causada por paralisia do tônus vasomotor e resulta em perda ou diminuição dos reflexos espinhais abaixo do nível da lesão. De acordo com Zejdlik, é caracterizado por uma tríade de sintomas: hipotensão, bradicardia e hipotermia. Dependendo da altura da lesão, estas alterações são mais ou menos acentuadas.

○ *Hipotensão:* queda da pressão arterial causada por dilatação do sistema vascular abaixo do nível da lesão, que diminui significativamente o volume circulante e o débito cardíaco.

○ *Bradicardia:* freqüência cardíaca em torno de 50 a 60 batimentos por minuto, devido a um excesso de efeito do sistema parassimpático, que não é contrabalançado pelo sistema simpático.

○ *Hipotermia:* instabilidade da temperatura corporal secundária à falta de controle vasomotor, que diminui a capacidade do organismo em controlar a temperatura.

A. Fisiopatologia

❏ O mecanismo da lesão que causa choque espinhal é usualmente traumático na origem e ocorre imediatamente, mas há descrição de mecanismos de lesão que progridem por algumas horas. Há muitas conseqüências severas no choque espinhal, como insuficiente circulação sangüínea com má oxigenação e perfusão tecidual, hipotensão arterial, bradicardia (diferentemente dos outros tipos de choque, em que há taquicardia para compensar a hipovolemia), taquipnéia e oligúria, devido ao trabalho dos rins para aumentar a reabsorção e compensar a hipovolemia. A pele fica seca e quente, por diminuição do tônus vascular e conseqüente vasodilatação. Na evolução, devido ao controle ineficaz da temperatura, há evolução para hipotermia.

❏ O paciente precisa ser rapidamente atendido e a equipe multiprofissional (médicos, fisioterapeutas e enfermeiros) deve estar atenta aos sinais e sintomas específicos deste processo.

1. Hipotensão

❏ Ocorre devido à perda do tônus simpático e depende do nível da lesão, levando à hipovolemia. No tratamento da hipovolemia pode ocorrer edema pulmonar, resultando em dificuldade respiratória, o que é particularmente importante se já ocorreu alguma alteração respiratória decorrente do nível da lesão medular. A hipotensão também pode causar diminuição do fluxo sangüíneo renal e consequente oligúria.

2. Bradicardia

❏ Ocorre devido ao excesso de atividade parassimpática sobre o coração pelo nervo vago. Pode ser exacerbada na intubação traqueal ou na aspiração das vias aéreas do paciente. Quando o paciente estiver intubado, a aspiração traqueal deve ser realizada com cuidado.

3. Hipotermia

❏ A dilatação passiva dos vasos faz o corpo perder temperatura lentamente. O paciente com lesão medular também tem dificuldade em transpirar nas áreas paralisadas, podendo superaquecer nestas áreas.

4. Alterações na Bexiga

❏ Pode haver distensão da bexiga pela paralisia. A bexiga permanece flácida. Deve-se sempre realizar um cateterismo vesical e monitorar o débito urinário.

5. Alterações no Intestino

❏ Imediatamente após a lesão ocorre íleo paralítico e esta alteração pode demorar alguns dias, sendo necessário muitas vezes iniciar nutrição parenteral. Deve-se instalar um cateter nasogástrico. Pode haver aumento da secreção de ácido clorídrico no estômago, sendo indicado o uso de ranitidina. Os ruídos hidroaéreos podem estar diminuídos, o que deve ser avaliado na evolução para definir o tipo de alimentação, enteral ou parenteral

B. Tratamento

❏ O manejo inicial do paciente deve ser de acordo com o suporte avançado de vida, de acordo com as orientações do *Advanced Trauma Life Support* – ATLS.

❏ *Via aérea:* a manipulação e a segurança da via aérea são difíceis. Devemos observar se o paciente está consciente, se há alguma obstrução da via aérea e se este está respirando. Se há obstrução por corpo estranho, sangue, entre outros, deve ser prontamente retirado. A coluna cervical deve ser prontamente imobilizada. Se houver indicação de intubação traqueal, o paciente deve ser devidamente posicionado de modo a proteger a coluna cervical.

❑ *Respiração:* o diafragma é inervado pelos segmentos de C3-C5 da medula espinhal e lesões neste nível podem resultar em hipoventilação e apnéia. Devemos estar atentos para outras alterações que podem levar à deterioração da função pulmonar, como fratura de costelas, pneumotórax, hemotórax, tórax instável, tamponamento cardíaco e contusão pulmonar. Estas alterações são mais freqüentes quando há politrauma e devem ser prontamente tratadas. Nos casos de falência respiratória, com sinais de esforço ventilatório, cianose e hipoxemia, deve-se realizar a intubação traqueal com os cuidados citados e colocar o paciente em VPM.

❑ *Circulação:* bradicardia e hipotensão são decorrentes do choque espinhal. No manejo inicial é importante sabermos que os choques espinhal e hipovolêmico coexistem, podendo haver hipotensão por hipovolemia. Portanto, adequada reposição volumétrica deve fazer parte do atendimento inicial. O volume utilizado é de 60 mL/kg a 80 mL/kg na primeira hora (máximo de 1.500 mL a 2.000 mL), com solução cristalóide, como no atendimento de outros tipos de choque. Novas infusões de volume devem ser realizadas de acordo com a necessidade no momento. O paciente deve ser adequadamente monitorado, e instalado um cateter venoso central e de pressão arterial. Se a pressão arterial permanecer muito baixa e o paciente apresentar sinais de baixo débito cardíaco, devem ser utilizadas drogas vasoativas, como a adrenalina, noradrenalina ou dopamina, conforme a situação clínica do paciente.

C. OUTRAS CONDUTAS

1. Uso de Corticosteróides

❑ O Estudo Nacional da Lesão Medular Aguda realizado nos Estados Unidos mostrou eficácia com o uso de metilprednisolona nas seguintes doses: 30 mg/kg em 1 hora (quando usada nas primeiras 8 horas), seguidos de 5,4 mg/kg/hora nas 23 h subseqüentes. Apesar de este esquema ser muito utilizado em vários hospitais, há muitas controvérsias e não há consenso em relação à sua eficácia. O risco de imunossupressão e os outros efeitos colaterais dos corticóides devem ser considerados.

2. Profilaxia da Trombose Venosa Profunda e do Tromboembolismo

❏ A trombose venosa profunda e o tromboembolismo não são freqüentes em crianças, mas não podem ser negligenciados. A profilaxia rotineira com anticoagulantes não é utilizada em crianças, embora na faixa etária da adolescência (mais propícia a fenômenos trombóticos), o uso profilático de heparina de baixo peso molecular é recomendado por alguns serviços.

3. Cirurgia

❏ Na maioria dos casos as lesões medulares na infância são de resolução não-cirúrgica. As indicações de cirurgia devem ser bem avaliadas, pois podem trazer complicações.

4. Outras Medidas para Corrigir Lesões Secundárias

❏ Utilização de bloqueadores dos canais de cálcio, antagonistas de receptores de opióides, gangliosídeos, magnésio e outros necessitam de maiores estudos para confirmar sua utilidade e eficácia no prognóstico das lesões.

D. Prognóstico

❏ Apesar de vários avanços no tratamento da lesão da medula espinhal, ainda existem grandes taxas de morbidade e mortalidade. O prognóstico depende da severidade da lesão medular: na lesão medular completa há discreta melhora e seqüela neurológica grave; na lesão imcompleta, 75% têm melhora significativa e 60% têm recuperação completa. Quando há lesões importantes na RNM (como hemorragia maior do que 4 mm), o déficit neurológico será maior.

LEITURA SUGERIDA

1. Bilello JF, Davis JW, Cunnhigham MA et al. Cervical spinal cord injury and the need for cardiovascular intervention. Arch Surg 2003;138:1127-9.
2. Boldin C, Raith J, Fankhauser F et al. Predicting neurological recovery in cervical spine cord injury with postoperative MR. Spine 2006;31:554-9.
3. Brown SG. Cardiovascular aspects of anaphylaxis: implication for treatment and diagnosis. Curr Opin Allergy Clin Immunol 2005;5:359-64.
4. Dumont RJ, Verma S, Okonkwo DO et al. Acute spinal cord injury, part II; contemporary pharmacotherapy. Clinical Neuropharmacology 2001;24:265-79.

5. Harris MB, Sethi RK. The initial assessment and management of the multiple-trauma patient with an associated spinal injury. Spine 2006;31(11 S):S9-S15.
6. Haymore BR, Carr WW, Frank WT. Anaphylaxis and epinephrine prescribing patterns in a Military Hospital: underutilization of the intramuscular route. Allergy Asthma Proc 2005;26:361-5.
7. Lieberman P. Biphasic anaphylactic reactions. Ann Allergy Asthma 2005; 95:217-26.
8. Mandell D, Curtis R, Gold M et al. Anaphylaxis: how do you live with it? Health Soc Work 2005; 30:325-35.
9. Maron RM, Fonseca ALV, Silva TS. Traumatismo raquimedular. In: Barbosa AP, D´Elia C, eds. Condutas de Urgência em Pediatria. São Paulo:Atheneu;2006. pp 953-60.
10. Platzer P, Jaindl M. Thalhammer G et al. Cervical spine injuries in pediatrics patients. J Trauma 2007; 62(2):389-96.
11. Poussel G, Deschildre A, Castelain C et al. Parental knowledge and use of epinephrine auto-injector for children with food allergy. Pediat Allergy Immunol 2006; 17:221-6.
12. Rechtine GR 2nd. Nonoperative management and treatment of spinal injuries. Spine 2006; 31 (11): S22-7.
13. Sicherer SH, Leung DY. Advances in allergic skin diseases, anaphylaxis and hypersensitivity reactions for foods, drugs and insets. J Allergy Clin Immunol 2006;118:170-7.
14. Tsutsumi S, Ueta T, Shiba K et al. Effects of the Second National Acute Spinal Cord Injury Study of high-dose methylprednisolone therapy on acute cervical spinal cord injury-results in spinal injuries center. Spine 2006;15;31:2992-6.15- Webb LM, Lieberman P. Anaphylaxis: a review of 601 cases. Ann Allergy Asthma Immunol 2006;97:39-43.
16. White JR, Dalton HJ. Pediatric trauma: postinjury care in pediatric intensive care unit. Crit Care Medicine 2002;30(11S):S478-88.

Internet (acesso livre)

1. Brow SGA, Mullins RJ, Gold MS. Anaphylaxis: diagnosis and management. Med J Aust 2006;185:283-9. Disponível em: http://www.mja.com.au/public/issues/185_05_040906/bro10212_fm.pdf
2. Kissoon N, Dreyer J, Walia M. Pediatric trauma: differences in pathophysiology, injury patterns and treatment compared with adult trauma. CMAJ 1990; 142: 27–34. Disponível em: http://www.pubmedcentral.nih.gov/articlerender.fcgi?tool=pubmed&pubmedid=2403481
3. Sampson HA. Anaphylaxis and emergency treatment. Pediatrics 2003;111(6 Pt 3):1601-8. Disponível em: http://pediatrics.aappublications.org/cgi/content/full/111/6/S2/1601

Suporte Hemodinâmico Extracorpóreo 13

Alexandre T. Rotta
Priscilla Joyal
Mark S. Dowhy

ESTADO DE CHOQUE

- Choque é um complexo estado de disfunção circulatória aguda caracterizado pela falência do aporte adequado de oxigênio e outros nutrientes necessários para a manutenção da demanda metabólica tecidual. Os estados de choque podem ser definidos como um estado agudo de deficiência nutricional (oxigênio) celular. Se não tratado agressivamente, a evolução natural do choque leva a um estado de descompensação grave com falência múltipla de órgãos e óbito.

- Os estados de choque têm etiologias e características diversas (choque séptico, choque cardiogênico, choque hipovolêmico, entre outros). Entretanto, apesar de diferirem significativamente do ponto de vista etiológico e fisiopatológico, a abordagem terapêutica destes vários estados de choque partilha uma série de características.

- A terapia inicial é centrada na restauração do aporte de oxigênio tecidual através da otimização do débito cardíaco e do conteúdo de oxigênio arterial, associada ao controle de gastos desnecessários de energia (trabalho muscular respiratório, febre, entre outros). A maioria dos pacientes em choque responde a manobras básicas como a iniciação de suporte ventilatório mecânico, ressuscitação hídrica para otimizar a pré-carga cardíaca, infusão de drogas vasoativas, inotrópicas e cronotrópicas para otimizar o débito cardíaco e pós-carga, correção de distúrbios eletrolíticos (cálcio) e reposição hormonal em situações de deficiência (corticosteróide na insuficiência adrenal).

❏ Aqueles pacientes que não respondem à seqüência terapêutica otimizada para seu tipo específico de choque, mas que têm a possibilidade de reversibilidade, devem ser considerados para tratamento com uma modalidade de suporte hemodinâmico extracorpóreo.

A. Modalidades de Suporte Extracorpóreo

❏ As várias modalidades de suporte extracorpóreo podem ser categorizadas em:
  ○ suporte extracorpóreo tradicional, como os circuitos completos de oxigenação extracorpórea por membranas (ECMO);
  ○ suporte extracorpóreo de resgate (ECMO de resgate);
  ○ suporte extracorpóreo/intracorpóreo implantável como os dispositivos de assistência ventricular esquerda (LVAD) de DeBakey ou de Jarvik.

1. Oxigenação Extracorpórea por Membranas (ECMO)

❏ O registro internacional de suporte extracorpóreo (ECLS) Registry, Ann Arbor, MI, USA) inclui, até julho de 2006, um total de 32.905 casos de suporte extracorpóreo em todo o mundo. Destes, a maioria (76,3%) é de casos em que a ECMO foi utilizada no tratamento de falência respiratória, sendo a maior parte (62,7%) em neonatos (Tabela 13.1).

❏ O uso de ECMO para suporte hemodinâmico (ECMO cardíaco e ECMO em parada cardiorrespiratória [ECPR]) em neonatos e pacientes pediátricos até 18 anos de idade corresponde a 21,1% do total de casos.

❏ Enquanto a utilização de ECMO para suporte hemodinâmico tem crescido na última década, a ECMO para suporte respiratório tem sofrido um decréscimo desde a introdução clínica de terapias com surfactante, óxido nítrico e ventilação oscilatória de alta freqüência (Fig. 13.1).

Tabela 13.1 – Desfecho de Pacientes Submetidos a Suporte Extracorpóreo

	Submetidos a ECMO n(% do total)	Sobreviveram a ECMO n(% nesta categoria)	Sobreviveram até a alta n(% nesta categoria)
Neonatal			
Respiratório	20631 (62,7%)	17.582 (85%)	15.748 (76%)
Cardíaco	2734 (8,5%)	1.588 (58%)	1.034 (38%)
ECPR	255 (0,7%)	165 (65%)	101 (40%)
Pediátrico			
Respiratório	3271 (9,9%)	2.105 (64%)	1.835 (56%)
Cardíaco	3500 (10,6%)	2.091 (60%)	1.537 (44%)
ECPR	470 (1,4%)	238 (51%)	185 (39%)
Adulto			
Respiratório	1209 (3,7%)	716 (59%)	627 (52%)
Cardíaco	652 (2%)	285 (44%)	204 (31%)
ECPR	183 (0,6%)	79 (43%)	58 (32%)
Total	32.905 (100%)	24.849 (76%)	21.329 (65%)

ECPR: ECMO de resgate na parada cardiorrespiratória.
Dados do ECLS Registry Report, Agosto 2006, Extracorporeal Life Support Organization, Ann Arbor, MI, USA (com permissão).

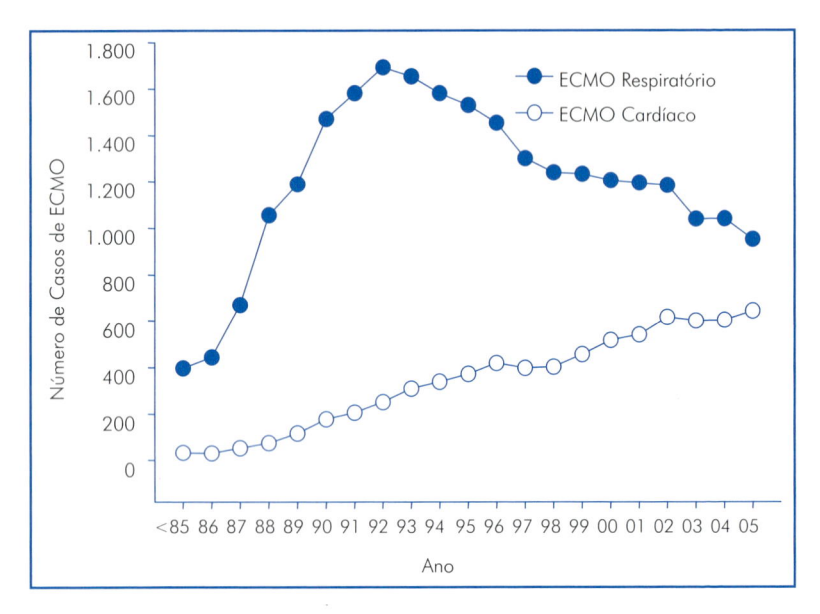

Fig. 13.1 – *Número de casos de ECMO para suporte respiratório e suporte hemodinâmico por ano desde a instituição do registro internacional. Enquanto o número de casos de ECMO respiratório tem declinado desde 1992 com a introdução do uso de oxido nítrico, surfactante e ventilação oscilatória de alta freqüência, o número de casos de ECMO para suporte hemodinâmico tem aumentado progressivamente.*

2. ECMO Venovenosa e Venoarterial

❑ Circuitos tradicionais de ECMO são categorizados em função do local de retorno do sangue oxigenado.

❑ Na ECMO venovenosa (ECMO-VV), a drenagem sangüínea é feita através de uma cânula introduzida no átrio direito por meio da veia jugular interna direita e o retorno do sangue oxigenado é feito por uma cânula introduzida pela veia femoral até a veia cava inferior. Mais recentemente, cateteres jugulares de dupla luz propiciam a drenagem e o retorno sangüíneo através de um único cateter jugular. Na ECMO-VV, o sangue oxigenado e hipocárbico retorna ao átrio direito e depende do débito cardíaco natural para circular. Assim sendo, a ECMO-VV promove apenas suporte respiratório pela oxigenação sangüínea e remoção de dióxido de carbono (CO_2) sem qualquer assistência hemodinâmica.

❑ Na ECMO venoarterial (ECMO-VA) tradicional, a drenagem sangüínea é feita através de uma cânula introduzida no átrio direito por meio da veia jugular interna direita, e o retorno do sangue oxigenado é feito por uma cânula arterial introduzida pela artéria carótida direita até o arco da aorta.

❏ Em pacientes maiores (adolescentes a adultos jovens), a drenagem venosa obtida por uma única cânula venosa pode ser insuficiente para que se alcance o fluxo necessário, principalmente em casos de suporte do choque séptico, em que os fluxos suprafisiológicos são empregados. Nestes casos selecionados, a drenagem venosa pode ser aumentada com a colocação de uma segunda cânula na veia cava inferior através da veia femoral.

❏ No pós-operatório de cirurgias cardíacas onde o paciente foi submetido a uma esternotomia, a colocação das cânulas para ECMO-VA é freqüentemente feita de forma transtorácica, com a inserção direta da cânula venosa no átrio direito e da cânula arterial na aorta.

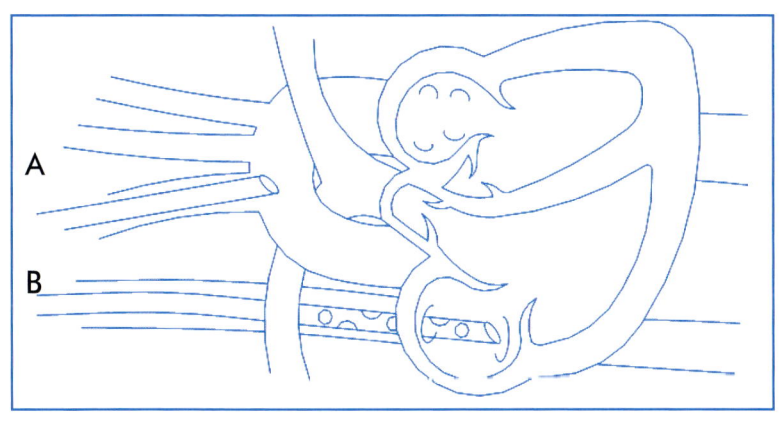

Fig. 13.2 – *Diagrama mostrando a localização ideal da cânula arterial (A) no arco da aorta e da cânula venosa (B) na junção entre a veia cava superior e o átrio direito na canulação cervical.*

3. Circuito Típico de ECMO Venoarterial

❏ A maneira mais simples de entender um circuito de ECMO-VA é seguir a rota realizada pelo sangue desde o átrio direito até o retorno arterial na aorta (Fig. 13.3).

❏ Ao ingressar na cânula venosa, o sangue drena *passivamente* e passa por um monitor acoplado à tubulação extracorpórea, que mede continuamente a saturação de oxigênio do sangue venoso, hematócrito e hemoglobina. Segue-se uma série de portas de infusão e acesso onde drogas (como heparina, agentes inotrópicos/vasoativos, antibióticos, entre outros), nutrição parenteral e transfusões de derivados do sangue podem ser administradas. Um dispositivo de ultrafiltração e diálise contínua também pode ser acoplado a estas portas de infusão.

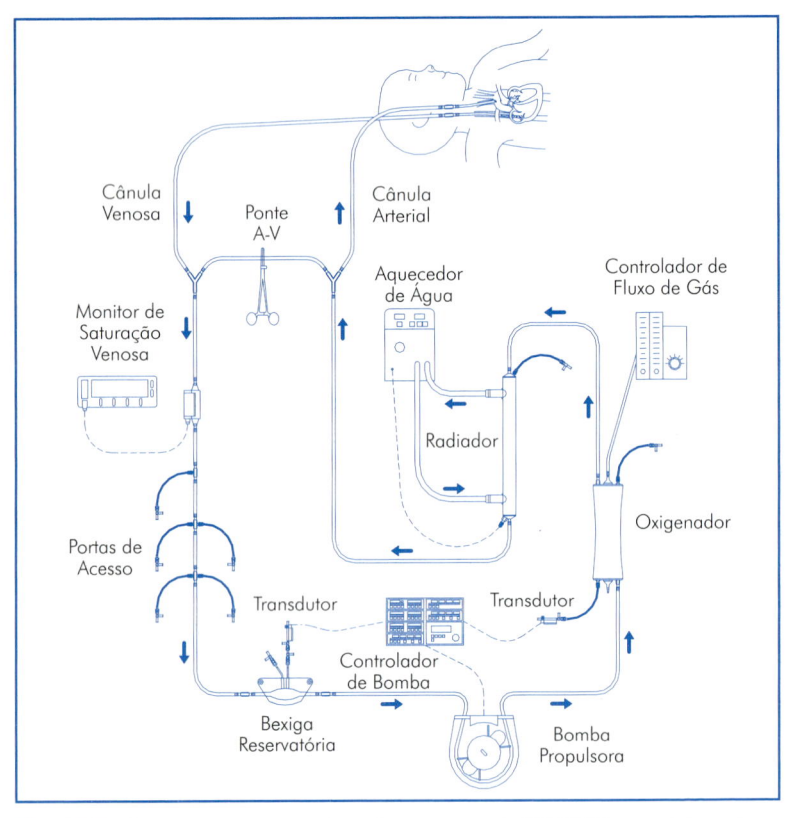

Fig. 13.3 – *Representação esquemática de um circuito de ECMO-VA neonatal com bomba de rolagem.*

❑ A seguir, o sangue entra em uma bexiga reservatória complacente que exerce uma série de funções importantes. Em caso de falha de drenagem venosa, devido à má localização da cânula venosa, hipovolemia, formação de coágulo obstrutivo na tubulação venosa ou simplesmente um fluxo de bomba incompatível com a capacidade de drenagem da cânula venosa, a bexiga colapsa e impede a transmissão ao paciente da pressão negativa gerada pela bomba propulsora nesta situação. Cabe ressaltar que a drenagem venosa do paciente ocorre de forma passiva, e não por "sucção" da bomba de propulsão. Na bexiga reservatória existe também um transdutor de pressão que, acoplado a um monitor que comanda um servo mecanismo na bomba de propulsão, pode parar a rotação da bomba no caso de pressão negativa se desenvolver no circuito de drenagem. A prevenção do desenvolvimento de pressão negativa na tubulação de drenagem venosa é importante, pois, caso isto ocorra, gases dissolvidos no sangue saem de solução formando microcavitações que coalescem em forma de bolhas capazes de causar embolia, se introduzidas na circulação arterial. A seguir, o sangue é impulsionado pela bomba de propulsão (de rolagem ou vórtex centrífuga) até o cartucho oxigenador.

❑ No cartucho oxigenador, o sangue venoso passa pelo interior de uma membrana semipermeável com área entre 0,8 m^2 (cartucho neonatal) e 4,5 m^2 (cartucho para pacientes adolescentes). Pela parte externa desta membrana passa a mistura gasosa controlada por um regulador de fluxo. Freqüentemente, utiliza-se uma mistura de 60% de oxigênio e 40% de nitrogênio que flui em contra a corrente com o fluxo sangüíneo do outro lado da membrana. Esta membrana é extremamente eficiente, permitindo plena oxigenação do sangue e remoção de CO_2.

❑ O sangue deixa o cartucho oxigenador com uma saturação de oxigênio de 100% e uma pressão arterial de oxigênio (PaO_2) acima de 350 torr (quando usada uma mistura de 60% de oxigênio). A remoção de CO_2 do sangue é diretamente proporcional ao fluxo da mistura gasosa que entra no cartucho e inversamente proporcional ao fluxo sangüíneo. Durante ECMO-VA, a pressão parcial de gás carbônico ($PaCO_2$) do paciente não é manipulada por parâmetros do aparelho de ventilação pulmonar mecânica (VPM), e sim através do aumento ou diminuição do fluxo de gás que entra no cartucho.

❑ Ao sair do cartucho oxigenador, o sangue oxigenado é direcionado a um radiador responsável pela termorregulação. O sangue que circula pela tubulação extracorpórea perde calor para o meio ambiente. Este radiador controla a temperatura e aquece o sangue à temperatura desejada antes que este retorne ao paciente. No circuito de ECMO-VA tradicional, o radiador é instalado verticalmente, de forma que o fluxo sangüíneo siga o sentido superior para inferior ao transitar por este componente. Isto faz com que bolhas gasosas que inadvertidamente tenham entrado no circuito flutuem e se acumulem em um compartimento chamado "armadilha de bolhas", de onde podem ser retiradas por uma porta de acesso. O fato de a temperatura sangüínea ser controlada extrinsecamente faz também com que o paciente em ECMO não possa ter uma elevação intrínseca de temperatura corporal. A febre, portanto, não pode ser usada como um indicador de processo infeccioso nestes pacientes.

❑ Uma vez oxigenado, desgaseificado e aquecido, o sangue retorna ao paciente através da cânula arterial.

❑ Uma conexão entre a cânula venosa e a arterial (ponte arteriovenosa) é mantida fechada durante o processo de ECMO-VA. Esta ponte pode ser aberta em caso de emergência, quando se necessita de uma rápida separação entre paciente e circuito, como no caso de problemas técnicos com o circuito. Neste caso, as cânulas venosa e arterial são clampeadas e a ponte é aberta, isolando o circuito do paciente, mas permitindo que o circuito continue a circular. A ponte também é aberta no processo de tentativa de separação programada entre o paciente e o dispositivo de ECMO (*trial off*), que permite acessar o comportamento do paciente sem o suporte de ECMO, mas sem que se interrompa o fluxo do circuito (o que causaria coágulos) ou que se retirem as cânulas.

B. Tipos de Bomba de Propulsão

❑ As bombas de propulsão mais usadas em circuitos de ECMO-VA são as de rolagem e as de vórtex centrífuga (Fig. 13.4).

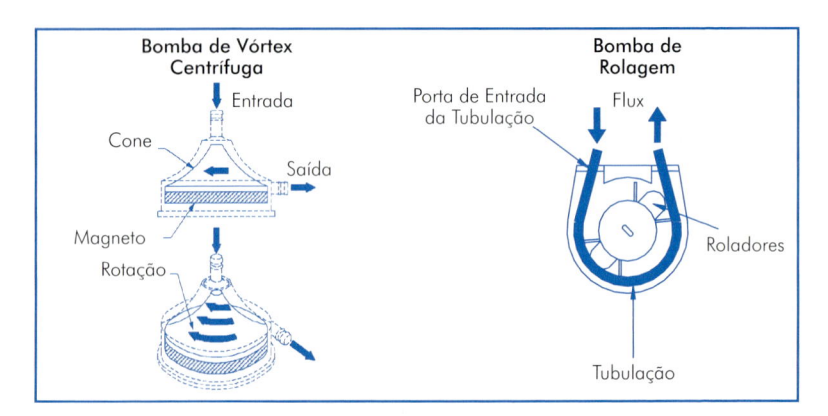

Fig. 13.4 – *Representação esquemática dos componentes de uma bomba de vórtex centrífuga e de uma bomba de rolagem.*

- As bombas de rolagem impulsionam o sangue por comprimir a tubulação do circuito de ECMO, que é feita de um material plástico semi-rígido. Este tipo de bomba é freqüentemente usado em circuitos de ECMO para suporte de neonatos ou crianças pequenas. O circuito impulsionado por uma bomba de rolagem deve ter obrigatoriamente uma bexiga reservatória e um sistema de monitorização de pressão que soe um alarme e pare a rotação da bomba, em caso de pressão negativa no circuito venoso, em função de drenagem venosa inadequadamente baixa.

- A bomba de vórtex centrífuga impulsiona o sangue pela formação de um vórtex que direciona o sangue com pressão positiva para a conexão de saída. Este tipo de bomba não requer uma bexiga reservatória nem um mecanismo controlador que a pare em situações de drenagem venosa limitada. Isto ocorre porque, ao contrário da bomba de rolagem, a bomba de vórtex centrífuga é incapaz de gerar pressões altamente negativas no lado venoso e também pode continuar suas rotações mesmo em caso de oclusão completa da tubulação pós-bomba. A bomba de vórtex requer um monitor de fluxo acoplado ao sistema de ECMO, pois, dependendo da drenagem venosa e da pós-carga arterial, uma certa velocidade de rotação (rotações por minuto) da bomba pode resultar em um fluxo sangüíneo maior ou menor.

C. Justificativas para a Utilização de ECMO-VA no Suporte Hemodinâmico

- A ECMO-VA, assim como outras formas de suporte ventricular esquerdo, suplementa o débito cardíaco e aumenta o aporte de oxigênio aos tecidos em situações de choque.

- No choque séptico refratário, por exemplo, em que o ponto crítico entre aporte e consumo de oxigênio é elevado para níveis naturalmente inatingíveis, a aplicação de ECMO-VA pode elevar o aporte de oxigênio a níveis suprafisiológicos, por suplementar o débito cardíaco e otimizar a oxigenação sangüínea. Este suporte à circulação sistêmica pode ajudar a prevenir ou reverter o progresso de falência de múltiplos órgãos.

- No choque cardiogênico, a ECMO-VA diminui a pré-carga do ventrículo direito e eleva a pressão diastólica arterial na aorta, aumentando, assim, o fluxo sangüíneo coronariano. Por realizar parte do trabalho circulatório, a ECMO-VA também diminui o trabalho e o gasto energético do ventrículo esquerdo e reduz a chance de isquemia miocárdica que poderia ocorrer em situações de baixo débito e elevado trabalho cardíaco. Este repouso miocárdico é, provavelmente, o maior benefício da ECMO-VA no choque cardiogênico.

❑ A ECMO-VA também traz benefícios sistêmicos relativos à melhora de perfusão de órgãos vitais. A drenagem do átrio direito diminui a pressão venosa central, que, associada a uma mais elevada pressão aórtica, traduz-se em uma melhor pressão de perfusão cerebral, hepática, renal e intestinal.

❑ A drenagem do átrio direito durante a ECMO-VA também está associada a uma drenagem linfática mais eficiente, uma vez que os grandes vasos linfáticos drenam na veia cava superior. Uma drenagem linfática eficiente diminui a magnitude de efusões pleurais e ascite, que podem interferir com a mecânica respiratória ou ainda postergar a decisão de fechamento esternal de pacientes em pós-operatório cardíaco.

D. Indicações para a Utilização de ECMO-VA no Suporte Hemodinâmico

❑ *Pós-operatório de cirurgia cardíaca:* a ECMO-VA é freqüentemente aplicada em crianças submetidas à cirurgia cardíaca que desenvolvem síndrome de baixo débito, apesar da otimização de estratégias terapêuticas tradicionais, e tem disfunção miocárdica potencialmente reversível. Pacientes de risco particularmente elevado para desenvolver síndrome de baixo débito refratário incluem aqueles submetidos a tempos prolongados de circulação extracorpórea transoperatória, procedimento de Jatene seguido de insuficiência coronariana e disfunção de ventrículo esquerdo, origem anômala, da artéria coronária esquerda e primeiro estágio de paliação da síndrome do coração hipoplásico esquerdo. No pós-operatório cardíaco, os pacientes podem ser ainda classificados entre aqueles que desenvolveram síndrome de baixo débito durante o nadir típico do período pós-operatório (entre 6 e 12 h) e aqueles que não conseguiram se separar do suporte extracorpóreo após o término do procedimento. Uma vez excluídas as causas reversíveis (pneumotórax, tamponamento pericárdico, entre outros) e maximizadas as terapias clínicas tradicionais, o suporte hemodinâmico mecânico deve ser considerado na presença de oligúria, acidose com progressiva elevação do lactato sérico, tempo de enchimento capilar prolongado, perfusão anormal e necessidade de doses elevadas de drogas vasoativas e inotrópicas (como doses de epinefrina $> 0,2$ $\mu g/kg/min$).

- *Miocardite aguda fulminante:* pacientes com miocardite aguda fulminante desenvolvem síndrome de baixo débito de forma aguda e refratária a terapias clínicas convencionais. O alto potencial de reversibilidade desta doença faz com que estes pacientes sejam candidatos ideais para a aplicação de suporte hemodinâmico extracorpóreo.

- *Disritmias malignas*: pacientes com anormalidades graves do ritmo cardíaco, com repercussão hemodinâmica importante, apesar de tratamento medicamentoso agressivo, são candidatos a suporte hemodinâmico extracorpóreo até que um ritmo que resulte em perfusão estável seja obtido.

- *Intoxicações:* vítimas de intoxicações acidentais ou intencionais, com graves repercussões hemodinâmicas (ingestão de bloqueadores de canal de cálcio, beta-bloqueadores, níveis tóxicos de digoxina, entre outros) podem se beneficiar de suporte hemodinâmico extracorpóreo transitoriamente, até que o efeito de antídotos ou a remoção forçada da droga sejam atingidos, ou que o período de atividade do agente tóxico tenha passado.

- *Hipertensão pulmonar:* neonatos com hipertensão pulmonar persistente ou pacientes com hipertensão pulmonar no pós-operatório cardíaco (p. ex., retorno venoso pulmonar anômalo com obstrução) podem se beneficiar de suporte hemodinâmico extracorpóreo, uma vez que o quadro de hipertensão pulmonar é freqüentemente transitório, mas acompanhado de instabilidade hemodinâmica sistêmica.

- *Ressuscitação cardiopulmonar:* suporte hemodinâmico extracorpóreo pode ser utilizado na reanimação de pacientes selecionados refratários a manobras de reanimação convencionais. Para tal, é essencial que a ECMO-VA seja estabelecida nos primeiros 15 a 20 min de uma reanimação eficiente. Vários serviços na América do Norte (incluindo os nossos) mantêm circuitos de ECMO-VA de resgate prontos e pré-enchidos com cristalóides para esta aplicação.

- *Hipotermia:* a ECMO-VA tem sido utilizada no suporte hemodinâmico e no reaquecimento de vítimas de hipotermia severa com parada cardiorrespiratória ou profundas alterações hemodinâmicas devido à submersão em lagos parcialmente congelados. Nestes casos, ECMO não apenas mantém um estado hemodinâmico estável, mas também gradualmente reaquece o sangue até que uma temperatura corporal normal seja alcançada.

- *Suporte pró-ativo:* a ECMO-VA pode ser iniciada em casos selecionados nos quais, apesar de apresentar hemodinâmica estável e adequada, o paciente necessita ser submetido a procedimento com alto risco de descompensação hemodinâmica, como ressecção de tumores mediastinais compressivos ou ainda angioplastia com balão em neonatos com estenose aórtica crítica e disfunção miocárdica.

- *Ponte ao transplante*: pacientes com disfunção circulatória grave, como aqueles com miocardiopatias terminais ou miocardites que não recuperaram a função cardíaca após a fase aguda podem se benefciar de ECMO-VA ou formas subagudas de suporte hemodinâmico extracorpóreo, enquanto aguardam a disponibilidade de um órgão e condições ideais para transplante.

E. Contra-indicações para a Utilização de ECMO-VA no Suporte Hemodinâmico

- *Sangramento ativo*: pacientes com sangramento ativo não-controlável constituem um grupo de contra-indicação relativa à iniciação de ECMO-VA. Estes pacientes, entretanto, podem ser considerados para tratamento com ECMO de resgate durante as primeiras 24 a 48 h, em que o volume do circuito é menor e os componentes do circuito são impregnados com heparina, abolindo temporariamente a necessidade de heparinização sistêmica, que é mandatória na ECMO-VA tradicional.

- *Hemorragia intracraniana:* pacientes com hemorragia intracraniana clinicamente significativa (grau maior do que 2) não são candidatos a ECMO-VA pelo elavado risco de expansão catastrófica do sangramento. Hemorragias de grau 1 não são contra-indicação, enquanto vários centros se mostrariam relutantes em indicar ECMO a pacientes com hemorragias de grau 2.

- *Parada cardiorrespiratória prolongada:* pacientes que sofreram parada cardiorrespiratória de duração prolongada ou que tiveram suporte inadequado desde os primeiros minutos da ocorrência têm péssimo prognóstico e não são candidatos a suporte extracorpóreo.

- *Expectativa de futilidade:* pacientes nos quais o escalonamento terapêutico representaria um esforço fútil, como aqueles com síndromes genéticas fatais, neoplasias terminais, doenças multissistêmicas não-reversíveis ou sem expectativa de sobrevida não são candidatos a suporte com ECMO.

F. Cuidados antes da Instituição da ECMO

- ❏ Antes de iniciar a ECMO, o paciente deve estar adequadamente equipado com todos os cateteres e sondas necessárias para monitorização. É de vital importância que todos os procedimentos invasivos, mesmo os mais simples, como colocação de tubo nasogástrico, sonda vesical ou mesmo punção de veia periférica, sejam efetuados antes do início da ECMO, enquanto o paciente não está heparinizado.

- ❏ O paciente típico tem um tubo traqueal, cateter venoso central de luz dupla ou tripla, cateter arterial, sonda vesical, sensor de temperatura (retal, esofágica ou integrado à sonda vesical), sonda oro ou nasogástrica, acesso venoso periférico, tubos de drenagem torácica e mediastinal (pacientes em pós-operatório cardíaco ou aqueles com pneumotóraces ou derrames) e cateter de Tenckoff (na presença de ascite ou expectativa de necessidade de diálise peritoneal) (Fig. 13.5).

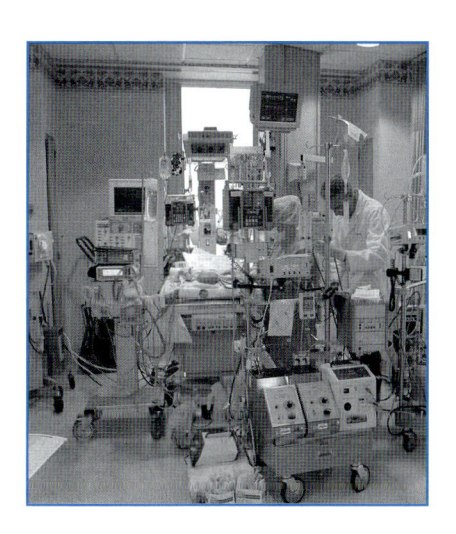

Fig. 13.5 – *Neonato sendo submetido à ECMO-VA para suporte na síndrome de baixo débito após o primeiro estágio da paliação para a síndrome do coração hipoplásico esquerdo. Note a presença da enfermeira de beira de leito e do perfusionista, assim como intenso equipamento de monitorização, bombas infusoras, aparelho de VPM e circuito extracorpóreo.*

- ❏ Produtos derivados de sangue devem ser selecionados para cada paciente e devem estar prontamente disponíveis para uso imediato. Estes incluem volumes adequados de concentrado de hemácias, concentrado de plaquetas, plasma fresco, crioprecipitado e fator VIII.

- Pacientes com falência cardíaca inexplicável ou aqueles nos quais a anatomia e fisiologia cardíacas não são precisamente conhecidas devem ser submetidos a um ecocardiograma detalhado antes da indicação da ECMO.

- Neonatos e lactentes com fontanelas abertas devem ser submetidos à ultra-sonografia cerebral para excluir a possibilidade de malformações graves e hemorragias importantes.

- Exames de laboratório devem ser coletados para estabelecer condições basais e para que eventuais alterações sejam prontamente corrigidas. Estes incluem no mínimo o hemograma completo, estudos de coagulação, avaliação bioquímica completa, gasometria arterial, urianálise, culturas de sangue, urina e aspirado traqueal, tipagem sangüínea, *screening* metabólico (em neonatos), cariótipo (em neonatos cardiopatas) e teste (FISH) para síndrome de DiGeoge em neonatos com cardiopatias congênitas de alto risco para esta síndrome.

G. Cuidados durante a Terapia com ECMO

- Após a colocação cirúrgica das cânulas, o fluxo da bomba de propulsão é gradualmente aumentado até que o nível de suporte desejado seja alcançado. Fluxos entre 80 mL/kg/min e 120 mL/kg/min são tradicionalmente utilizados e, por não capturarem todo o retorno ao átrio direito, permitem que o coração continue ejetanto, mas com trabalho reduzido. Em casos de choque séptico, nos quais há um colapso do tônus vascular periférico, fluxos de 150 mL/kg/min a 180 mL/kg/min podem ser usados para atingir um aporte energético tecidual suprafisiológico.

- O paciente submetido à ECMO é, por definição, criticamente doente e potencialmente instável. Assim sendo, deve ser tratado em unidades de cuidados intensivos (UCI) pediátrica com nível de atenção apropriado. Isto inclui um enfermeiro dedicado exclusivamente aos cuidados do paciente e outro enfermeiro especialista em ECMO ou perfusionista dedicado exclusivamente à monitorização e operação do circuito extracorpóreo.

- Saturação venosa mista, hemoglobina e hematócrito são monitorados de forma contínua, como mencionado anteriormente.

- Sinais vitais e marcadores neurológicos devem ser avaliados no mínimo a cada hora e mais freqüentemente, se indicado. A anotação precisa de volumes infundidos e retirados do paciente deve obrigatoriamente fazer parte da planilha de monitorização.

- Hemograma, testes de coagulação, avaliação bioquímica completa devem ser obtidos no mínimo a cada 12 horas e mais freqüentemente, se indicado.
- A cada hora, uma gasometria arterial expandida (incluindo eletrólitos, cálcio ionizado e lactato sérico) deve ser obtida, assim como o teste de tempo de coagulação ativado (à beira do leito) que guia a dose de infusão de heparina.
- Pacientes em ECMO-VA recebem uma dose de 100 unidades/kg de heparina intravenosa imediatamente antes da colocação das cânulas. Isto é seguido de uma infusão contínua de heparina iniciada quando o tempo de coagulação ativado é menor que 300 segundos. A dose inicial da infusão de heparina é 50 unidades/kg/h, e é ajustada para manter o tempo de coagulação ativado entre 180 segundos e 220 segundos (160 a 200 em pacientes com alto risco de sangramento).
- Uma vez iniciada a ECMO, fica proibido, sem autorização do médico atendente, qualquer procedimento invasivo, incluindo punções venosas, retirada de cateteres centrais ou periféricos, inserção de tubos ou sondas, entre outros.
- O paciente em ECMO-VA teoricamente não necessita de suporte ventilatório mecânico, pois a oxigenação e a remoção de CO_2 são feitas pelo circuito extracorpóreo. Entretanto, é comum na América do Norte que estes pacientes estejam conectados a um aparelho de VPM com parâmetros de descanso: FiO_2 de 0,4, PEEP entre 10 e 15 cmH_2O, pressão inspiratória de pico entre 20 e 25 cmH_2O, tempo inspiratório de 1 a 2 segundos e freqüência respiratória de 10 ciclos por minuto. Esta estratégia visa manter os pulmões recrutados, aplicando pressões não-nocivas mas com distensões cíclicas que promovem a migração de secreções e produção de surfactante.
- O paciente em ECMO-VA pode ser submetido à aspiração traqueal quando necessário, desde que o cateter de sucção não seja avançado alem do tubo traqueal (risco de sangramento).
- Os pacientes devem ter analgesia e sedação adequadas para evitar desconforto, induzir amnésia e controlar movimentação excessiva. O uso de bloqueadores neuromusculares contínuos deve ser evitado, pois impede a identificação precoce de alterações neurológicas (como convulsões).
- Pacientes submetidos a ECMO-VA com canulação transtorácica e, portanto, com esternotomia aberta, devem ser tratados com

antibióticos de largo espectro, como a combinação de vancomicina e cefotaxima. Todos os pacientes em ECMO recebem nistatina oral para diminuir a chance de colonização e infecção. Pacientes com canulação transtorácica que permanecem com a esternotomia aberta por mais de 3 dias devem também ser tratados empiricamente com um agente antifúngico sistêmico, como fluconazol. Pacientes submetidos à ECMO-VA com canulação via pescoço não necessitam de antibióticos, a não ser que uma infecção seja identificada.

❏ Pacientes em ECMO devem ser submetidos diariamente a culturas gerais para bactérias e fungos, incluindo culturas de urina, sangue e secreção traqueal. A presença de infecção deve ser agressivamente tratada.

❏ Pacientes com fontanela aberta devem ser submetidos diariamente à ultra-sonografia cerebral para diagnóstico precoce de hemorragia, mesmo que não haja alteração no exame neurológico (que é limitado na ECMO). Pacientes sem janela para ultra-sonografia cerebral devem ser submetidos a tomografia computadorizada cerebral de urgência no caso de alteração do exame neurológico.

❏ Radiografia de tórax deve ser obtida diariamente para avaliação da expansão pulmonar, localização dos cateteres, tubo traqueal e cânulas de ECMO.

❏ Ecocardiograma deve ser obtido com freqüência ditada pela evolução clínica do paciente para seguimento longitudinal da função cardíaca, afastar a possibilidade de efusão pericárdica importante, estimar pressões de artéria pulmonar (jato de regurgitação tricúspide) e afastar a possibilidade de lesões anatômicas que necessitem de intervenção antes da retirada de suporte extracorpóreo (angioplastia, colocação de *stents* ou septostomia atrial).

❏ Pacientes em ECMO geralmente são alimentados com nutrição parenteral. Em casos selecionados com maior estabilidade hemodinâmica, o uso de alimentação trófica (baixos volumes) por via enteral pode ser tentado.

H. Retirada da ECMO

❏ Uma vez que seja estabelecida a estabilidade e melhora da condição hemodinâmca do paciente, procedimentos de retirada de ECMO devem ser iniciados. ECMO é uma terapia de alto risco (sangramento, embolia, infecção) e deve ser retirada assim que não seja mais necessária.

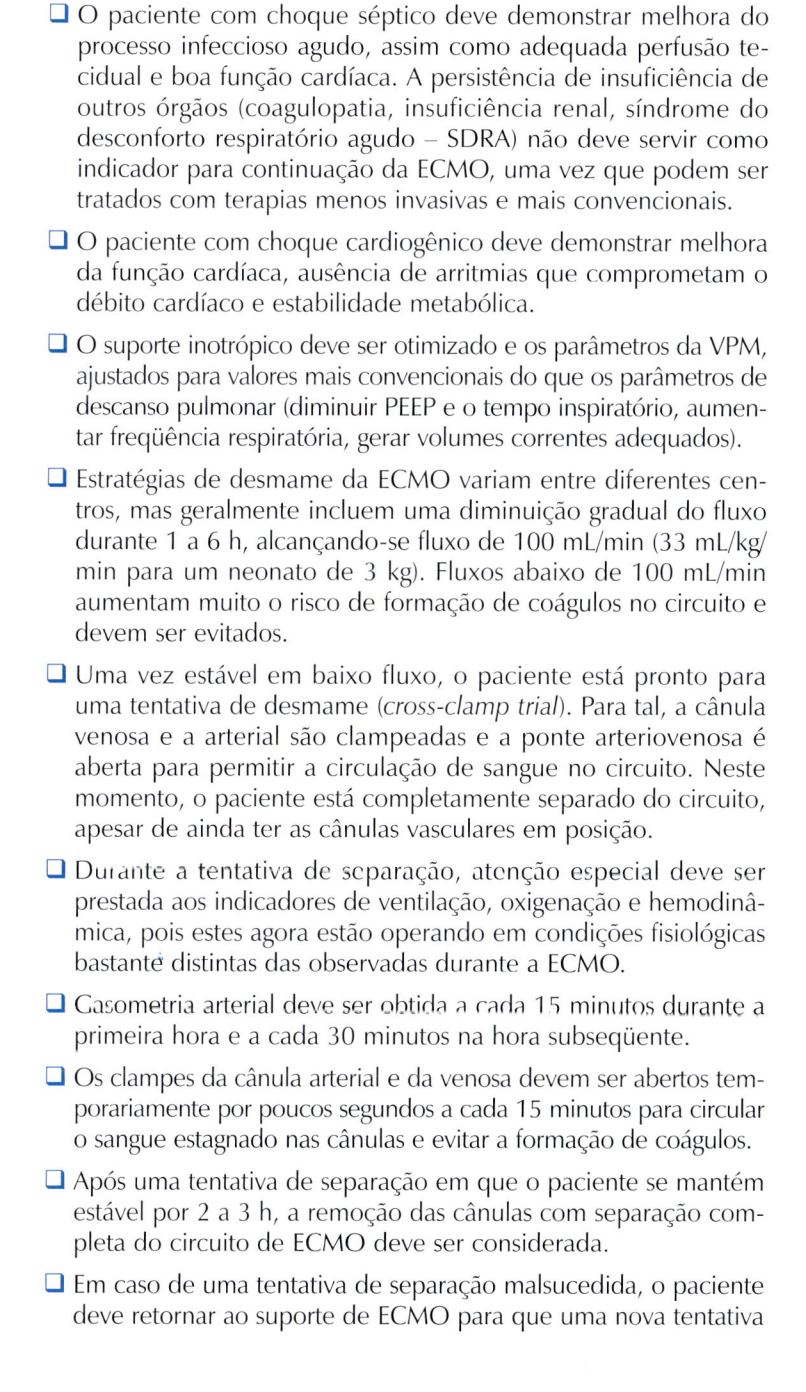

- O paciente com choque séptico deve demonstrar melhora do processo infeccioso agudo, assim como adequada perfusão tecidual e boa função cardíaca. A persistência de insuficiência de outros órgãos (coagulopatia, insuficiência renal, síndrome do desconforto respiratório agudo – SDRA) não deve servir como indicador para continuação da ECMO, uma vez que podem ser tratados com terapias menos invasivas e mais convencionais.

- O paciente com choque cardiogênico deve demonstrar melhora da função cardíaca, ausência de arritmias que comprometam o débito cardíaco e estabilidade metabólica.

- O suporte inotrópico deve ser otimizado e os parâmetros da VPM, ajustados para valores mais convencionais do que os parâmetros de descanso pulmonar (diminuir PEEP e o tempo inspiratório, aumentar freqüência respiratória, gerar volumes correntes adequados).

- Estratégias de desmame da ECMO variam entre diferentes centros, mas geralmente incluem uma diminuição gradual do fluxo durante 1 a 6 h, alcançando-se fluxo de 100 mL/min (33 mL/kg/min para um neonato de 3 kg). Fluxos abaixo de 100 mL/min aumentam muito o risco de formação de coágulos no circuito e devem ser evitados.

- Uma vez estável em baixo fluxo, o paciente está pronto para uma tentativa de desmame (*cross-clamp trial*). Para tal, a cânula venosa e a arterial são clampeadas e a ponte arteriovenosa é aberta para permitir a circulação de sangue no circuito. Neste momento, o paciente está completamente separado do circuito, apesar de ainda ter as cânulas vasculares em posição.

- Durante a tentativa de separação, atenção especial deve ser prestada aos indicadores de ventilação, oxigenação e hemodinâmica, pois estes agora estão operando em condições fisiológicas bastante distintas das observadas durante a ECMO.

- Gasometria arterial deve ser obtida a cada 15 minutos durante a primeira hora e a cada 30 minutos na hora subseqüente.

- Os clampes da cânula arterial e da venosa devem ser abertos temporariamente por poucos segundos a cada 15 minutos para circular o sangue estagnado nas cânulas e evitar a formação de coágulos.

- Após uma tentativa de separação em que o paciente se mantém estável por 2 a 3 h, a remoção das cânulas com separação completa do circuito de ECMO deve ser considerada.

- Em caso de uma tentativa de separação malsucedida, o paciente deve retornar ao suporte de ECMO para que uma nova tentativa de separação seja repetida no dia seguinte, após a otimização das condições clínicas.

❏ Pacientes que falham após repetidas tentativas de separação, por serem incapazes de manter hemodinâmica aceitável sem suporte extracorpóreo, podem ser mantidos em ECMO ou uma outra modalidade de suporte (LVAD), até que um órgão esteja disponível para transplante, se indicado. Nos casos em que o transplante não é indicado, repetidas falhas em tentativa de separação sob condições ideais servem para estabelecer a futilidade deste nível de suporte. Neste ponto, a equipe multiprofissional deve recomendar à família a retirada de suporte extracorpóreo, em associação a uma ordem de não-tentativa de ressuscitação e limitação de escalonamento de suporte convencional.

I. Cuidados de Enfermagem na ECMO

❏ O enfermeiro de beira de leito também é responsável pelo paciente em ECMO para suporte hemodinâmico, pela monitorização contínua e avaliação clínica, assim como execução de prescrições de estabilização.

❏ Uma vez que a decisão é tomada pela equipe médica composta de intensivistas, cardiologistas pediátricos e cirurgiões cardiotorácicos e a recomendação é aceita pela família, o enfermeiro auxilia e testemunha a obtenção de consentimento informado.

❏ Um *box* (quarto) e leito de tamanho apropriado é escolhido para acomodar o paciente, assim como o pessoal envolvido na canulação e os equipamentos necessários à beira do leito.

❏ A canulação de um paciente para ECMO é um momento de estresse para a família e grandes esforços devem ser feitos para manter familiares e amigos continuamente informados sobre o progresso do procedimento.

❏ Antes da canulação, o enfermeiro coleta os exames de base e estabelece o funcionamento de todos os cateteres e sondas. Em caso de problemas ou acesso subótimo, a enfermeira deve comunicar ao médico atendente que novos cateteres ou sondas devem ser instalados antes da anticoagulação.

❏ Um cassete com filme para radiografia é colocado sob o paciente antes da instalação de campo cirúrgico estéril. Isto permite que uma radiografia seja obtida após a colocação das cânulas para verificar posicionamento ideal, sem que haja quebra da barreira estéril em caso de necessidade de reposicionamento das cânulas.

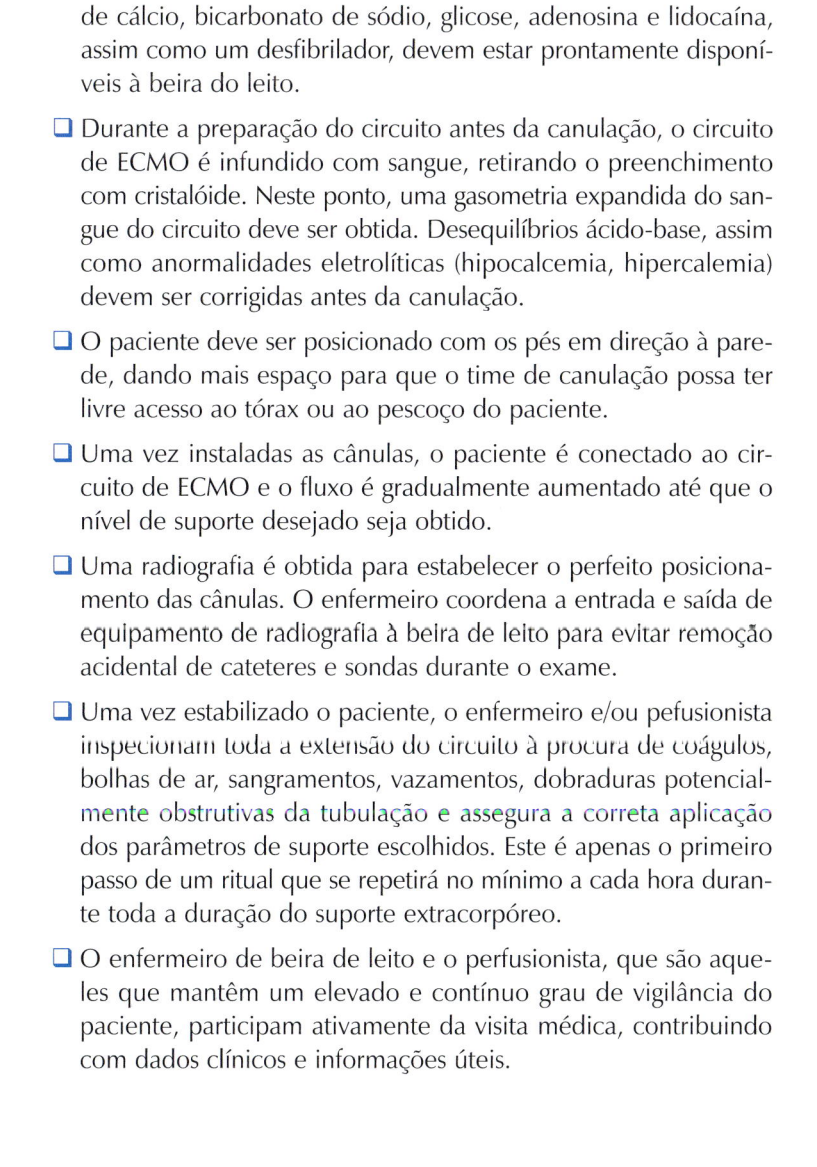

- Como mencionado anteriormente, é papel da enfermeira de beira de leito anotar na planilha de fluxo os sinais vitais, fluidos e drogas administrados, volumes infundidos e retirados, mantendo um registro preciso do balanço hídrico e das perdas sangüíneas.

- Medicamentos de emergência como epinefrina, atropina, cloreto de cálcio, bicarbonato de sódio, glicose, adenosina e lidocaína, assim como um desfibrilador, devem estar prontamente disponíveis à beira do leito.

- Durante a preparação do circuito antes da canulação, o circuito de ECMO é infundido com sangue, retirando o preenchimento com cristalóide. Neste ponto, uma gasometria expandida do sangue do circuito deve ser obtida. Desequilíbrios ácido-base, assim como anormalidades eletrolíticas (hipocalcemia, hipercalemia) devem ser corrigidas antes da canulação.

- O paciente deve ser posicionado com os pés em direção à parede, dando mais espaço para que o time de canulação possa ter livre acesso ao tórax ou ao pescoço do paciente.

- Uma vez instaladas as cânulas, o paciente é conectado ao circuito de ECMO e o fluxo é gradualmente aumentado até que o nível de suporte desejado seja obtido.

- Uma radiografia é obtida para estabelecer o perfeito posicionamento das cânulas. O enfermeiro coordena a entrada e saída de equipamento de radiografia à beira de leito para evitar remoção acidental de cateteres e sondas durante o exame.

- Uma vez estabilizado o paciente, o enfermeiro e/ou pefusionista inspecionam toda a extensão do circuito à procura de coágulos, bolhas de ar, sangramentos, vazamentos, dobraduras potencialmente obstrutivas da tubulação e assegura a correta aplicação dos parâmetros de suporte escolhidos. Este é apenas o primeiro passo de um ritual que se repetirá no mínimo a cada hora durante toda a duração do suporte extracorpóreo.

- O enfermeiro de beira de leito e o perfusionista, que são aqueles que mantêm um elevado e contínuo grau de vigilância do paciente, participam ativamente da visita médica, contribuindo com dados clínicos e informações úteis.

J. ECMO DE RESGATE

❑ A ECMO de resgate segue muitos dos princípios básicos da ECMO-VA tradicional. Entretanto, algumas modificações importantes colaboram para torná-la portátil e de rápida disponibilidade.

❑ O circuito de resgate tem um volume muito menor do que um circuito tradicional. As distâncias entre componentes são mais curtas e, conseqüentemente, o comprimento da tubulação é menor. Isto propicia, dependendo da situação clínica e do tamanho do paciente, o acoplamento do circuito de resgate ao paciente sem necessidade de pré-enchimento com sangue, o que facilita e encurta em muito o processo de preparação (Fig. 13.6).

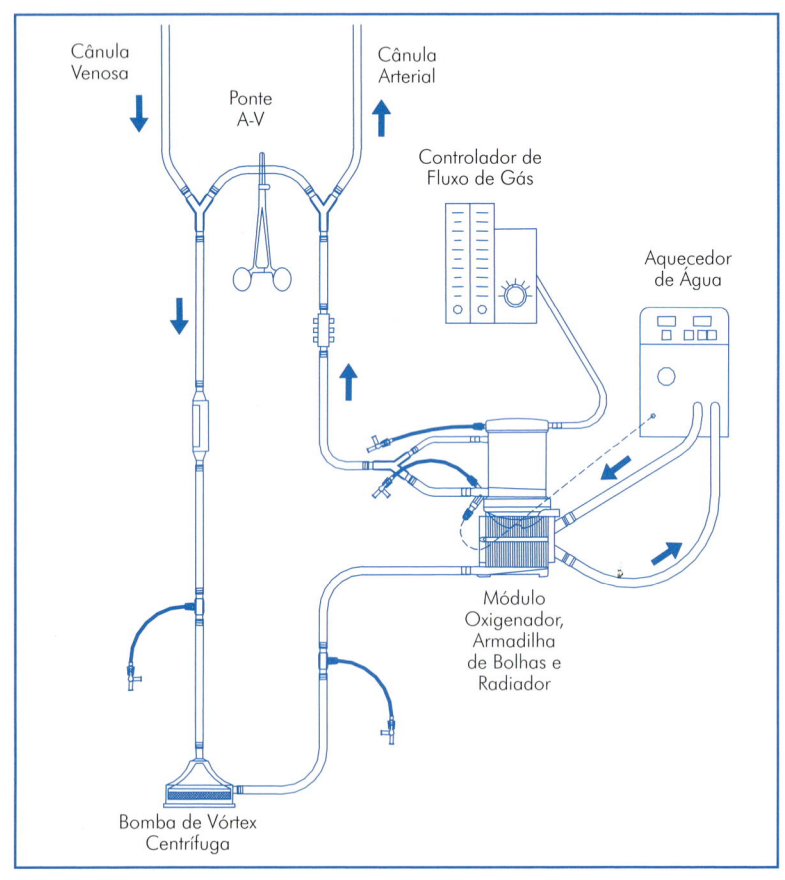

Fig. 13.6 – *Representação esquemática de um circuito de ECMO de resgate pediátrico com bomba de vórtex centrífuga.*

- ❏ O circuito de resgate é movido por uma bomba de vórtex centrífuga, devido à sua maior complacência para mudanças súbitas de retorno venoso e menor necessidade de monitorização, em comparação com uma bomba de rolagem.
- ❏ No circuito de resgate, vários componentes podem ser combinados em um, como é o caso do oxigenador, da armadilha de bolhas e do radiador. Freqüentemente, um oxigenador de fibras ocas é usado, em vez de um oxigenador de membrana, por ser mais compacto que este último.
- ❏ Recentemente, circuitos de resgate e suas respectivas cânulas são disponíveis em uma versão em que as partes expostas ao sangue são impregnadas com heparina. Assim, o uso destes circuitos, pelo menos nas primeiras 48 horas, não requer heparinização sistêmica, o que é uma grande vantagem no pós-operatório imediato, em que sangramentos são freqüentes.
- ❏ Pacientes que necessitam de suporte por mais de 48 horas são geralmente convertidos a um circuito de ECMO-VA tradicional, pois a prolongada exposição ao circuito de resgate pode causar hemólise e conseqüente comprometimento renal.
- ❏ Centros como os nossos, que utilizam canulação emergencial de resgate no manejo agudo de pacientes com colapso hemodinâmico, mantêm pelo menos um circuito completo e pré-enchido com cristalóide para que a iniciação da ECMO de resgate seja realizada em minutos, assim que as cânulas sejam colocadas.

K. Dispositivo de Assistência Ventricular Esquerda (LVAD)

- ❏ Os dispositivos de assistência ventricular esquerda (LVADs) evoluíram muito na última década, em função de mudanças estruturais (propulsão por fluxo contínuo em vez de pulsátil) e da redução no tamanho de sistemas complexos a miniaturas.
- ❏ A nova geração destes dispositivos implantáveis é representada por dois produtos: o MicroMed-DeBakey LVAD (Fig. 13.7) e o Jarvik 2000 LVAD. Ambos utilizam uma miniatura de bomba axial movida por um impulsor que gira a altas revoluções por minuto.
- ❏ O corpo do Jarvik 2000 LVAD é implantado no ventrículo esquerdo e a cânula de retorno é colocada na parte descendente da aorta. Energia para a bomba impulsora provém de baterias recarregáveis situadas externamente ao paciente e ligadas à fia-

ção do dispositivo, através de um conector implantado na região retroauricular do crânio.

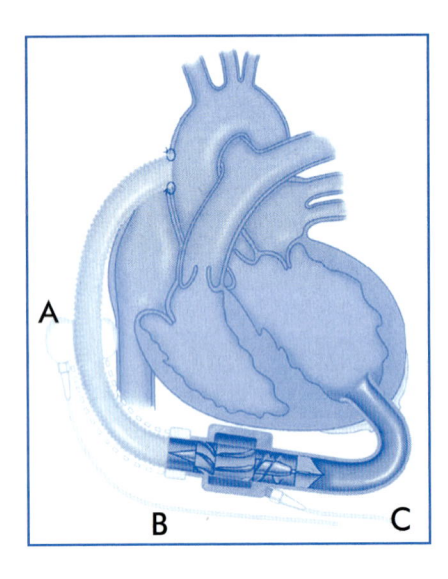

Fig. 13.7 – *Representação esquemática de um dispositivo de suporte ventricular esquerdo implantável (MicroMed-DeBakey LVAD), mostrando o medidor de fluxo (A), câmara com bomba propulsora axial e magneto (B) e cabo condutor de energia (C). Imagem cortesia de MicroMed Cardiovascular Inc., Houston, TX, com permissão.*

❑ O MicroMed-DeBakey LVAD tem o conduto de drenagem conectado ao ápice do ventrículo esquerdo e a cânula de retorno na porção ascendente da aorta. Seu propulsor axial é movimentado por pequenas esferas no corpo do propulsor submetidas a um campo magnético. O medidor de fluxo e a fiação que leva energia ao propulsor são externalizados pela parede abdominal anterior e conectados a baterias externas.

❑ Ambos os aparatos medem aproximadamente 9 cm, sendo que o Jarvik 2000 é capaz de gerar fluxos até de 7 L/min e o MicroMed-DeBakey LVAD atinge fluxos de 10 L/min. O MicroMed-DeBakey LVAD tem uma versão pediátrica de tamanho reduzido e implantável em lactentes e neonatos (Fig. 13.8).

❑ O MicroMed-DeBakey LVAD está atualmente sendo submetido a estudos clínicos em pacientes pediátricos em centros selecionados. Indicadores preliminares sugerem que o uso desta tecnologia é factível em pacientes pediátricos, sendo que várias crianças utilizaram este dispositivo como mecanismo de suporte em médio prazo e como ponte para transplante.

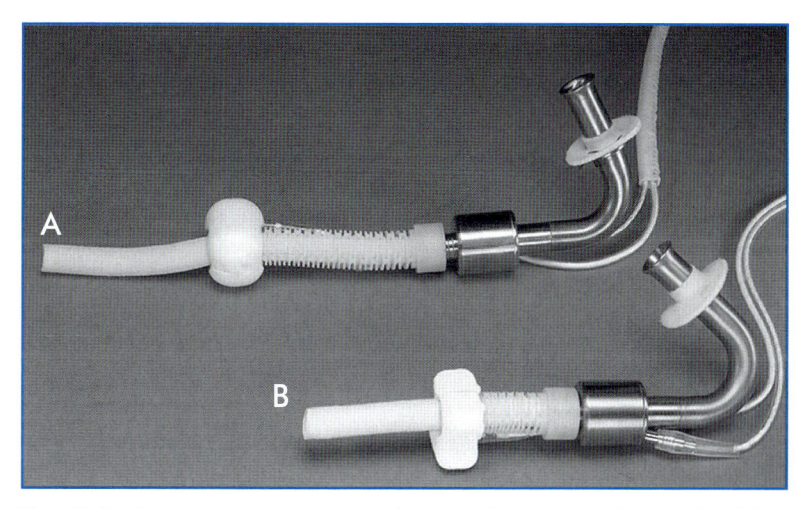

Fig. 13.8 – *Dispositivo de suporte ventricular esquerdo implantável MicroMed-DeBakey LVAD tamanho adulto (A) e pediátrico (B). Imagem cortesia de MicroMed Cardiovascular Inc., Houston, TX, com permissão.*

LEITURA SUGERIDA

1. Bartlett RH. Extracorporeal life support: history and new directions. ASAIO Journal 200; 51(5):487-9.
2. Duncan BW. Pediatric mechanical circulatory support. ASAIO J 2005; 51(6): ix-xiv.
3. Fortenberry JD, Paden ML. Extracorporeal therapies in the treatment of sepsis: experience and promise. Seminars in Pediatric Infectious Diseases 2006; 17(2):72-9.
4. Fuhrman BP, Hernan JJ, Rotta AT et al. Pathophysiology of cardiac extracorporeal membrane oxygenation. Artif Organs 1999; 23(11):966-9.
5. Groom RC. Pediatric cardiopulmonary bypass devices: trends in device use for cardiopulmonary bypass and postcardiotomy support. ASAIO Journal 2005; 51(5):525-9.
6. Kukuy EL, Oz MC, Rose EA et al. Devices as destination therapy. Cardiol Clin 2003; 21(1):67-73.
7. Mielck F, Quintel M. Extracorporeal membrane oxygenation. Current Opinion in Critical Care 2005; 11(1):87-93.
8. Reiss N, El-Banayosy A, Arusoglu L, Blanz U, Bairaktaris A, Koerfer R. Acute fulminant myocarditis in children and adolescents: the role of mechanical circulatory assist. ASAIO J 2006; 52(2):211-4.
9. Thourani VH, Kirshbom PM, Kanter KR et al. Venoarterial extracorporeal membrane oxygenation (VA-ECMO) in pediatric cardiac support. Annals of Thoracic Surgery 2006; 82(1):138-44.
10. Werns SW. Percutaneous extracorporeal life support: reserve for patients with reversible causes of shock and cardiac arrest. Critical Care Medicine 2003; 31(3):978-80.

Cuidados de Fisioterapia para o Paciente com Alterações Hemodinâmicas

14

Mônica Carvalho Sanchez Stopiglia
Maria Regina de Carvalho Coppo
Lia Franco Serrou Camy

CUIDADOS EM NEONATOLOGIA

- Os progressos em cuidados intensivos neonatais possibilitam reduzir de modo expressivo a mortalidade de recém-nascidos (RN), principalmente os prematuros. Os distúrbios cardiovasculares, além de limitar a sobrevida nos primeiros dias de vida, contribuem para o aparecimento de lesões, tanto hemorrágicas quanto isquêmicas, do sistema nervoso central, causando alterações neurológicas em longo prazo.

- A monitoração hemodinâmica e as avaliações do estado volêmico constituem um passo fundamental na condução do paciente criticamente enfermo. O coração e os sistemas vasculares, venoso e arterial constituem o conjunto que, atuando de forma integrada, atende às necessidades metabólicas e orgânicas.

- A função cardiovascular é determinada pela freqüência das contrações do miocárdio (freqüência cardíaca), pela quantidade de sangue que distende os ventrículos imediatamente antes da contração (pré-carga), pela capacidade intrínseca dos miócitos de se contrair (contratilidade) e pela resistência contra a qual o ventrículo ejeta o sangue (pós-carga).

- A pressão venosa central (PVC) e a pressão *wedge* refletem o volume sangüíneo central e são fortemente influenciadas pelas variações na complacência pulmonar e pressão intratorácica em pacientes ventilados.

- Enquanto em adultos a utilização destes indicadores é comum na prática clínica, em crianças a mensuração do débito cardíaco e de outros parâmetros é influenciada por dificuldades técnicas e complicações associadas a intrincados sistemas contínuos de monitoração.

- O fluxo sangüíneo cerebral (FSC) também deve ser monitorado em recém-nascidos, pois, principalmente nos primeiros dias de vida, a capacidade de auto-regulação destes é imatura. A auto-regulação cerebral é um mecanismo fisiológico essencial que mantém o fluxo sangüíneo constante ao cérebro, apesar das variações na pressão de perfusão cerebral. A faixa de pressão arterial (PA) para a qual o FSC permanece constante é conhecida como "platô auto-regulatório". Nesta parte da curva, o FSC é independente da PA e a inclinação da curva é, portanto, nula. Abaixo do platô auto-regulatório, o FSC diminui com a pressão, e acima dele aumenta, de forma denominada "pressão-passiva". Nesta situação, em que o mecanismo de auto-regulação está alterado, o FSC segue linearmente as mudanças na PA, quando então a inclinação da curva é significativamente positiva (maior que 0).

- Há aproximadamente 25 anos, uma relação direta entre o fluxo sangüíneo e a pressão arterial sistêmica foi relatada em um pequeno grupo de RN, logo após o nascimento. A partir deste fato, foi proposto que a auto-regulação pode ser frágil ou ainda não totalmente desenvolvida no cérebro imaturo. Isto o torna particularmente suscetível à isquemia durante baixa pressão arterial sistêmica, e à hemorragia durante altas pressões arteriais. Porém, a perda da auto-regulação não necessariamente resulta em lesão cerebral, a menos que variações significativas na pressão arterial sistêmica ocorram e/ou a hipotensão atinja o limiar isquêmico. Como estes mecanismos de lesão cerebral são comuns e graves em RN, a hipótese da "perda da auto-regulação" fez com que os neonatologistas se focassem na pressão sangüínea e circulação em crianças ventiladas. As alterações na pressão arterial média (PAM) são constantes nestas crianças, pela alta incidência de doença respiratória, necessidade de ventilação pulmonar mecânica (VPM), complicações deste suporte ventilatório e outras condições clínicas adversas. Apesar de consideráveis avanços em pesquisas, as características da auto-regulação em RN ainda não estão bem definidas e poucos relatos na literatura relacionam a pressão sangüínea anormal à lesão cerebral, ou ao déficit neurológico. Isto pode ser comparado à questão paralela da reatividade do FSC ao dióxido de carbono (CO_2), onde existe forte evidência de uma relação clinicamente significativa entre a pressão parcial de CO_2 (PCO_2) e o FSC em RN. O CO_2 é importante na regulação do fluxo sangüíneo cerebral, tanto em adultos quanto em crianças. Sabe-se que a hipercapnia provoca vasodilatação cerebral, resultando no aumento do FSC; entretanto, os mecanismos pelos quais isto ocorre e seus efeitos sobre a auto-regulação cerebral ainda são desconhecidos.

- Em terapia intensiva neonatal, concentrações elevadas de PCO_2 (hipercapnia permissiva) são freqüentemente utilizadas como estratégia para minimizar danos no pulmão induzidos pela VPM em RNs prematuros.

- O benefício teórico da hipercapnia permissiva é o de que menores volumes correntes (VC) e menores pressões médias nas vias aéreas (MAP) podem evitar a hiperdistensão alveolar e o biotrauma. Contudo, Keiser e cols. (2005) questionam esses benefícios, citando estudos experimentais nos quais não se consegue comprovar que as doenças pulmonares são evitadas com o uso desta estratégia. Este estudo fornece os primeiros dados em RN de muito baixo peso durante a primeira semana de vida, concluindo que a inclinação do platô auto-regulatório aumenta com a elevação da PCO_2, sugerindo que o mecanismo de pressão passiva se acentua com o aumento da hipercapnia.

- Em RN, especialmente nos prematuros, existe uma associação significativa entre hiperventilação e a hipocapnia, e lesão cerebral e a paralisia cerebral. Em evidências retrospectivas, a hipocapnia está associada a leucomalacia periventricular, hemorragia periventricular-intraventricular e a um desenvolvimento neurológico inadequado. O controle cuidadoso da PCO_2 durante a primeira semana de vida, evitando tanto a hipercapnia como a hipocapnia, pode ser identificado como um objetivo clínico potencial para manter a auto-regulação cerebral intacta, evitando o desenvolvimento de lesões cerebrais.

- Para crianças em VPM, Jayasinghe e cols. concluem, num estudo realizado em 2003, que crianças normotensas parecem ter FSC quase constante mesmo em situações de flutuações da PAM. Demonstram um FSC reativo a alterações na PCO_2, ainda que em menor grau do que o esperado, talvez devido a alterações maturacionais do sistema nervoso central (SNC).

- Os maiores determinantes da pressão sangüínea no período neonatal e na primeira infância são o peso, a idade gestacional e cronológica, para os quais valores normativos foram publicados. O aumento da pressão sangüínea com o avanço da idade gestacional e pós-natal é claramente determinado pelo desenvolvimento, sendo primariamente resultado do aumento da resistência vascular periférica.

- O choque hipovolêmico no período neonatal é de difícil reconhecimento na fase compensada, pela dificuldade de se determinar a causa das alterações do débito urinário e de avaliar a perfusão tecidual. No RN, este tipo de choque é mais freqüentemente reconhecido na sua fase descompensada, pela presença de hipotensão, oligúria e acidose lática.

- Ao contrário de crianças mais velhas, nas quais a causa mais comum de hipotensão é a hipovolemia, no RN a termo e pré-termo, é a falta de regulação do tônus vascular, com ou sem disfunção miocárdica.

- Existe uma variação no manuseio clínico da hipotensão em crianças de baixo peso. A recomendação da Associação Britânica de Medicina Perinatal é a de que os níveis de PAM não devem ser inferiores à idade gestacional em semanas, esta é uma opinião de consenso, porém não fundamentada por evidências científicas. Outra prática comum é a manutenção da PAM acima de 30 mmHg, utilizando expansão de volume e drogas inotrópicas, baseada em associações estatísticas entre PAM abaixo de 30 mmHg e hemorragia periventricular-intraventricular, lesões cerebrais isquêmicas e morte. A manutenção da PAM acima do décimo percentil da variação normal, baseado no peso de nascimento ou na idade gestacional e pós-natal, é outra forma de abordagem. No estudo de Victor e cols. (2005), o nível da PAM abaixo do qual a atividade elétrica cerebral se tornou anormal com alterações no eletroencefalograma (EEG), foi de 23 mmHg. O fluxo sangüíneo periférico se mostrou diminuído, com variação da PAM entre 23 e 33 mmHg, sendo que o EEG e a fração de extração de oxigênio cerebral permaneceram normais com PAM acima de 23 mmHg. A fração de extração de oxigênio cerebral se mostrou anormalmente alta, com PAM abaixo de 20 mmHg.

- No período neonatal, portanto, devido à imaturidade de todos os sistemas e à labilidade induzida pelas doenças características desta faixa etária, é evidente a importância e influência das alterações hemodinâmicas no curso da doença e no seu prognóstico.

Cuidados em Pediatria

❏ Os sistemas cardiovascular e pulmonar funcionam em estreita inter-relação (unidade cardiopulmonar). Por este fato, as alterações hemodinâmicas estão intimamente ligadas a problemas respiratórios, evoluindo para a necessidade de suporte ventilatório. A VPM modifica os volumes pulmonares, alterando a reatividade do sistema nervoso autônomo e provocando taquicardia ou bradicardia, dependendo do VC utilizado. Diminui, além disso, o enchimento cardíaco (pré-carga) e altera as resistências vasculares pulmonares. Entretanto, aumenta as pressões intratorácicas, que geralmente conduzem à diminuição do retorno venoso ao átrio direito, ao aumento da pós-carga do ventrículo direito e à redução do enchimento e da pós-carga do ventrículo esquerdo. Tais fatores diminuem a contratilidade miocárdica e o fluxo coronário. Contudo, na situação de falência cardíaca, utiliza-se a VPM para corrigir a hipoxia e a acidose, reduzir o trabalho ventilatório (*work of breathing* – WOB) e aumentar o volume de ejeção.

❏ A VPM nas cardiopatias congênitas pode ser indicada como suporte vital, ou ainda para modificar a relação entre os fluxos pulmonar e sistêmico. Em geral, no caso de hiperfluxo pulmonar, as estratégias ventilatórias utilizadas têm a finalidade de incrementar a resistência vascular pulmonar, mediante o uso de altas MAP e administração de oxigênio (O_2) em baixas concentrações. Em caso de hipofluxo, devem ser utilizadas as menores pressões intratorácicas possíveis, especialmente na associação com hipertensão pulmonar. Esta situação poderá requerer elevada fração inspirada de O_2 (FiO_2). Entretanto, a VPM não é inócua, e por isso deverá ser retirada o mais precocemente possível, quando a criança estiver estável e necessitar mínimo suporte cardiovascular.

❏ As alterações hemodinâmicas induzidas pela VPM se devem às mudanças da pressão intratorácica e de volumes pulmonares. Esta inter-relação se modula pela própria interdependência de ambos os ventrículos cardíacos, e pelo estado de reatividade da vasculatura pulmonar.

❏ Pode-se afirmar que as diferentes modalidades da VPM convencional tendem a produzir efeitos hemodinâmicos similares, pelo fato de condicionarem alterações semelhantes nos volumes e pressões intratorácicas. Desta forma, todos os efeitos se exacerbam pela hiperinsuflação e pela coexistência de hipovolemia.

❏ Os efeitos induzidos pelas alterações de volumes pulmonares são a alteração do tônus do sistema nervoso autônomo e o aumento do volume pulmonar, que limitam os volumes cardíacos absolutos. No primeiro, o uso de VC em faixas habituais (6 a 10 mL/kg) produz taquicardia pela anulação do tônus parassimpático. Quando VC maiores do que 10 a 15 mL/kg, ou excessivamente baixos são utilizados, podem causar bradicardia, provavelmente por sua interferência com os arcos reflexos mediados pelo nervo vago. No segundo efeito, VC normais produzem diminuição do enchimento do ventrículo direito e VC elevados e/ou pulmões hiperinsuflados diminuem o enchimento de ambos os ventrículos, imitando um autêntico tamponamento cardíaco.

❏ Algumas alterações cardíacas, principalmente as encontradas nas cardiopatias congênitas, influenciam a função ventilatória. Dentre estas, podemos distinguir vários grupos fisiopatológicos:

○ situações com hiperfluxo pulmonar: aumentam o desequilíbrio ventilação/perfusão (V/Q), diminuem a complacência e elevam a resistência das vias aéreas, por dilatação da árvore arterial e acúmulo de líquido peribronquial. Tendem a produzir hipoxia e retenção de CO_2;

○ situações com hipofluxo pulmonar: aumentam o espaço morto fisiológico e a complacência. Com freqüência, associam-se ao hipodesenvolvimento da via aérea, aumentando a resistência desta;

○ situações com obstrução do fluxo de entrada ou de saída do ventrículo esquerdo: produzem congestão pulmonar venosa. Comportam-se analogamente ao grupo com hiperfluxo pulmonar;

○ cardiopatias congênitas associadas à hipertensão pulmonar;

○ compressões extrínsecas da via aérea: por um átrio esquerdo dilatado, dilatações arteriais (pós-estenóticas ou por tetralogia de Fallot com agenesia de válvula pulmonar) ou presença de anéis vasculares. Podem ocasionar malacia da via aérea por destruição cartilaginosa;

○ pós-operatório de cardiopatias congênitas: podem coincidir diversas alterações, lesões cardíacas residuais, fechamento esternal demorado, dano pulmonar induzido pela circulação extracorpórea e hipotermia, pneumonia nosocomial, atelectasia, broncodisplasia, pneumotórax, derrames pleurais, paralisia frênica, lesões da via aérea alta pela intubação, presença de dor e/ou agitação, desnutrição, alterações neurológicas e anemia.

A. Aspectos Específicos do Tratamento

1. Aspiração de Secreções

❑ A *American Association for Respiratory Care* (AARC) recomenda que a aspiração de secreções deva ser iniciada em resposta a sinais e sintomas clínicos como: piora do desconforto ventilatório, presença de secreções no interior da cânula intratraqueal, agitação e queda de saturação periférica de O_2 (SpO_2), observada na oximetria de pulso. É considerada fundamental para prevenir a obstrução da via aérea nos pacientes submetidos a VPM. Este procedimento é, entretanto, associado a diversos efeitos colaterais cardiovasculares em crianças. A diminuição do volume pulmonar após desconectar o paciente do circuito do aparelho de VPM e a pressão negativa aplicada às vias aéreas, levam a desrecrutamento, bradicardia vago-induzida, hipertensão pulmonar, queda da SpO_2 e resposta de estresse cardiovascular. Secundariamente, a perfusão cerebral, oxigenação e metabolismo podem ser comprometidos, contribuindo potencialmente para o desenvolvimento de lesão cerebral, especialmente em RN de muito baixo peso.

❑ Em crianças, o procedimento de aspiração de secreções está associado, ainda, a várias complicações como hipoxemia, aumento de pressão intracraniana (PIC), bacteremia, trauma de mucosa, atelectasias, pneumotórax, parada cardíaca e óbito.

❑ Nos pacientes com lesão cerebral, a aspiração é um procedimento potencialmente perigoso, pois pode causar hipertensão intracraniana transitória e reduzir a pressão de perfusão cerebral, em particular quando a auto-regulação foi comprometida previamente por um trauma de crânio. Por esta razão, várias modalidades foram propostas para reduzir a lesão cerebral secundária, tais como hiperventilação antes da aspiração, utilização de sedação e/ou relaxantes musculares ou administração de lidocaína. O estudo de Gemma e cols. (2002), demonstrou que em pacientes sedados adequadamente (sem tosse ou movimentos durante a aspiração), o aumento da PIC foi pequeno e não clinicamente significativo.

❑ A aspiração de secreções traqueais, realizada de forma rotineira e com horários preestabelecidos, além de não ter eficácia comprovada, torna-se um procedimento de risco, pois seus efeitos colaterais são maiores que os seus benefícios. Sendo assim, deve ser aplicada por indicação multiprofissional (médicos, fisioterapeutas, enfermeiras), após avaliação da ausculta pulmonar e da presença de secreções no interior da cânula intratraqueal, e/ou através da observação de sinais de comprometimento da ventilação e da oxigenação, detectados através da clínica, da oximetria de pulso e capnografia. O procedimento deve ser monitorado continuamente, devendo ser ajustado de acordo com as respostas individuais de cada paciente. Com o objetivo de reduzir os efeitos cardiovasculares da aspiração intratraqueal, recomenda-se a utilização de um cateter com profundidade de inserção pré-mensurada.

❑ Perlman e Volpe (1983), estudando as alterações hemodinâmicas durante a aspiração em RNs prematuros, encontraram, predominantemente, aumentos no volume sangüíneo na artéria cerebral anterior. Estes autores interpretaram estas alterações no volume sangüíneo cerebral como uma conseqüência do aumento na pressão arterial sistêmica e na PIC. O aumento proeminente da velocidade do fluxo sangüíneo durante a aspiração e o retorno gradual aos valores basais após o procedimento segue em paralelo ao aumento da pressão arterial sistêmica. Esta resposta sistêmica pressórica pode ocorrer por um ou dois mecanismos: a hipoxia e a estimulação nociva. Qualquer que seja o fator causal, na presença da circulação de pressão passiva, leva ao aumento do FSC. O mecanismo de aumento da PIC observado durante a aspiração, pode ser relacionado ao aumento da PVC. A PIC aumenta imediatamente após o início da aspiração e diminui abruptamente para valores basais após o término. O aumento da PVC pode ocorrer secundariamente à diminuição do retorno venoso, bem como ao aumento do FSC. Estas respostas variam de acordo com a maturidade da criança, num padrão diretamente proporcional à tolerância das alterações hemodinâmicas.

❑ Quanto mais tempo as crianças com insuficiência ventilatória (aguda ou crônica) permanecem em VPM, maior será a quantidade e a viscosidade de secreções que elas apresentarão. Isto implica uma maior freqüência de aspirações intratraqueais, com níveis pressóricos mais altos. Uma pressão mais elevada na aspiração pode levar a diminuições mais acentuadas no volume pulmonar ao final da expiração e a proeminente diminuição no fluxo sangüíneo sistêmico.

❑ A AARC padronizou a técnica para aspiração de secreções incluindo manobras como: hiperoxigenação, hiperinsuflação e hiperventilação prévia e posterior ao procedimento.

- Ainda não existem recomendações específicas quanto à elevação da FiO_2 para hiperoxigenação em crianças antes do procedimento de aspiração. McFadden (1981) recomenda que, para neonatos que estejam em VPM com FiO_2 superior a 50%, a concentração seja aumentada para 100%. Turner (1990), entretanto, afirma ser necessário fornecer uma quantidade de O_2 suficiente para manter a SpO_2 entre 92% e 94%. Young (1984) sugere que a oxigenação em pacientes pediátricos deva ser aumentada em 10% a 20% da FiO_2 utilizada durante o procedimento, evitando os efeitos lesivos da hiperoxia, tais como a liberação de radicais livres associada à doença pulmonar crônica, retinopatia da prematuridade e lesão cerebral. Na revisão bibliográfica realizada por Pritchard e cols. (2004), os autores relataram redução estatisticamente significativa das crianças com hipoxemia após os episódios de aspiração e uma pressão transcutânea de oxigênio ($PtcO_2$), maior no grupo que recebeu a pré-oxigenação. Além disso, o tempo necessário para que os valores de oxigenação retornassem aos valores de base foi menor neste grupo. Porém, os autores concluíram que outros efeitos adversos clinicamente importantes da pré-oxigenação em curto e longo prazos não foram estudados, não podendo, portanto, indicar este procedimento.

- Em crianças, a oxigenoterapia aplicada de forma intermitente pode levar ao fenômeno *flip-flop*. Este acontece principalmente nos pacientes com retenção de CO_2, quando a pressão parcial de dióxido de carbono alveolar (PCO_2 alveolar) está aumentada. Nestes casos, se a oxigenoterapia for interrompida, a pressão parcial de oxigênio alveolar (PaO_2) e a pressão parcial de oxigênio arterial (PaO_2) diminuirão para valores inferiores ao início do tratamento, provocando vasoconstrição pulmonar (alteração da relação V/Q) e piorando a hipoxemia, que fica refratária ao subseqüente aumento da FiO_2.

- A manobra de hiperinsuflação é o aumento, acima de uma vez e meia, do VC. Pode acarretar riscos concomitantes, como o trauma pulmonar, não sendo rotineiramente realizada antes da aspiração. Tolles e Stone (1990) relataram que somente 9,4% da equipe de enfermagem neonatal realizava hiperinsuflação antes da aspiração, possivelmente devido à probabilidade de sobredistensão, escape de gás ou pneumotórax iatrogênicos.

- A provisão de um aumento no número de ventilações por minuto, através de um hiperinsuflador manual ou de um aparelho de VPM, é conhecida como hiperventilação. Esta manobra pode produzir hipocapnia em adultos, resultando em vasoconstrição cerebral induzida e possivelmente aumentando o risco de alterações cerebrais quando utilizada em longo prazo. Segundo Tolles e Stone (1990), 41,9% das enfermeiras neonatais utilizam este procedimento rotineiramente.

❏ Vários estudos publicados têm demonstrado vantagens do sistema fechado de aspiração (SFA) sobre a aspiração pelo método convencional. O SFA reduz significativamente a queda da oxigenação sistêmica e possibilita a manutenção contínua do suplemento de O_2 e da pressão positiva. Isto pode, parcialmente, contrabalançar a pressão negativa gerada pela aspiração, prevenindo o colapso das vias aéreas e permitindo a troca gasosa durante o procedimento. Além disso, marcas no cateter de aspiração, neste sistema, permitem a estimativa da profundidade da inserção, o que previne o contato do cateter com a traquéia ou mucosa brônquica.

❏ No estudo de Rieger e cols. (2005) os autores encontraram aumento na velocidade do FSC durante a aspiração convencional em RNs submetidos a VPM, principalmente quando o fluxo sangüíneo de base era baixo. Porém, a hipótese de que o SFA diminui a velocidade do FSC não foi confirmada. A freqüência cardíaca foi significativamente reduzida pela aspiração traqueal, provavelmente mediada por um reflexo vagal, envolvendo a descontinuidade da estimulação dos receptores de estiramento pulmonares durante a desconexão e aspiração. Neste estudo, o uso do SFA não produziu redução significativa na freqüência cardíaca, exceto quando o cateter foi introduzido até o limite da resistência, demonstrando que a estimulação mecânica dos receptores da traquéia contribui para a bradicardia. Portanto, evitar a desinsuflação do pulmão pelo SFA e reduzir a estimulação dos receptores traqueais pela introdução do cateter no tubo intratraqueal a uma distância pré-mensurada, elimina ou reduz o reflexo vagal que medeia a bradicardia.

❏ No estudo de Mosca e cols. (1997) os autores confirmam os efeitos adversos da aspiração convencional na hemodinâmica cerebral e sistêmica e na oxigenação sistêmica e postulam a utilização do SFA que permite a ventilação contínua, reduzindo significantemente a incidência e a gravidade dos efeitos colaterais. Woodgate & Flenady (2004) relataram alguns benefícios no prognóstico em curto prazo, como redução dos episódios de hipoxia, da freqüência cardíaca e menor percentagem de diminuição do O_2 transcutâneo, com a utilização do SFA. Entretanto, as evidências para decidir entre os dois métodos ainda são insuficientes.

2. Posicionamento

- ❏ O posicionamento descreve o uso de posições do corpo como uma técnica específica de tratamento. É utilizado com o objetivo de melhorar a relação V/Q, volumes pulmonares e depuração mucociliar, reduzir o WOB e o trabalho do coração. Também pode ser visto como estratégia terapêutica capaz de modificar ou maximizar localmente a patência das vias aéreas e a troca gasosa, devido à redistribuição da ventilação, que ocorre com a mudança da posição corporal.

- ❏ O corpo humano é submetido continuamente aos efeitos da gravidade, sendo que a posição corporal e suas alterações determinam um gradiente gravitacional que age nestes sistemas, de momento a momento, afetando o fluxo sangüíneo e o transporte de O_2.

- ❏ Em pacientes muito jovens, idosos ou criticamente doentes, uma posição corporal específica, o tempo de permanência ou a mudança desta, podem afetar adversamente o transporte de O_2. Portanto, a posição corporal e suas alterações devem ser consideradas para melhorar o transporte de O_2 e a oxigenação, evitando os seus efeitos deletérios no transporte e nos sistemas neuromuscular, musculoesquelético e intertegumentar.

- ❏ Alguns posicionamentos podem resultar em falta de equilíbrio na relação entre o suprimento e a demanda de O_2. Se a demanda excede o suprimento, resultando em aumento do índice de extração de O_2, a oxigenação celular dos tecidos vitais pode ser comprometida.

- ❏ A gravidade medeia seus efeitos no transporte de O_2 de várias maneiras, influenciando diretamente os volumes e as capacidades pulmonares e a mecânica ventilatória. Em posição sentada ereta, por exemplo, os volumes e as capacidades pulmonares estão aumentados, com exceção do volume de fechamento, que está diminuído, comparado à posição reclinada. Além disto, a resistência nas vias aéreas, a compressão pulmonar e cardíaca estão reduzidas, enquanto a complacência pulmonar está aumentada.

- ❏ A posição corporal também afeta o resultado das análises sangüíneas, influenciando a relação V/Q e a adequação da oxigenação. Estes efeitos são exacerbados em pessoas cujos níveis de PaO_2 estão esperadamente reduzidos em posição reclinada, tais como nos obesos e nos pacientes com dor, ou com incisões cirúrgicas. Em posição recostada, as vísceras abdominais se apóiam na face inferior do diafragma, alterando sua tensão de comprimento e relações força-velocidade. Além disto, nesta posição, o movimento normal tridimensional da caixa torácica é restrito. Fatores ortostáticos posição-dependentes são determinantes primários da resistência vascular sistêmica e do fluxo sangüíneo, responsável pela manutenção da pressão sangüínea sistêmica. Em combinação, estes fatores contribuem para o trabalho global da ventilação e cardíaco.

❑ No adulto, os hemidiafragmas são diferentemente influenciados quanto à maximização da ventilação no pulmão dependente, em decúbito lateral. Em lactentes e crianças mais novas, a ventilação é preferencialmente distribuída para o pulmão não-dependente, apesar do aspecto radiológico do tórax, demonstrando que, nesta faixa etária, a ventilação tem sentido oposto ao do adulto. A perfusão demonstra um padrão de distribuição dependente da gravidade, similar ao encontrado no adulto.

❑ Davies e cols. (1985) propõem razões para este padrão oposto ao do adulto. Em repouso, a pressão pleural é negativa, devido à força de recuo elástico dos pulmões, que é oposta à da parede torácica, o que auxilia na manutenção da permeabilidade das vias aéreas periféricas intrapulmonares. Quando esta pressão de distensão se aproxima da pressão atmosférica, aumenta a probabilidade de oclusão das vias aéreas; no entanto, esta pressão não é uniformemente distribuída através do tórax. Em decúbito lateral, o peso dos pulmões expande mais o pulmão não-dependente do que as regiões dependentes, determinando assim um gradiente de pressão vertical intratorácica, com valores mais negativos nas regiões não-dependentes. A caixa torácica do lactente é consideravelmente menor e mais complacente do que a do adulto, e a pressão pleural, em repouso, é mais próxima da pressão atmosférica. Isto significa que, nestes indivíduos, é mais provável que a oclusão de vias aéreas periféricas ocorra nas regiões do pulmão dependente e a ventilação seja distribuída em direção ao pulmão não-dependente. Em decúbito lateral, a função diafragmática também difere em adultos e lactentes. No adulto, a força de contração de cada hemidiafragma é proporcional ao comprimento das fibras musculares em repouso e, portanto, a força máxima é gerada em baixos volumes pulmonares. O comprimento das fibras musculares é determinado pela pré-carga no hemidiafragma. Nesta, o maior componente é o peso do conteúdo abdominal, quando o indivíduo está posicionado em decúbito lateral, sobrecarregando, preferencialmente, o hemidiafragma dependente, melhorando assim, sua contratilidade e, conseqüentemente, a ventilação deste pulmão. Em decúbito supino ou prono, a pré-carga é similar para ambos os diafragmas, porém, na posição prona, a pré-carga geral pode ser simetricamente aumentada, devido à compressão da parede abdominal anterior. Na criança, a diferença entre a pré-carga dos hemidiafragmas parece ser menos significativa, pois o abdome é menor, levando à redução da diferença na contratilidade entre o hemidiafragma não-dependente e o dependente e, com isso, menor discrepância na ventilação fracionada entre os dois pulmões. Em 1992, o mesmo grupo sugere uma relação entre a idade da criança e a distribuição da ventilação regional, afirmando que o padrão adulto se inicia após os 10 anos de idade, porém só se completa virtualmente aos 20 anos, sendo a troca independente do sexo, da aparência radiológica e função pulmonar.

❏ Well & Fitzgerald (2005), num estudo retrospectivo, analisaram os efeitos de diferentes posicionamentos do corpo em RNs e crianças hospitalizadas com desconforto ventilatório agudo, comparando as posições prono, supino e lateral, elevado e horizontal. O posicionamento prono demonstrou ser mais benéfico do que o supino considerando a SpO_2, PaO_2, índice de oxigenação, sincronia toracoabdominal, e episódios de queda de saturação. As outras posições não demonstraram nenhuma diferença estatisticamente significativa. Embora a utilização da posição prona em RNs e crianças possa melhorar a função ventilatória, a associação desta com morte súbita, faz com que seja necessário um monitoramento cardioventilatório contínuo, para que esta posição seja utilizada com segurança.

❏ Há mais de 30 anos, Bryan (1974) relatou que o formato do diafragma e o peso do mediastino ficam em melhor alinhamento quando em prono; conseqüentemente, regiões pulmonares pobremente ventiladas em posição supina se tornariam funcionantes. Este raciocínio fisiológico foi provado repetidamente.

❏ A posição prona de pacientes, principalmente daqueles com síndrome do desconforto respiratório agudo (SDRA), reflete na melhora da complacência pulmonar e da troca gasosa durante a VPM.

❏ Bruno e cols. (2001) demonstraram que a posição prona é um procedimento simples e não-invasivo que, quando aplicado em crianças com doença pulmonar aguda, em VPM e com hipoxemia refratária [índice de oxigenação (PaO_2/FiO_2) inferior a 200], promove melhora na oxigenação após a primeira hora, em um considerável número de pacientes, sem aumentar os riscos e custos. Não foram encontrados efeitos adversos atribuídos à mudança de posição. Também não se observaram diferenças na resposta entre os pacientes portadores de doença pulmonar com diminuição da complacência e os pacientes com aumento da resistência pulmonar.

❑ Considerando-se as particularidades de cada decúbito, deve-se adaptar a posição corporal do paciente, explorando seus efeitos benéficos e minimizando os adversos.

3. Recrutamento

❑ O recrutamento parece ser um processo contínuo durante a inspiração e a expiração e é determinado pelo pico de pressão inspiratória (PIP) e pela pressão positiva expiratória final (PEEP).

❑ Na revisão efetuada por Halbertsma & Hoeven (2005), estudos utilizando microscopia direta demonstraram que o pulmão saudável é recrutado durante todo o ciclo ventilatório, e que somente 20% do aumento de volume pulmonar resultam da distensão alveolar, enquanto os 80% remanescentes são devidos a abertura e fechamento dos alvéolos. A força geradora da abertura alveolar é o PIP. Durante a VPM, os alvéolos têm uma tendência a colapsar durante a expiração devido à sua elasticidade e às forças gravitacionais, e a PEEP parece manter a patência alveolar e prevenir o desrecrutamento. No pulmão doente, a microscopia direta mostra alvéolos se comportando normalmente, alvéolos em extrema distensão durante a inspiração, e alvéolos colapsando durante a expiração. Maiores pressões inspiratórias e expiratórias são necessárias para abrir e estabilizar estes alvéolos colapsados, e a não-homogeneidade é refletida em diferentes aberturas, hiperdistensão e pressões de colapso dentro do pulmão. O ponto de inflexão superior da curva pressão-volume é relacionado com a hiperdistensão alveolar, usualmente em pressões acima de 30 a 50 cmH_2O. O ponto de inflexão inferior não é relacionado com a abertura alveolar ou o recrutamento ideal, ou ainda à PEEP ideal, sendo meramente resultado de fatores externos como a complacência de caixa torácica e pressão intra-abdominal, e o estado de recrutamento como resultado do histórico de volume. Além da microscopia direta, estudos analisando as curvas pressão-volume mostram que o recrutamento alveolar ocorre acima do ponto de inflexão inferior até o ponto de inflexão superior. Com a utilização da curva pressão-volume, o papel do PIP para recrutar e da PEEP para limitar o desrecrutamento foi confirmado.

- As manobras de recrutamento utilizando altas pressões, entretanto, podem resultar em barotrauma, volutrauma ou lesão pulmonar induzida pela VPM (LPIV). A importância da utilização de PEEP em nível suficiente para reduzir a LPIV foi estudada extensivamente, e é amplamente aceita como um dos seus fatores atenuantes mais importantes, ainda que o aumento da PEEP para valores muito altos também resulte em lesão eventual. Portanto, a estratégia de ventilação com PEEP suficiente e PIP limitado parece ser mais importante do que manobras de recrutamento isoladas. Tal fato se aplica tanto para efeitos em curto prazo (adequação da oxigenação), como para efeitos em longo prazo (limitação da LPIV e possivelmente pneumonia associada à ventilação – PAV).

- Ainda que os pulmões e a caixa torácica da criança sejam diferentes das do adulto (menor número de alvéolos, ausência de ventilação colateral, resposta antiinflamatória imatura ao estresse, aumento da complacência de caixa torácica, entre outros fatores), os princípios gerais do recrutamento e desrecrutamento provavelmente se aplicam.

- Estudos com VPM e manobras de recrutamento são escassos na unidade de terapia intensiva pediátrica (UTIP), ainda que a maior parte da sua população necessite de VPM, e acima de 50% dela tenham relação PaO_2/FiO_2 abaixo de 200 mmHg. Não são conhecidos, até o momento, estudos pediátricos sobre VC e PEEP ideais em relação à LPIV e/ou mortalidade, porém, a maior parte das UTIPs utilizam VC entre 6 e 8 mL/kg como ideal. Estudos do início de 1990 demonstram que o emprego de níveis de PEEP até o limite da capacidade residual funcional (CRF) melhora a complacência, sugerindo recrutamento.

- Como o recrutamento alveolar ocorre durante todo o ciclo ventilatório, tanto elevações na PEEP quanto no PIP podem resultar em aumento da oxigenação. Entretanto, esta melhora não é necessariamente relacionada com a diminuição da lesão por cisalhamento ou da LPIV, sendo que esta última geralmente determina o prognóstico.

- A literatura mostra que se as manobras de recrutamento têm efeito na oxigenação, este é de curta duração e depende do tipo e da fase da doença pulmonar. Estas manobras são mais efetivas para a resolução de atelectasias e na reversão do desrecrutamento, que pode ocorrer nas situações de desconexão da VPM, ou durante o procedimento de aspiração intratraqueal. São menos efetivas na pneumonia e em outras condições com diminuição da complacência pulmonar.

❑ Quando PEEP suficiente é aplicada durante os ciclos ventilatórios, como na maior parte das estratégias de VPM protetora, as manobras de recrutamento não são efetivas (alvéolos já recrutados). A posição prona parece ser a mais segura e o método mais eficiente para o recrutamento alveolar. Dos estudos em animais, somente os que utilizaram a posição prona como procedimento de recrutamento mostraram efeito mais duradouro na oxigenação, embora este efeito, na maior parte das vezes, desaparecesse com o reposicionamento em decúbito dorsal. Os efeitos em longo prazo das manobras de recrutamento foram estudados em decúbito prono: a maior parte das crianças respondeu a este decúbito com um aumento da oxigenação sem efeitos negativos na hemodinâmica.

❑ As manobras de recrutamento necessitam ser adaptadas a cada paciente individualmente, não devendo ser utilizadas de maneira rotineira, até que estudos esclareçam seus efeitos nesta faixa etária. Até o presente momento, entretanto, nenhuma melhora na mortalidade e na morbidade tem sido demonstrada.

4. PEEP

❑ A VPM com PEEP é parte de um manuseio de rotina para distúrbios da troca gasosa em unidade de terapia intensiva neonatal e UTIP. Os efeitos hemodinâmicos da VPM com pressão positiva têm sido estudados em modelos animais, sugerindo que os aumentos da MAP induzidos por este tipo de suporte ventilatório podem diminuir o débito cardíaco. O mecanismo primário responsável por este efeito é, presumivelmente, uma redução do enchimento ventricular direito, devida à diminuição no gradiente de pressão para o retorno venoso sistêmico. As pesquisas são limitadas no que se refere às alterações hemodinâmicas relacionadas com a PEEP em crianças, principalmente com função pulmonar normal ou em fase de recuperação.

❑ Altos níveis de PEEP em crianças em VPM, sem doença pulmonar, não resultam em alterações hemodinâmicas significativas. Estratégias de VPM utilizando PEEP para recrutamento alveolar otimizado permanecem a principal base do tratamento de falência ventilatória em crianças. Kardos e cols. (2005) não encontraram diminuição significativa no volume de ejeção, índice cardíaco e na saturação venosa central de O_2, após a elevação da PEEP. Os resultados deste estudo sugerem que crianças normovolêmicas com complacência pulmonar normal podem compensar os efeitos negativos da PEEP elevada no retorno venoso, sendo que curtas elevações da PEEP de 5 para 15 cmH_2O, não causam diminuições significativas no índice cardíaco. O aumento induzido pela PEEP na pressão intratorácica pode ser mascarado pela alta complacência pulmonar, resultando em pressões pericárdicas relativamente baixas. Neste estudo, o aumento da pressão intratorácica sobre condições basais não produziu variações significativas no débito cardíaco. Esta resposta hemodinâmica foi provavelmente decorrente da pequena duração do aumento da pressão intratorácica. O período de tempo curto é insuficiente para causar transmissão transmural, desencadeando efeitos hemodinâmicos significativos, tais como redução do índice cardíaco, da pressão arterial sistêmica, do volume de ejeção e volume de água pulmonar extravascular.

B. Técnicas Manuais de Fisioterapia Respiratória

❑ Crianças em VPM não conseguem a depuração adequada da via aérea, quando sedadas ou paralisadas farmacologicamente, pois o reflexo de tosse está comprometido ou ausente. O acúmulo de muco predispõe estes pacientes a infecções, obstrução do fluxo aéreo e desconforto ventilatório.

❑ A intubação intratraqueal e a VPM causam trauma e inflamação nas vias aéreas, aumentando a produção de secreção nos pulmões. Existem muitas razões fisiológicas para que o paciente em unidade de terapia intensiva (UTI) seja beneficiado com tratamento de fisioterapia, tanto respiratória quanto motora. Estas incluem disfunção mucociliar, volumes pulmonares alterados quando o paciente está em VPM, aumento do *shunt* pulmonar, efeitos da debilidade neuromuscular no fluxo ventilatório e aumento do risco de pneumonia nosocomial. A presença de secreções modifica, ainda, a resistência das vias aéreas e a taxa de sibilâncias. Estas alterações podem contribuir para complicações ventilatórias durante a VPM, e no processo de desmame e extubação. A gama de complicações pós-extubação por acúmulo de secreções causando desconforto, agitação e estresse (necessitando freqüentemente de aspiração das vias aéreas superiores), pode ocasionar obstrução das vias aéreas de maior calibre, com conseqüente colapso de unidades pulmonares. Esta situação leva ao aumento da necessidade de suporte de O_2 e, ocasionalmente à reintubação. Estas complicações potencialmente postergam a recuperação e podem impactar os resultados e o prognóstico clínico da criança em longo prazo.

❑ O neonato tem, particularmente, o risco de complicações ventilatórias, devido à imaturidade do sistema ventilatório. Baixo peso ao nascimento, tempo prolongado de VPM (em muitos casos), altas concentrações de O_2, múltiplas intubações (principalmente por via nasal) e presença de doenças como sepse e persistência do canal arterial, têm sido identificados como potenciais fatores de risco para colapso pulmonar pós-extubação. A incidência destas complicações no período neonatal tem sido relatada entre 11% e 50% na última década, requerendo reintubação em 10% a 30% dos casos.

❑ O objetivo geral de qualquer programa de fisioterapia, em áreas de cuidados ao paciente crítico, é aplicar modalidades terapêuticas efetivas e avançadas para remover o muco das vias aéreas, otimizar a ventilação, diminuir a dependência do paciente do suporte ventilatório, melhorar a função residual, prevenir a necessidade de novas hospitalizações e melhorar a qualidade de vida. Em outras palavras, a intervenção fisioterapêutica visa aumentar a capacidade funcional global do paciente e restaurar sua independência física e cardioventilatória, diminuindo os riscos de complicações associadas ao tempo de permanência prolongada no leito. Quando iniciada precocemente, a fisioterapia ajuda a evitar a mobilidade limitada, a total dependência da VPM e o insucesso no desmame. Atualmente, a fisioterapia é parte integrante da equipe multiprofissional que atua no manejo do paciente com insuficiência ventilatória com necessidade de cuidados intensivos.

1. Técnicas Convencionais

❑ As técnicas convencionais de fisioterapia respiratória (*chest physical therapy* – CPT), para remoção de secreções das vias aéreas inferiores, combinam percussão manual sobre a parede torácica, vibração, posicionamento estratégico do paciente para drenagem do muco e técnicas de respiração, com tosse e aspiração de secreções.

❑ Estas técnicas de fisioterapia têm o objetivo de reduzir complicações cardioventilatórias, promovendo depuração de secreções e melhorando a ventilação pulmonar. Em revisão bibliográfica realizada por Flenady & Gray (2005), alguns artigos referem melhora da depuração de secreções e da oxigenação após a CPT. Entretanto, a utilização de diferentes métodos de CPT leva a resultados conflitantes. Estas técnicas, em alguns relatos, têm sido associadas à estabilidade do fluxo sangüíneo cerebral e à redução da hipoxemia. Entretanto, outros artigos expressam preocupação quanto à segurança destas intervenções, relatando efeitos adversos como deterioração em parâmetros fisiológicos como as freqüências cardíaca e respiratória, e a oxigenação, além de fratura de costelas, reações periósticas e lesão cerebral associada.

i. Drenagem Postural (DP)

❏ A DP consiste na colocação da unidade pulmonar acometida a favor da gravidade, para permitir a mobilização do muco em direção às vias aéreas centrais, prevenindo o acúmulo de secreções.

❏ Alguns autores fazem referência a 11 e outros a 12 diferentes posições de DP, uma para cada segmento pulmonar. Preconiza-se a utilização de uma a três posições por terapia, com o objetivo de atingir os locais com maior acúmulo de secreção, por aproximadamente 15 minutos em cada decúbito. Quando posturas em ventral são utilizadas em caráter preventivo, é necessária 1 hora por dia. Portanto, quanto mais jovem for a criança, maior será a dificuldade de aplicação da técnica, tendo em vista o longo tempo preconizado. Além da limitação imposta pelo tempo, as posturas de DP, em especial a de Trendelemburg, têm numerosas contra-indicações em neonatologia e pediatria. Entre as mais citadas estão: hipertensão intracraniana, cardiopatias agudas e crônicas, arritmias cardíacas, instabilidade hemodinâmica, cirurgias abdominais, intracranianas ou oftálmicas, traumatismo torácico, hemoptise, fístula broncopleural, embolia ou edema pulmonar, insuficiência ventilatória, prematuridade, refluxo gastroesofágico e período pós-prandial. A posição de Trendelemburg (30º com a cabeça para baixo) foi estudada por Emery e Peabody, que demonstraram aumento na pressão intracraniana em 14 RNs em VPM. Este aumento foi também observado concomitantemente na posição lateral.

❏ A DP, como técnica isolada, é pouco utilizada. Entretanto, as posturas de ventilação preferencial, considerando a complacência pulmonar local, variam de acordo com os posicionamentos e a utilização ou não de pressão positiva. Esta associação de técnicas permite a otimização das sessões de remoção de secreções brônquicas, sendo freqüentemente utilizadas.

ii. Percussões Torácicas Manuais (PTM)

❏ As PTMs são definidas como ondas de energia mecânica aplicadas sobre o tórax, na região a ser tratada. As modalidades de administração são: tapotagens, dígito-percussão, punho-percussão e percussão cubital.

❏ A tapotagem (*clapping*) é a forma de percussão mais utilizada. Deve ser realizada com as mãos em cúpula, dedos cerrados e polegar em adução, a fim de "formar" um coxim de ar entre a mão e o tórax. Na criança pequena, as percussões também podem ser realizadas com a polpa dos dedos ou com auxílio de um tapotador.

❏ A freqüência considerada ideal da manobra para o transporte do muco varia entre 25 e 35 Hz, mas a capacidade manual, em torno de 1 a 8 Hz, fica muito aquém da necessária para permitir o aumento dos batimentos ciliares. A eficácia é proporcional à energia inicial que, por sua vez, depende da força da aplicação da manobra e da rigidez do tórax. Devido à alta complacência da caixa torácica em RNs e lactentes, o efeito mecânico das percussões está consideravelmente diminuído. Portanto, seria necessário aplicar uma energia muito maior do que a indicada para o adulto, para se obter um efeito semelhante. Em lactentes que apresentam sinais de fadiga e ausculta pulmonar de secreções localizadas em vias aéreas médias e distais, a tosse estimulada pela aplicação da tapotagem drena apenas os grossos brônquios, podendo aumentar a fadiga.

❏ Fragilidade óssea, hemoptise, dor, hipertensão intracraniana, pós-operatório imediato, prematuridade extrema, pele frágil, plaquetopenia, osteopenia da prematuridade, dreno de tórax, hiper-reatividade brônquica, hipertensão pulmonar, apnéia e bradicardia, são as contra-indicações mais descritas.

❏ Embora amplamente utilizada em países anglo-saxões, a técnica de percussão torácica tem sido abandonada em outras regiões, em razão da falta de provas de sua eficácia e dos riscos ao paciente, tais como broncoespasmo, arritmias cardíacas e hipoxemia.

❏ Wong e cols. (2003) mostraram que a CPT, compreendendo 2 minutos de percussão e vibração em decúbitos alternados, seguida de aspiração intratraqueal, aumentou significativamente a freqüência cardíaca, pressão sangüínea média e sistólica e o débito cardíaco. Mas estes efeitos podem ser significativamente atenuados por agentes anestésicos, relaxantes musculares, sedativos e VPM com pressão de suporte.

C. Vibração Manual e Mecânica

❑ A vibração manual consiste em movimentos oscilatórios aplicados por meio da tetanização dos músculos agonistas e antagonistas do antebraço, trabalhando em sinergia com a palma da mão ou com a polpa dos dedos, colocados perpendicularmente sobre o tórax. Deve ser aplicada preferencialmente no final da expiração, com freqüência ideal oscilando entre 3 e 75 Hz, a fim de modificar a reologia do muco brônquico.

❑ O objetivo das vibrações torácicas é melhorar a depuração das secreções brônquicas, agindo potencialmente nas interações cílios-muco e/ou ar-muco. Na primeira, agem através das propriedades reológicas do muco brônquico (viscoelasticidade, filância, propriedades de superfície e tixotropia) ou dos batimentos ciliares (por efeito de ressonância), pela estimulação ciliar induzida por liberação de mediadores químicos na luz brônquica (estudo *in vitro*). Na interação ar-muco ocorre a indução de um reflexo autônomo que aumenta a freqüência dos batimentos ciliares. Esta interação atua sobre o escoamento bifásico, por transferência de energia entre as moléculas de gás e as de líquido (força de cisalhamento), em ação dependente da amplitude e freqüência das vibrações, de sua transmissão e absorção.

❑ As vibrações geradas por vibradores mecânicos têm freqüências variáveis. Na faixa entre 20 e 45 Hz demonstram efeitos benéficos sobre a quantidade de secreções mobilizadas. Vibrações mecânicas em torno de 50 Hz produzem um efeito de relaxamento dos músculos ventilatórios, verificado pela diminuição da freqüência respiratória e pelo aumento do VC. As vibrações de 100 Hz demonstram reduzir a dispnéia no doente pulmonar obstrutivo crônico.

❑ Esta técnica, de um modo geral, está indicada como coadjuvante, em todas as situações nas quais haja significativa quantidade de secreção em vias aéreas proximais, de caráter adesivo e de difícil mobilização. Porém, ainda não existe um consenso para a sua aplicação e existe necessidade de estudos controlados para justificar a sua utilização.

❑ A vibração mecânica é considerada contra-indicada em casos de enfisema subcutâneo, osteoporose e osteomielite costais, presença de grampos cirúrgicos no tórax e marcapasso subcutâneo.

❑ Wong e cols. (2003), em estudo realizado com ovelhas anestesiadas, utilizando a tapotagem por 1 minuto, e uma série de seis vibrações e sacudidelas por terapia, não demonstraram efeitos hemodinâmicos ou ventilatórios adversos. Os autores observaram apenas um inesperado aumento significativo no VC expirado depois da vibração e alterações na pressão intratorácica.

❑ No artigo de revisão publicado por Krause e Hohen (2000), apenas dois estudos envolvendo crianças no período neonatal em VPM descreveram os efeitos da CPT, seguida de aspiração intratraqueal. Ambos observaram que o grupo submetido à fisioterapia respiratória desenvolveu mais atelectasias que o grupo-controle e, conseqüentemente, o período de internação foi mais prolongado. No estudo realizado por Vandenplas e cols. (1991), os autores demonstraram aumento significativo na prevalência de refluxo gastroesofágico, durante a realização da CPT em 63 crianças de 1 a 4 meses de idade, em ventilação espontânea. Quanto à fisioterapia no período pré-extubação para prevenção de atelectasia, Bloomfield e cols. (1998) observaram incidência de atelectasia de 23% no grupo submetido à CPT e apenas 15% no grupo não tratado, num total de 220 RNs, mas o resultado não foi estatisticamente significativo. No que diz respeito às alterações do fluxo sangüíneo cerebral, Raval e cols. (1987) relataram a presença de hemorragia periventricular-intraventricular graus III/IV em 50% das crianças pré-termo submetidas à CPT nas primeiras 24 horas, em comparação ao grupo-controle. A CPT administrada em pacientes pediátricos está associada à maior incidência de atelectasias e períodos de hospitalização mais prolongados, aumento na freqüência de episódios de refluxo gastroesofágico e elevação da pressão intracraniana, da velocidade do fluxo sangüíneo cerebral e maior índice de hemorragia intracraniana, em RNs submetidos à VPM. Há pouca ou nenhuma evidência sugerindo qual rotina fisioterapêutica deva ser adotada em UTI para prevenir ou tratar efetivamente complicações pulmonares (com exceção da atelectasia lobar aguda), facilitar o desmame, diminuir o tempo de internação e reduzir a mortalidade ou morbidade. Portanto, a CPT nesta população não deve ser um tratamento padrão. Por ser considerada um procedimento estimulante e perturbador para pacientes em VPM, em UTI, não deve ser administrada em crianças com baixa reserva cardiopulmonar, devido ao alto consumo de O_2 e aumento da pressão intracraniana.

❑ Aumentos significativos na freqüência cardíaca, pressão sangüínea média e sistólica, débito cardíaco, consumo de O_2 e produção de CO_2 podem ocorrer durante as manobras de CPT. A sedação antes da aplicação das técnicas e a monitoração adequada dos pacientes podem diminuir ou prevenir estes efeitos adversos.

❏ Main & Castle (2004), em estudo utilizando as técnicas de DP, tapotagem, vibração, hiperinsuflação manual, instilação salina e aspiração traqueal realizadas em 83 crianças (entre 3 dias e 16 anos de idade) em VPM, observaram aumento significativo no espaço morto fisiológico (VDfis), espaço morto anatômico (VDalv) e na relação espaço morto fisiológico/VC (VDfis/VC) após a aplicação destas técnicas. Quando os autores compararam a fisioterapia com a aspiração traqueal e instilação salina, observaram diferenças significativas no VDfis, VDalv, VC expirado (VCe), pressão parcial de CO_2 no ar expirado ($PeCO_2$) e volume final de CO_2 ($ETCO_2$), possivelmente relacionadas com as particularidades de cada tratamento.

❏ Aumentos no espaço morto alveolar refletem o grau no qual a ventilação e a perfusão falham em se acoplar, regional ou globalmente, no pulmão. Isto pode ser decorrente de qualquer condição que eleve de forma anormal a relação V/Q, tal como hipotensão pulmonar, êmbolo pulmonar, obstrução das arteríolas pulmonares, hipoventilação e hiperinsuflação alveolar. Em crianças, tanto a hipo quanto a hiperperfusão causam aumento no VDalv.

❏ Quanto ao VDalv, pelo fato de ser derivado de quatro variáveis dinamicamente flutuantes, essas alterações podem refletir um estado pulmonar transitório, antes que um novo equilíbrio entre a ventilação e a perfusão seja atingido. Isto significa que o rápido recrutamento alveolar produzido pela fisioterapia, indicado pela tendência do VCe de aumentar, e da $PeCO_2$ de diminuir após o tratamento, pode não ser acompanhado pela reperfusão, refletindo um estado de ventilação desperdiçada, com aumento no VDalv.

❏ Em outro estudo, Main e cols. (2004), utilizando as mesmas técnicas, analisaram VCe, complacência (Crs) e resistência (Rrs) do sistema ventilatório. Os resultados sugerem que a fisioterapia foi mais efetiva do que a aspiração traqueal isolada, em reduzir a Rrs, presumivelmente devido à remoção de secreções, porém também produziu um aumento nos indicadores de acidose metabólica nos gases arteriais. Além disso, a fisioterapia produziu melhoras significativas no VCe, na Crs e Rrs.

❏ A Crs depende da elasticidade do tecido, do conteúdo de água extravascular pulmonar, surfactante, fluxo e volume sangüíneo pulmonar. Componentes individuais do tratamento podem potencialmente influenciar, de maneiras diversas, qualquer dos determinantes da Crs. Adicionando hiperinsuflação manual ao tratamento, por exemplo, pode melhorar a Crs, enquanto a aspiração pode contribuir para o colapso alveolar, reduzindo-a. A tendência para a diminuição do VCe e da Crs após o tratamento pode, portanto, refletir a técnica na qual a aspiração (desrecrutamento) não foi adequadamente compensada pela hiperinsuflação manual (recrutamento).

❏ Nos pacientes em VPM, a Rrs é influenciada pela presença do tubo traqueal, que gera uma resistência não-linear dependente dos efeitos de entrada do fluxo, laminar ou turbulento devido às secreções, posição do tubo e propriedades da parede do tubo. A resposta ao tratamento, portanto, pode ser influenciada pelo comprimento, posição ou tamanho relativo do tubo traqueal para o diâmetro da traquéia, bem como pela técnica de tratamento utilizada. Neste estudo, pacientes com alta resistência de base relativa à sua idade responderam melhor à fisioterapia, apresentando queda na Rrs maior que 15%, enquanto esta tendência não foi observada após a aspiração traqueal isolada. Este resultado sugere alguma vantagem da fisioterapia em eliminar secreções das vias aéreas, provavelmente por que as vibrações na parede torácica, aplicadas durante a expiração, aumentam de forma rápida o fluxo expiratório, de maneira semelhante ao *huff* ou tosse, avançando as secreções para as vias aéreas proximais. Em adição, a freqüência das vibrações ou percussões aplicadas ao tórax, associada com a turbulência da instilação salina, pode reduzir tanto a viscosidade do muco quanto sua aderência à parede da via aérea.

D. Considerações sobre as Técnicas Convencionais

❏ As técnicas convencionais anglo-saxônicas têm demonstrado limites e inadequações ao tratamento do lactente. Atualmente são consideradas obsoletas e, muitas vezes, contra-indicadas. A ação da fisioterapia convencional está localizada preferencialmente nos brônquios proximais e médios. Uma ação na periferia do sistema ventilatório é pouco provável, em razão da pequena dimensão das vias aéreas, de um lado, e da instabilidade torácica, de outro.

E. Técnicas Atuais

1. *Aumento do Fluxo Expiratório (AFE)*

❏ Ao final dos anos de 1960, Barthe propôs uma técnica de esvaziamento passivo de secreções brônquicas por aumento do fluxo expiratório e apoio abdominal, denominada *aceleração do fluxo expiratório* que, posteriormente, teve seu nome alterado para *aumento do fluxo expiratório* (AFE) devido às suas características físicas. É definida como um aumento passivo, ativo-assistido ou ativo do fluxo aéreo expiratório, com o objetivo de mobilizar, carrear e eliminar as secreções traqueobrônquicas, com ou sem a ajuda de um fisioterapeuta. Em 1990, os princípios das técnicas de aumento rápido do fluxo expiratório (AFER) e de aumento lento do fluxo expiratório (AFEL) são especificados:

- AFER: tem por objetivo promover a progressão das secreções dos brônquios de médio para os de grande calibre. A técnica assemelha-se a um exercício de expiração forçada não-prolongada, próximo ao pico de fluxo expiratório, e se aproxima da tosse sem o fechamento da glote. A escolha deste modo expiratório baseia-se no ruído provocado pela mobilização das secreções brônquicas nas vias aéreas centrais, semelhante ao ronco.

- AFEL: tem por objetivo mobilizar as secreções dos pequenos brônquios até as vias aéreas proximais, através de uma expiração lenta e prolongada. Pode-se dizer que uma expiração longa e não-forçada, mas suficientemente ativa para se prolongar, deve poder conservar a abertura dos brônquios de pequeno calibre, inibindo o fechamento precoce dos pontos de igual pressão e permitindo dar uma certa velocidade ao fluxo aéreo expirado. A AFE lenta, realizada com baixo fluxo, é muito importante, pois permite a mobilização do volume de reserva expiratório que não se modifica na respiração de repouso. Este fluxo nos pequenos brônquios possibilita, por sua ação e repetição, a mobilização progressiva das secreções. Reduzindo a freqüência respiratória, a AFE lenta limita os assincronismos ventilatórios, promovendo melhores trocas gasosas.

❑ A idéia central da AFE é a modulação da expiração em função da localização das secreções nas vias aéreas inferiores. A técnica, portanto, é *variável* em velocidade, fluxo e volume de ar mobilizado; *modulável* em função do grau e do local da obstrução, da doença, da quantidade e qualidade das secreções; e *adaptável* segundo a idade, o grau de compreensão e de atenção da criança.

❑ A técnica, na sua forma passiva, é descrita da seguinte forma: posiciona-se o paciente em decúbito dorsal ou elevado a 30°. A mão torácica deve ser posicionada entre a fúrcula esternal e a linha intermamária. O apoio se faz, sobretudo, com a borda cubital da mão, mas a superfície de contato varia de acordo com o tamanho da mão do terapeuta e do tórax da criança. A mão abdominal posiciona-se sobre o umbigo e as últimas costelas. O polegar e o indicador estão em contato com as costelas inferiores, para melhor perceber a medida do ciclo respiratório (Fig. 14.1A).

❑ A mão torácica movimenta-se obliquamente, de cima para baixo e de frente para trás, simultaneamente, a partir do platô inspiratório. A mão abdominal pode variar de acordo com a idade e a doença do paciente. Podemos então descrever a AFE passiva, nas seguintes formas:

1 – as mãos torácica e abdominal movem-se de maneira sincronizada e ativa, para uma manobra mais intensa. Esta variável está mais indicada para pacientes com idade superior a 2 anos, quando a maleabilidade e a conformação torácicas sofreram as alterações fisiológicas próprias da idade;

2 – a mão torácica é ativa e a abdominal, passiva, funcionando como uma cinta abdominal, em contra-apoio. Na nossa experiência, utilizamos esta variável preferencialmente em lactentes (Figs. 14.1B e C);

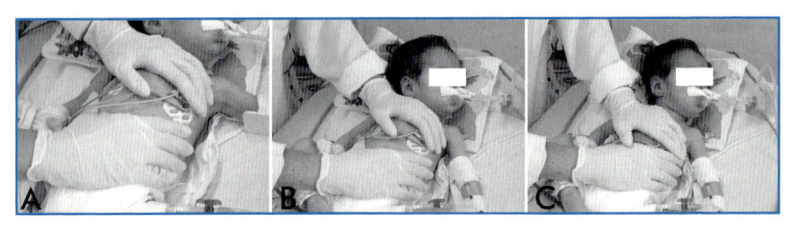

Figs. 14.1 A, B e C – *A - Posicionamento das mãos do fisioterapeuta durante a aplicação da técnica de Aumento do Fluxo Expiratório (AFE); B - Fase inicial da aplicação da técnica de Aumento do Fluxo Expiratório (AFE); C - Fase final da aplicação da técnica de Aumento do Fluxo Expiratório (AFE).*

3 – a mão torácica é ativa, indo ao encontro, durante a manobra, da mão abdominal, que se posiciona sobre as últimas costelas como uma ponte, cujos pilares são o polegar e o indicador (ou dedo médio). É denominada "técnica da ponte". Seu objetivo é preservar o abdome, gerando um limite mecânico para a mão torácica. Esta modificação da técnica é utilizada, sobretudo, em RNs prematuros. A ausência do contra-apoio no abdome permite que o aumento de pressão gerado sobre o tórax se dissipe via abdominal, mais complacente, evitando alterações do fluxo sangüíneo cerebral (Figs. 14.2A, B e C).

❑ A pressão da manobra é suave, simétrica e a mão nunca deve deslizar sobre a pele, perdendo o contato com o tórax.

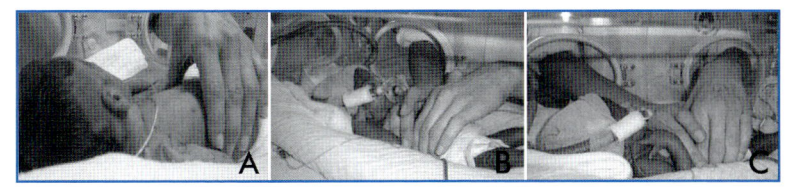

Figs. 14.2 A, B e C – *A - Aplicação da técnica de Aumento do Fluxo Expiratório (AFE) com as mãos do terapeuta em "ponte"; B - Fase inicial da aplicação da técnica de Aumento do Fluxo Expiratório (AFE) com as mãos do terapeuta em "ponte"; C - Fase final da aplicação da técnica de Aumento do Fluxo Expiratório (AFE) com as mãos do terapeuta em "ponte".*

- O fisioterapeuta deve se posicionar em pé, lateralmente ao paciente, com os cotovelos semi-fletidos, transmitindo a AFE sem utilizar o peso de seu corpo.

- Para que a manobra seja mais efetiva, deve-se promover passivamente uma expiração prolongada, que provoque uma inspiração próxima ao volume de reserva inspiratório. Em RNs ou crianças taquipnéicas, a manobra pode ser feita a cada dois ou três ciclos respiratórios. Em crianças em VPM, a manobra deve ser iniciada no platô inspiratório de um ciclo respiratório fornecido pelo aparelho de VPM. Caso a freqüência respiratória predeterminada no aparelho esteja muito elevada, pode-se realizar a AFE a cada dois ou três ciclos ofertados pelo aparelho de VPM. A AFE também pode ser associada à vibração ao final da expiração.

- Estudos clínicos avaliando diversas alterações fisiológicas relacionadas à AFE mostraram aumentos significativos em SpO_2, volume corrente inspirado (VCI), volume corrente expirado (VCE) e diminuição significativa da resistência pulmonar.

- Os limites da aplicação da técnica estão ligados à rapidez da expiração na AFER, que pode levar ao colapso das vias aéreas em certas enfermidades como asma, enfisema ou traqueobroncodisplasia, fato bastante minimizado em pacientes intubados, por não haver fechamento precoce da glote. Outros limites conhecidos são traqueomalacia, discinesia traqueobrônquica, desconforto ventilatório agudo, insuficiência ventilatória grave, coqueluche (tosses asfixiantes e bradicardia), cardiopatias congênitas graves e osteogênese imperfeita.

- Manobras repetidas de AFE podem desencadear alcalose respiratória, principalmente quando a gasometria arterial é inicialmente normal. Episódios de queda da SpO_2 podem ocorrer durante e após as sessões, provavelmente por fadiga dos músculos ventilatórios, hipoxia e aumento do WOB pela carga mecânica ou pelo consumo de O_2.

- No estudo de Demont e cols. (1999), os autores avaliaram a técnica de AFE associada à aspiração intratraqueal, comparando sua eficácia em relação à aspiração isolada, em 36 RNs, com idade entre 0 e 26 dias (idade gestacional entre 26 e 41 semanas), realizando 68 registros. As variáveis analisadas foram: SpO_2, Rrs, Crs relacionada ao peso e a constante de tempo do sistema ventilatório. O grupo que recebeu a fisioterapia seguida de aspiração (36 crianças), apresentou uma diminuição significativa da Rrs e da constante de tempo, sem modificação significativa da Crs pulmonar. Apesar da queda da SpO_2 ter sido estatisticamente significativa durante a manobra, observou-se um aumento significativo da mesma, variável 15 minutos após o procedimento. O grupo que recebeu somente a aspiração intratraqueal (32 crianças), apresentou uma diminuição significativa da Rrs, da Crs e da constante de tempo do sistema ventilatório, assim como uma queda significativa na SpO_2 durante a manobra, sem ganho significativo após a mesma. A aspiração provocou uma queda na SpO_2 próxima entre 4% e 5%, com retorno limitado ao valor de base 15 minutos após o término do procedimento. Os autores concluem que a AFE associada à aspiração intratraqueal parece eficaz quando analisada a mecânica ventilatória e as trocas gasosas no RN em VPM, de forma mais acentuada, quanto maior for a hipersecreção apresentada.

- Bernard-Narbonne e cols. (2003) avaliaram o efeito em curto prazo da técnica de AFE lenta, sobre os parâmetros ventilatórios de 20 lactentes em VPM invasiva. Os autores realizaram quatro séries de medidas de SpO_2, pressão transcutânea de CO_2 (Ptc-CO_2), VCI e VCE, antes e após aspiração simples, após sessão de fisioterapia com aspiração e 1 hora após a sessão. Os resultados obtidos, após a aplicação da AFE e 1 hora depois foram um aumento significativo e persistente da SpO_2 (98% vs. 94,5%), do VCI (66 mL vs. 55 mL) e do VCE (66 mL vs. 53 mL), sendo que a aspiração não modificou significativamente os parâmetros medidos, e o $PtcCO_2$ não apresentou alterações significativas. Concluindo, a técnica de AFE lenta eleva significativamente a SpO_2, o VCI e o VCE em curto prazo, provavelmente devido à melhora da depuração brônquica.

- No estudo de Almeida e cols. (2005), a técnica de AFE foi analisada em 22 lactentes (entre 1 e 11 meses) em VPM, com diagnóstico de falência ventilatória obstrutiva aguda. A técnica foi realizada durante aproximadamente 12 minutos. O resultado obtido foi um aumento significativo na freqüência respiratória, SpO_2, pressão arterial de O_2/pressão alveolar de O_2 (PaO_2/P_AO_2) e uma diminuição significativa do gradiente alvéolo-arterial de O_2/pressão arterial de O_2 ($P_{(A-a)}O_2/PaO_2$). Os autores concluíram que existe uma melhora da oxigenação em curto prazo nas crianças submetidas à AFE.

2. Expiração Lenta e Prolongada (ELPr)

❑ Descrita por Postiaux, em 1980, a ELPr é uma técnica passiva de ajuda expiratória aplicada ao lactente, obtida por meio de pressão manual toracoabdominal lenta e simultânea, que se inicia ao final de uma expiração espontânea e prossegue até o volume residual. Seu objetivo é obter um volume expirado maior que o de uma expiração normal, buscando a melhor desinsuflação pulmonar e a depuração da periferia broncopulmonar. Este efeito é decorrente do tempo expiratório prolongado, que induz a criança a respirar dentro do volume de reserva expiratório. Desta forma, evita-se o aparecimento de uma zona de estreitamento brônquico e o risco de seqüestro de ar, como observado por diferentes autores, com relação às técnicas de expiração forçada.

❑ É totalmente passiva, de acordo com a idade da criança e da incapacidade do lactente em cooperar. Coloca-se o paciente em decúbito dorsal, numa superfície semi-rígida. Posiciona-se uma mão sobre o tórax e outra sobre o abdome. O fisioterapeuta exerce uma pressão manual toracoabdominal, ao final do tempo expiratório espontâneo, prosseguindo até o volume residual. Esta pressão é lenta, opondo-se a duas ou três tentativas inspiratórias da criança. Nesta técnica, não se exerce pressão durante a primeira parte da expiração. Pode ser associada à vibração manual e à desobstrução rinofaríngea retrógrada. (Figs. 14.3A e B).

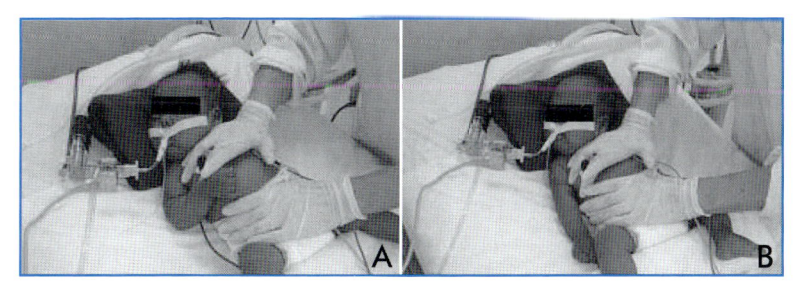

Figs. 14.3 A e B – *A - Fase inicial de aplicação da técnica Expiração Lenta e Prolongada (ELPr); B - Fase final de aplicação da técnica Expiração Lenta e Prolongada (ELPr).*

- Está indicada para toda situação de obstrução brônquica do lactente, causada por estase de secreção. Recomenda-se prudência em caso de atresia de esôfago operada, malformações cardíacas e afecções neurológicas centrais, ou de qualquer síndrome abdominal não-identificada. Em caso de broncoespasmo, se a técnica for precedida de aerossolterapia broncodilatadora, ela não está contra-indicada. Em razão da pressão abdominal exercida ao final do tempo expiratório, a ELPr pode acentuar um refluxo gastroesofágico previamente existente.
- A ação depurativa da técnica provavelmente está relacionada com a desinsuflação pulmonar global e os aumentos dos fluxos regionais obtidos pela expiração completa, favorecida pela elevada complacência toracopulmonar, própria da faixa etária dos lactentes.

3. Drenagem Autógena Assistida (DAA)

- A DAA é uma adaptação da técnica de drenagem autógena, em lactentes ou crianças pequenas, incapazes de cooperar ou realizar a técnica ativamente.
- O paciente é posicionado em decúbito dorsal. Com as mãos envolvendo o tórax da criança, o fisioterapeuta aumenta manual e lentamente a velocidade do fluxo expiratório, prolongando a expiração até o volume residual, durante um individualizado número de manobras. A pressão deve ser suave, pois, se excessiva, desencadeará respostas de proteção, que podem ocorrer por meio do fechamento da glote, bloqueio da respiração ou ainda ativação da musculatura inspiratória durante a manobra. (Figs. 14.4A e B). O uso de uma cinta ou faixa abdominal é necessário para estabilização do abdome.

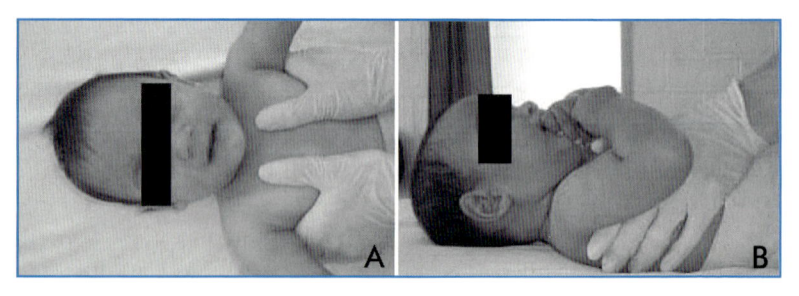

Figs. 14.4 A e B – *A - Aplicação da técnica de Drenagem Autógena Assistida (DAA); B - Aplicação da técnica de Drenagem Autógena Assistida (DAA).*

❏ Na nossa experiência, a utilização da técnica em RN pré-termo necessita de modificações, com base nas limitações impostas pelas características fisiológicas desta faixa etária. Existe uma dificuldade na colocação das mãos no tórax na posição descrita anteriormente, devido à limitação imposta pela necessidade de se manter estas crianças em incubadoras. Além disto, o apoio abdominal realizado pela cinta pode provocar alterações do fluxo sangüíneo cerebral, potencialmente associadas a várias complicações nesta faixa etária. Nestes RNs, utilizamos a fralda para sustentação do abdome e posicionamos a mão torácica entre a fúrcula esternal e a linha intermamária, realizando a técnica da mesma maneira descrita anteriormente. (Figs. 14.4C e D).

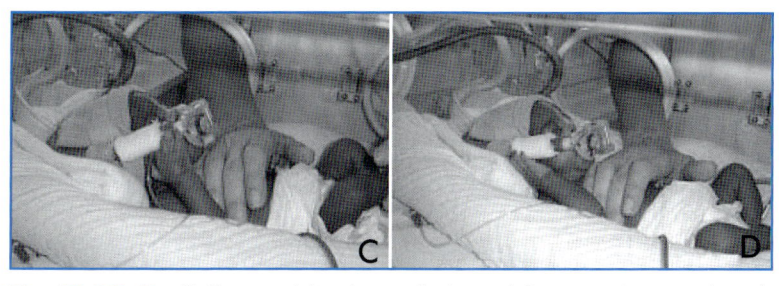

Figs. 14.4 C e D – C - Fase inicial de aplicação da técnica de Drenagem Autógena Assistida (DAA); D - Fase final de aplicação da técnica de Drenagem Autógena Assistida (DAA).

❏ Os objetivos da DAA são prolongar a expiração até o volume residual e aumentar a velocidade do fluxo expiratório, a fim de melhorar o transporte do muco para vias aéreas de maior calibre. Está indicada em caso de obstrução brônquica por estase de secreções no RN, na lactente e na criança incapaz de cooperar. Esta técnica é geralmente bem tolerada pelos pacientes, inclusive quando gravemente enfermos, sendo verificadas poucas alterações hemodinâmicas significativas e, portanto, está contra-indicada somente em caso de intolerância ao manuseio.

F. Considerações sobre as Técnicas Atuais

❏ No lactente em VPM invasiva, o esquema terapêutico pode ser a associação das técnicas de AFE, ELPr e/ou DAA, com pressões vibratórias, e aspiração intratraqueal e de vias aéreas superiores. A rigidez da parede traqueal é garantida pela presença do tubo intratraqueal, que protege a traquéia de um eventual efeito compressivo. Esta associação terapêutica foi validada por meio de argumentos clínicos, radiológicos, biológicos e hemodinâmicos, assim como por parâmetros mecânicos da ventilação (Rrs e constante de tempo do sistema ventilatório).

❑ As técnicas de expiração lenta que englobam AFEL, ELPr e DAA são bem toleradas pelos pacientes, principalmente os broncorreativos, e aqueles em estado de fadiga avançada, pela limitação das manobras ativas que demandam maior gasto energético. Estão indicadas nos pequenos pacientes com instabilidade brônquica (discinesia traqueobrônquica, imaturidade, bronquiectasias), pois evitam a elevação excessiva da pressão transmural brônquica, responsável por colapso e seqüestro de ar, e principal inconveniente das técnicas expiratórias forçadas. A expiração forçada gera um ponto de igual pressão sobre os brônquios proximais, tendo sua ação limitada às primeiras gerações brônquicas. O local de ação das técnicas de expiração lenta é mais distal e, ocasionalmente, pode alcançar segmentos periféricos da árvore brônquica.

G. Considerações Gerais

❑ O fisioterapeuta deve ser capaz de verificar os sinais de gravidade do paciente, como: freqüência respiratória, cianose, tiragem, sinais de desconforto ventilatório, fadiga e, às vezes, insuficiência ventilatória, além do estado nutricional, a fim de evitar possíveis efeitos secundários como alteração dos sinais vitais e da hemodinâmica, deterioração cardioventilatória e indução de refluxo gastroesofágico.

❑ As indicações e contra-indicações da fisioterapia jamais devem ser formuladas com base exclusivamente no diagnóstico, e sim, preferencialmente, a partir de uma avaliação sistemática do grau de obstrução brônquica e do estado geral do paciente, considerando a faixa etária e o local onde se encontra o paciente pediátrico ou neonatal. O caráter individual de cada acometimento e a particularidade dos sinais clínicos aferentes escapa, de toda forma, à padronização terapêutica. O protocolo terapêutico deve, portanto, ser adaptado individualmente a cada paciente e, muitas vezes, a cada sessão.

LEITURA SUGERIDA

1. Aly H. Mechanical ventilation and cerebral palsy. Pediatrics 2005;115(6):1765-6.

2. Arnold JH, Anas NG, Luckett P, Cheifetz IM, Reyes G, Newth CJL et al. High-frequency oscillatory ventilation in pediatric respiratory failure: a multicenter experience. Crit Care Med 2000;28(12):3913-9.
3. Bagley CE, Gray PH, Tudehope DI, Flenady V, Shearman AD, Lamont A. Routine neonatal postextubation chest physiotherapy: a randomized controlled trial. J Paediatr. Child Health 2005;41:592-7.
4. Balachandran A, Shivbalan So, Thangavelu S. Chest physiotherapy in pediatric practice. Indian Pediatrics 2005;42(17):559-68.
5. Balaguer A, Escribano J, Roqué M. Infant position in neonates receiving mechanical ventilation (Cochrane Review). In: The Cochrane Library, Issue 1, 2006. Oxford: Update Software.
6. Barthe J. Justifications cliniques, paracliniques et expérimentales du bien-fondé de l'accélération du flux expiratoire. Résultats. Cah. Kinésithér 1998;192(4):23-34.
7. Beauvois E. Place de kinésithérapie dans le traitement des bronchiolites aigues du nourrisson. Arch Pédiatr 2001;8(1):128-31.
8. Beke, DM, Braudis NJ, Lincoln P. Management of the pediatric postoperative cardiac surgery patient. Crit Care Nurs Clin N Am 2005;17:405-16.
9. Bernard-Narbonne F, Daoud P, Castaing H, Rousset A. Efficacité de la kinésithérapie respiratoire chez des enfants intubés ventilés atteints de bronchiolite aiguë. Archives de Pédiatrie 2003;10:1043-7.
10. Bernert G, Siebenthal KV, Seidl R, Vanhole Ch, Devlieger H, Casaer P. The effect of behavioural states on cerebral oxygenation during endotracheal suctioning of preterm babies. Neuropediatrics 1997;28:111-5.
11. Bryan AC. Conference on the scientific basis of respiratory therapy: pulmonary physiotherapy in the pediatric age group: comments of a devil's advocate. Am Rev Respir Dis 1974;110:143-4.
12. Carvalho WB, Hirschheimer MR, Proença Filho JO, Freddi NA, Troster EJ. Ventilação pulmonar mecânica em pediatria e neonatologia. 2ª edição. São Paulo: Atheneu; 2004.
13. Cecchetti C, Stoppa F, Vanacore N, Barbieri MA, Raussi U, Passoti E et al. Monitoring of intrathoracic volemia and cardiac output in critically ill children. Minerva anestesiol 2003:69(12):907-18.
14. Chevaillier J, Gauchez H. Principes du drainage autogène appliqué au nourrisson et à l'adulte dans la mucoviscidose. Rev Mal Respir 2005;22:548-50.
15. Clini E, Ambrosino N. Early physiotherapy in the respiratory intensive care unit. Respiratory Medicine 2005;99:1096-104.
16. Conférence de Consensus sur la Kinésithérapie Respiratoire. Lyon, 2 et 3 décembre, 1994. Paris: Kinésithérapie Scientifique 1995;344:45-54.
17. Curley MAQ, Hibberd PL, Fineman LD, Wypij D, Thompson JE, Grant MJC et al. Prone positioning does not reduce the ventilation period or mortality in paediatric acute lung injury. Australian Journal of Physiotherapy 2006;52:63.
18. Davies H, Kitchman R, Gordon I, Helms P. Regional ventilation in infancy. N Eng. J. Med 1985;313(26):1626-8.
19. Davies H, Helms P, Gordon J. Effect of posture on regional ventilation in children. Pediatr Pulmonol 1992;12:227-32.
20. Delaunay JP. Conférence de consensus en kinésithérapie respiratoire. Place respective des différentes techniques non instrumentales de désencombrement bronchique. Cah Kinésithér 1998;192(4):14-22.
21. Demont B, Vinçon C, Cambas CH, Bailleux S. Effets de la technique d'augmentation du flux expiratoire sur la resistance du systeme respiratoire et la SaO_2, du premature a l'enfant a terme. Ann Kinésithér, 1999; 26(5): 227-31.

22. Feltrim MI, Parreira V. Fisioterapia Respiratória. Consenso de Lyon. 1994 – 2000. São Paulo, 2001.
23. Flenady VJ, Gray PH. Chest physiotherapy for preventing morbidity in babies being extubated from mechanical ventilation. (Cochrane Review). In: The Cochrane Library, Issue 2, 2005.
24. Gemma M, Tammasino C, Cerri M, Giannotti A, Piazzi B, Borghi T. Intracranial effects of endotracheal suctioning in the acute phase of heart injury. Neurosurg Anesthesiol. 2002;14(1):50-4.
25. Greisen G. Autoregulation of a cerebral blood flow in newborn babies. Early Human Development 2005;81:423-8.
26. Halbertsma FJJ, van der Hoeven JG. Lung recruitment during mechanical positive pressure ventilation in the PICU: what can be learned from the literature? Anaesthesia 2005;60:779-90.
27. Hess DR. The evidence for secretion clearance techniques. Respiratory Care, 2001; 46(11): 1276-93.
28. Jayasinghe D, Gill AB, Levene MI. CBF reactivity in hipotensive and normotensive pretem infant. Pediatric Research 2003;54(6):848-53.
29. Jones AYM, Dean E. Body position change and its effect on hemodynamic and metabolic status. Heart & Lung 2004;33(5):281-90.
30. Kardos A, Vereczkey G, Szentirmai C. Haemodynamic changes during positive-pressure ventilation in children. Acta Anaesthesiol Scand, 2005;49:649-53.
31. Kavanagh, BP. Prone positioning in children with ARDS: positive reflections on a negative clinical trial. JAMA 2005;294(2): 248-50.
32. Kehrer M, Blumenstock G, Ehehalt S, Goelz R, Poets C, Schöning M. Development of cerebral blood flow volume in preterm neonates during the first two weeks of life. Pediatric Research 2005; 58(5):927-30.
33. Keiser JR, Gauss HC, Willians DK. The effects of hipercarpnia on autoregulation in ventilated very low birth weight infants. Pediatric research, 2005;58:931-5.
34. Koons A, Heigyi T, Mehta R, Hiatt M, Weinberger B. Cerebral vascular responses to changes in carbon dioxide tension in term and preterm infants with apnea. Biology in neonate 2003;84:115-8.
35. Krause MF, Hoehn T. Chest physiotherapy in mechanically ventilated children: a review. Crit Care Med 2000;28(5):1648-51.
36. Lannefors L, Button BM, McIlwaine M. Physiotherapy in infants and young children with cystic fibrosis: current practice and future developments. J R Soc Med 2004;97(44):8-25.
37. Main E. Prone positioning does not reduce the ventilation period or mortality in paediatric acute lung injury. Australian Journal of Physiotherapy 2006;52:63.
38. Main E, Stocks J. The influence of physiotherapy and suction on respiratory deadspace in ventilated children. Intensive Care Med 2004;30:1152-9.
39. Main E, Castle R, Newham D, Stocks J. Respiratory physiotherapy vs. suction: the effects on respiratory function in ventilated infants and children. Intensive Care Med 2004;30:1144-51.
40. McFadden R. Decreasing respiratory compromise during infant suctioning. Am J Nurs 1981;81:2158-61.
41. Mehta NM, Arnold JH. Mechanical ventilation in children with acute respiratory failure. Current Opinion in Critical Care 2004;10:7-12.
42. Mosca FA, Colnaghi M, Lattanzio M, Bray M, Pugliese S, Fumagalli M. Closed versus open endotracheal suctioning in preterm infants: effects on cerebral oxygenation and blood volume. Biology of Neonate 1997;72:9-14.
43. Munro MJ, Walker AM, Barfield CP. Hypotensive Extremely low birth weight infants have reduced cerebral blood flow. Pediatrics 2004; 114(6):1591-6.

44. Noori S, Seri I. Pathophysiology of newborn hypotension outside the transitional period, 2005;81:399-404.
45. Pearlman JM, Volpe JJ. Suctioning in the preterm infant: effetcs on cerebral blood flow velocity, intracranial pressure, and arterial blood pressure. Pediatrics, 1983;72(3):329-34.
46. Postiaux G. Quelles sont les techniques de désencombrement bronchique et des voies aériennes supérieures adaptées chez les nourrisson? Arch Pédiatr 2001;8(1):117-25.
47. Postiaux G. Fisioterapia Respiratória Pediátrica. O tratamento guiado por ausculta pulmonar. Porto Alegre. Artmed, 2004. 2ª edição.
48. Pritchard M, Flenady V, Woodgate P. Preoxygenation for tracheal suctioning in intubated, ventilated newborn infants (Cochrane Review). In: The Cochrane Library, Issue 1, 2004. Oxford: Update Software.
49. Pryor JA, Webber BA. Fisioterapia para problemas respiratórios e cardíacos. 2ª edição. Editora Guanabara Koogan. Rio de Janeiro, 2002.
50. Ramos EG, Simpson DM, Panerai RB, Nadal J, Lopes JMA, Evans DH. Objective selection of signals for assessment of cerebral blood flow autoregulation in neonates. Physiol Meas 2006;27:35-49.
51. Rieger H, Kuhle S, Ipsiroglu OS, Heinzl H, Popow CN. Effects of open vs. closed system endotracheal suctioning on cerebral blood flow velocities in mechanically ventilated extremely low birth weight infants. J Perinat Med 2005;33:435-41.
52. Sardet A. Le désencombrement bronchique et/ou des voies aériennes supérieures est-il indiqué dans la bronchiolite du nourrisson? En préciser les modalités de prescription. Arch Pédiatr, 2001;8(1):126-7.
53. Savian C, Paratz J, Davies A. Comparison of the effectiveness of manual and ventilator hyperinflation at different levels of positive end-expiratory pressure in artificially ventilated and intubated intensive care patients. Heart & Lung 2006;35:334-41.
54. Seri I. Management of hypotension and low systemic blood flow in the very low birth weight neonate during the first postnatal week. Journal of Perinatology 2006;26:S8-S13.
55. Seri I, Noori S. Diagnosis and treatment of neonatal hypotension outside the transitional period. Early Human Development 2005;81:405-11.
56. Swartz K, Noonan DM, Edwards-Beckett J. A national survey of endotracheal suctioning techniques in the pediatric population. Heart & Lung 1996;25:52-60.
57. Tibby SM, Murdoch IA. Monitoring cardiac function in intensive care. Arch Dis Child 2003;88:46-52.
58. Tolles CL, Stone KS. National survey of neonatal endotracheal suctioning practices. Neonat Netw 1990;9:7-14.
59. Tsuji M, Saul JP, Plessis A, Eichenwald E, Sobh J, Crocker R et al. Cerebral intravascular oxygenation correlates with mean arterial pressure in critically ill premature infants. Pediatrics, 2000;106(4):625-31.
60. Turner BS. Maintaining the artificial airway: current concepts. Pediatr Nurs 1990;5:487-93.
61. Vandenbroucque G, Fausser C, Demont B, Cottereau G, Antonello M. Enquête sur les techniques utilisées par les kinésithérapeutes exerçant en réanimation adulte ou pédiatrique. Ann Kinésither 1999;26(5):203-8.
62. Vázquez Martínez JL, Martos Sánchez I, Álvarez Rojas E, Pérez-Caballero C. Ventilación mecánica en cardiopatías congénitas e hipertensión pulmonar. An Pediatr (Barc) 2003;59(4):372-6.
63. Victor S, Marson AG, Appleton RE, Beirne M, Weindling AM. Relationship between bood pressure, cerebral electrical activity, cerebral fractional oxygen

extraction, and peripheral blood flow in very low birth weight newborn infants. Pediatric Research, 2006;59(2):314-9.
64. Vinçon C, Fausser C. Kinésithérapie Respiratoire en Pédiatrie. Paris. Ed. Masson, 1989. v.1.
65. Young CS. A review of the adverse effects of airway suction. Physiotherapy 1984;3:104-6.
66. Wallis C, Prasad A. Who needs chest physiotherapy? Moving from anecdote to evidence. Arch Dis Child 1999;80:393-7.
67. Well DA, Gilles D, Fitzgerld DA. Positioning for acute respiratory distress in hospitalized infants and childen (Cochane review). In The Cochane Library, Issue 2, 2005. Oxford: Update Software.
68. Woodgate PG, Flenady V. Tracheal suctioning without disconnection in intubated ventilated neonates (Cochrane Review). In: The Cochrane Library, Issue 1, 2004. Oxford: Update Software.

Internet (Acesso Livre)

1. Avena MJ, Carvalho WB, Beppu OS. Avaliação da mecânica respiratória e da oxigenação pré e pós-aspiração de secreção em crianças submetidas à ventilação pulmonar mecânica. Rev Assoc Med Bras 2003;49(2):156-61. Disponível em: http://www.ramb.org.br/Procurar em volumes, ano de 2003, volume 2.
2. Bruno F, Piva JP, Garcia PCR, Eilonft P, Fiory R, Barreto SM. Efeito a curto prazo da posição prona na oxigenação de crianças em ventilação mecânica. J Pediatr 2001;77(5):361-8. Disponível em: http://www.jped.com.br/conteudo/01-77-05-361/port.pdf.
3. Carvalho WB, Kopelman BI, Gurgueira GL, Bonassa J. Liberação de pressão de vias aéreas em pacientes pediátricos submetidos à cirurgia cardíaca. Rev Ass Med Brasil 2000;46(2):166-73. Disponível em: http://www.ramb.org.br. Procurar em volumes, ano de 2000, volume 2.
4. Curley MAQ, Thompson JE, Arnold JH. The effects of early and repeated prone positioning in pediatric patients with acute lung injury. Chest 2000;118:156-63. Disponível em: http://www.chestjournal.org/cgi/reprint/118/1/156.
5. Gumery L, Dodd M, Parker A, Prasad A, Pryor J, Kennedy N. Clinical guidelines for the physiotherapy management of cistic fibrosis. Recommendations of a working group. Association of chartered physiotherapists in cystic fibrosis (ACPCF). Cystic fibrosis trust. London, 2002. Disponível em: http://www.cftrust.org.uk/aboutcf/publications/consensusdoc/c_3400physiotherapy.pdf.
6. Oberwaldner B. Physiotherapy for airway clearance in paediatrics. Austria: Eur Respir J 2000;15:196-204. Disponível em: http://erj.ersjournals.org/cgi/reprints/15/1/196.
7. Relvas MS, Silver PC, Sagy M. Prone positioning of pediatric patients with ARDS results in improvement in oxygenation if maintained > 12h daily. Chest 2003;124:269-74. Disponível em: http://www.chestjournal.org/cgi/reprint/124/1/269.
8. Stiller K. Physiotherapy in intensive care: towards an evidence-based practice. Chest, 2000;118(6):1801-13. Disponível em: http://www.chestjournal.org/cgi/reprint/118/6/1801.
9. Wong WP, Paratz JD, Wilson K, Burns YR. Hemodynamic and ventilatory effects of manual respiratory physiotherapy techniques of chest clapping, vibration, and shaking in an animal model. J Appl Physiol 2003;95:991-8. Disponível em: http://jap.physiology.org/cgi/reprint/95/3/991.

Cuidados de Enfermagem para o Paciente com Alterações Hemodinâmicas 15

Andressa R. Rueda Ruiz
Cíntia Pimenta Alvarenga

❑ A monitoração hemodinâmica deve ser um dos cuidados do enfermeiro. Para isso, este deve compreender a fisiologia, os componentes básicos necessários para medir as pressões, o tratamento do paciente e as possíveis complicações.

ATUAÇÃO DO ENFERMEIRO

❑ A utilização de protocolos de cuidado pode auxiliar a equipe a desenvolver suas atividades de forma eficiente.

❑ A avaliação da estabilidade hemodinâmica deve ser constante, utilizando os métodos invasivos ou não-invasivos.

❑ Dentre os principais métodos e parâmetros de monitoração hemodinâmica utilizados, podemos destacar: ritmo e freqüência cardíaca, pressão arterial sistêmica, pressão venosa central, monitoração da oxigenação, regulação térmica, controle urinário.

A. MONITORAÇÃO DO RITMO E FREQÜÊNCIA CARDÍACA

❑ Tanto o ritmo quanto a freqüência cardíaca devem ser monitorados de forma contínua, através do eletrocardiograma.

- ❑ A monitoração eletrocardiográfica fornece dados sobre a freqüência cardíaca e permite observar qualquer alteração.
- ❑ Os monitores cardíacos são compostos de:
    - ○ eletrodos acoplados no paciente;
    - ○ posicionamento e fixação dos eletrodos na pele do paciente;
    - ○ cabo de eletrocardiografia ligado ao monitor;
- ❑ fixar corretamente cada sensor ao eletrodo correspondente;
- ❑ determinar os valores mínimos e máximos permitidos ao paciente;
- ❑ os eletrodos devem estar posicionados nas regiões laterais das coxas direita e esquerda, laterais de ombro direito e esquerdo e de tórax direito, para que não seja necessária a sua retirada durante a realização de exame de imagem, como radiografia;
- ❑ os eletrodos devem ser trocados conforme a necessidade ou após a realização de higiene ou banho;
- ❑ o tamanho dos eletrodos deve ser compatível com a faixa etária da criança.

B. Pressão Arterial Sistêmica Invasiva

- ❑ A monitoração da pressão arterial sistêmica é realizada de forma contínua através da instalação de um cateter arterial. A pressão sangüínea é convertida em sinais eletrônicos que são ampliados e identificados por transdutores de pressão (Fig. 15.1).

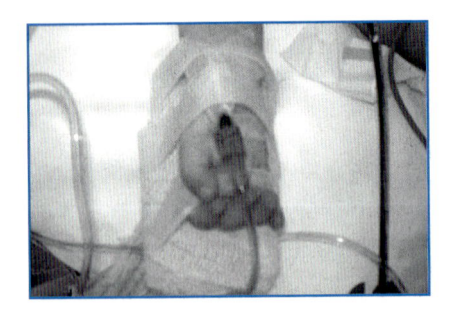

Fig. 15.1 – *Fixação do cateter para aferição de pressão invasiva (PAM).*

- ❑ As artérias mais comumente utilizadas são as radiais, tibiais posterior e pediosa e as femorais.

❑ Os transdutores de pressão são conectados a equipamentos e extensões que se adaptam e mantêm os cateteres.

❑ O enfermeiro deve estar atento à detecção de mudanças e tendências nas variações fisiológicas fornecidas pelas alterações das curvas de pressão monitorada.

❑ A indicação da monitoração contínua da pressão arterial é imprescindível em pacientes cujo estado hemodinâmico está sujeito a sofrer rápidas mudanças ou que estão recebendo terapia que seja capaz de induzir estas modificações.

❑ Cuidados com o sistema de monitoramento invasivo hemodinâmico:

  ○ os equipamentos devem ser do mesmo fabricante: domus (Fig. 15.2), cabo de pressão, pressurizador em 300 mmHg e equipo de pressão;

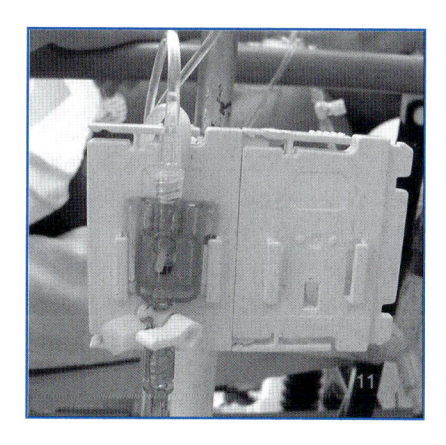

Fig. 15.2 – Transdutor de pressão invasiva (Domus).

  ○ ter toda a extensão do equipo de pressão preenchida com solução;
  ○ determinar o ponto zero para a calibração e precisão do parâmetro a ser verificado, no ângulo flebostático;
  ○ recalibração dos transdutores, que deve ser feita uma vez por plantão;
  ○ remoção das bolhas de ar do circuito;
  ○ a formação de coágulos é prevenida com a infusão contínua de soluções, geralmente heparinizadas, na quantidade de uma

unidade de heparina para 1 mL de solução. A presença de trombos pode acarretar alterações e perda do cateter;
- utilizar equipamentos curtos e não-complacentes, para que ocorra a transmissão da pressão;
- Pode ser utilizado para coleta de exames;
- a região de inserção deve ser mantida imobilizada;
- manter o local da inserção com curativo oclusivo;
- anotar o volume de infusão da solução na folha de controle.

❑ Principais complicações: trombose, isquemia, embolização, necrose de extremidades, hematomas, complicações infecciosas, perda acidental do cateter, injeção intra-arterial de substâncias.

C. Pressão Venosa Central

❑ A pressão venosa central (PVC) fornece informações sobre o retorno vascular sistêmico, o volume vascular e a função do átrio direito.

❑ Para a medida da PVC, utiliza-se um cateter intravenoso; a ponta do cateter deve estar locada na desembocadura da veia cava superior, no átrio direito.

❑ A via de escolha da passagem do cateter dependerá do paciente e da habilidade do operador. Em pediatria, prefere-se a passagem através da veia jugular interna, quando por punção.

❑ Complicações relacionadas com o cateter venoso central são: infecções, pneumotórax, hemotórax, derrame pleural do líquido infundido através do cateter, pneumomediatino e sangramento.

❑ As medidas da PVC podem ser realizadas através de coluna de mercúrio, régua numérica e por transdutor, sendo em Pediatria a régua numérica mais freqüente.

❑ O sistema de medida de PVC manual é constituído de:
- equipo de três vias;
- solução para completar o equipo e infundir no paciente;
- régua numérica instalada em um suporte vertical.

❑ Para realizar a medida, deve-se verificar o ponto zero através do eixo flebostático – região da linha medioaxilar – do paciente, que deve permanecer na posição horizontal durante a verificação do valor da PVC.

- A monitoração é feita instalando uma via ao paciente, uma via livre e uma via na solução salina. O equipo deverá ser fixado sobre a régua numérica, com a verificação entre o eixo flebostático e o valor numérico. Posteriormente, deve-se abrir a via do paciente; e via livre para que a coluna de solução seja infundida no paciente quando a coluna cessar, deve-se subtrair os dois valores para a medida da PVC.
- Durante a verificação da PVC pela via do cateter central, as demais soluções que são infundidas no cateter devem ser cessadas.

D. Monitoração da Oxigenação

- A monitoração da oxigenação deve ser realizada através da oximetria de pulso arterial, sendo que os parâmetros variam conforme a patologia da criança.
- A avaliação da plestimografia de pulso informa sobre a perfusão tecidual e o volume sistêmico.
- A leitura pelo probe tem como limitações: presença de hipotermia, edema, obesidade, agentes anestésicos, localização do sensor, pressão arterial, queimadura local.
- Cuidados com o sensor:
  - o probe deve ser instalado na região de dedos dos pés, dedos das mãos, lóbulo da orelha;
  - deve ser feito o rodízio do sensor a cada 2 horas para não ocorrer lesão local;
  - deve-se manter as duas hastes do sensor posicionadas na mesma altura;
  - a fixação não deve impedir a circulação local;
  - deve-se utilizar fita hipoalergênica para fixar o sensor à pele da criança;
  - estabelecer valor mínimo e máximo da saturação.

E. Cuidados Respiratórios

- A administração de oxigênio em crianças tem um número grande de acessórios próprios para cada faixa etária, de acordo com a concentração de oxigênio indicada.
- Os mais utilizados são capuz de oxigênio, oxitenda, tendas, oxigênio na incubadora, máscaras de oxigênio de média concentração, máscara de oxigênio de alta concentração, máscara de

Venturi e cânula nasal. A ventilação pulmonar mecânica é um método invasivo de inaloterapia.

❏ Os cuidados com a assistência respiratória envolvem a adaptação do melhor dispositivo à necessidade e faixa etária da criança; necessidade de aspirações de vias aéreas superioras e da cânula intratraqueal com técnica estéril; anotação do aspecto, da coloração e odor das secreções; utilizar água destilada estéril conforme cada instituição; manter os dispositivos instalados no fluxômetro de oxigênio; realizar troca dos dispositivos conforme protocolo de cada instituição.

❏ A aspiração da cânula intratraqueal somente deve ser realizada em casos comprovados de presença de secreção pulmonar.

F. Controle Urinário

❏ O débito urinário é indicativo de alterações de débito cardíaco e da perfusão tecidual.

❏ É preciso selecionar os pacientes nos quais se deve inserir cateter vesical de demora. Pelo risco de infecção, recomenda-se o uso de sonda de demora em pacientes com instabilidade hemodinâmica, recebendo drogas vasoativas para suporte de pressão arterial.

❏ O controle pode ser realizado através de sacos coletores externos ou pesagem de fraldas em pacientes de menor gravidade.

❏ O débito urinário normal varia de 1 a 2 mL/kg/hora.

G. Regulação Térmica

❏ Os recém-nascidos e lactentes menores sofrem maior influência das variações de temperatura ambiente, desenvolvendo hipertermia ou hipotermia com maior freqüência.

❏ As variações de temperatura corpórea podem determinar alterações orgânicas, sendo que a hipertermia pode causar aumento do consumo de oxigênio, das perdas insensíveis, do consumo calórico, da resistência vascular pulmonar, da produção de CO_2 e de ácidos orgânicos.

❏ A hipotermia pode promover diminuição do débito cardíaco por bradicardia sinusal e da capacidade da resposta imunológica, com predisposição à infecção.

❏ Deve-se avaliar cuidadosamente a temperatura das extremidades.

H. Profilaxia e Controle de Infecção

- ❏ Empregar estratégias de educação da equipe de vigilância epidemiológica para a profilaxia e o controle de infecções, principalmente relacionadas com o curativo de cateteres, a ferida operatória, a troca de infusões, a higiene traqueal e os acessórios da ventilação mecânica.
- ❏ Medidas gerais recomendadas são lavagem das mãos, área física adequada, equipe treinada e em número suficiente, limpeza do ambiente, desinfecção adequada dos equipamentos e limitar a entrada de pessoas na unidade.
- ❏ Medidas específicas consistem na realização de curativo com material adequado e técnica estéril, realização de higiene oral e traqueal correta, troca de infusões diária, troca de dispositivos de infusão e de oxigenoterapia conforme cada instituição.

I. Avaliação e Controle da Dor

- ❏ As crianças gravemente enfermas estão expostas a procedimentos dolorosos ou desconfortáveis. Necessitando de intervenções apropriadas para o alívio da dor e da ansiedade.
- ❏ A dor caracteriza-se como um fenômeno que abrange estimulação física, autonômica e sensorial.
- ❏ A equipe de enfermagem, pelo fato de estar mais próxima às crianças, pode identificar as reações à dor que ocorrem com mais freqüência. Podem ser, também, utilizadas escalas de dor conforme a compreensão de cada faixa etária.

LEITURA SUGERIDA

1. Abrahan E, Gallagher TJ, Fink S. Clinical evaluation of a multiparameter intra-arterial blood as sensor. Intensive Care Med 1996;22:507-13.
2. Amaral JLG, Ferreira ACP, Carvalho WB. Respiratory monitoring: pulse oxymetry and capnography in children during anesthesia and intensive care. Rev Paul Med 1993;111(1):320-4.
3. Avena MJ, Pedreira MLG. A Enfermagem na Unidade de Terapia Intensiva Pediátrica. In Terapia Intensiva Pediátrica. 3ª ed. Editora Atheneu: Rio de Janeiro; 2006.p.1679-700.
4. Black IH, Blosser SA, Murray B. Central venous pressure measurements: peripherally inserted catheters. Crit Care Med 2000;28(12):3830-6.
5. Code CJ. Adverse Sedation Events in Pediatrics: Analysis of Medications Used for Sedation. Pediatrics 2000:13-26.
6. Denicolla LK, Kisson N, Abham HS et al. Non-invasive monitoring in the pediatric care unit. Pediatr Clin North Am 2001;48:573-89.

7. Fioretto JR, Menezes MA, Carvalho WB. Monitoração Hemodinâmica Não-Invasiva e Invasiva. In Terapia Intensiva Pediátrica. 3ª ed. Editora Atheneu: Rio de Janeiro;2006.p. 129-48.
8. Gallo BM Hudak CM. Monitoração Hemodinamica. In Cuidados Intensivos de Enfermagem. 6ª ed. Guanabara-Koogan: Rio de Janeiro. 1997:p.170-93.
9. Jain M, Canham M, Ypadhyay D et al. Variability in intraventions with pulmonary artery catheter data. Intensive Care Med 2003;29:1059-62.
10. James SR, Ashwill JW, Droske SC. The child with a cardiovascular alteration. In: Nursing Care of Children. 2a ed. 2002;687-740.
11. Mello MB, Michelon ML, Silva RC et al. Cateterismo arterial e monitoração da pressão arterial média em UTI. Rev Cientifica da AMESC 1993;2(2):121-4.
12. Muchacha R. Low-invasive haemodynamic monitoring. Minerva Anaesthesiologica 2000;66:7-8.
13. Nicolls T, Shoemaker WC. Recent advances in hemodynamic monitoring and management of the emergency critically ill patient. Curr Opin Crit Care 1998;4:168-76.
14. Poelaert JIT. Haemodynamic monitoring. Curr Op Anaesth 2001;14:27-32.
15. Shoemaker WC, Belsberg H, Wo CCJ et al. Multicenter study of non-invasive monitoring systems as alternatives to invasive monitoring of acutely ill emergency patients. Chest 1998;114:1643-52.
16. Shoemaker WC, Thangathurai D, WO CCJ et al. Intraoperative evaluation of perfusion in high-risk by invasive and non-invasive haemodynamic monitoring. Crit Care Med 1999;27:2147-51.
17. Smith JB, Baker AL, Moynihan PJ et al. Cardiovascular Critical Care Problems. In: Curley MAQ, Smith JB, Harmon PAM. Critical Care Nursing of infants and children. WB Saunders Company, Philadelphia;1996. p.557-616.
18. Souza N, Carvalho WB, Souza RL et al. Complicações da cateterização arterial em crianças. Rev Ass Med Brasil 2000;46(1):39-46.
19. Turley K, Tyndall M, Roge C et al. Critical pathway methodoly: effectiveness in Congenital heart Surgery. Ann Thorac Surg 1987;43:226.

Internet (Acesso Livre)

1. Davis JT, Allen HD, Felver K et al. Clinical pathways can be basead on acuity, not diagnosis. Ann Thorac Surg 1995;59:1074-8. Disponível em: http://ats.ctsnetjournals.org/cgi/content/full/59/5/1704.
2. João PRD, Faria Jr F. Cuidados imediatos no pós-operatório de cirurgia cardíaca. J Pediatr (Rio J) 2003;79 (supl 2):S213-22. Disponível em: http://www.scielo.br/pdf/jped/v7952/v79s2a11.pdf.

Índice Remissivo

A

Ácido, 240
- clorídrico, 275
- lipoteicóico, 240

Acidose, 215
- lática, 122
- metabólica, 51, 187, 325
  - - hiperclorêmica, 174
- respiratória, 79

Adrenalina, 163, 220, 276
Agentes infecciosos bacterianos, 241
Albumina, 150, 186, 217
Alcalose respiratória, 183
Alterações, 91
- do fluxo sangüíneo regional, 91
- na bexiga, 275
- no intestino, 275

Amenorréia, 175
Amido hidrocietílico, 253
Aminofilina, 217
Ampicilina, 243
Anafilaxia, 263
- achados clínicos em quadros de, 266
- causas e co-fatores, 265

Anatomia e embriologia do sistema cardiovascular, 1-29
- anatomia cardíaca, 17
  - - segmento arterial, 27
    - - - aorta, 28
    - - - artéria pulmonar, 27
  - - segmento atrial, 17
    - - - átrio anatomicamente direito, 17
    - - - átrio esquerdo, 20
  - - segmento ventricular, 21
    - - - ventrículo direito, 21
    - - - ventrículo esquerdo, 25
- desenvolvimento de aorta, 12
  - - artéria pulmonar principal, septo interventricular e pericárdio, 12
  - - vasos aórticos principais, artérias pulmonares e ducto arterioso, 15
- divisão do canal atrioventricular, 10
- formação, 2
  - - do tubo cardíaco, 2
  - - e desenvolvimento do septo interatrial, 6

Anel de Vieussens, 19
Anemia, 48
- correção da, 212

Angiotensina II, 124
Anorexia, 173
Anormalidades, 200
- cardíacas estruturais, 200
- no ritmo cardíaco, 201

Antagonistas do cálcio, 172

Anticoagulantes, 258
Anti-histamínicos, 270
Aorta, 28
- desenvolvimento da, 12
Apêndice atrial direito, 17
Arginina-vasopressina, 223
Arritmias cardíacas, 131, 139
- reconhecimento e correção das, 218
Artéria(s), 12
- pulmonar(es), 27
- - desenvolvimento das, 15
- - principal, desenvolvimento da, 12
- - pseudo-aneurisma da, 113
- - traçado característico de, 112
- radial, cateterismo da, 205
Ascite, 291
Aspiração, 309
- de secreções, 309
- intratraqueal, 317
- traqueal, 325
Atelectasia, 102, 309
Átrio, 17
- anatomicamente direito, 17
- esquerdo, 20
Atriograma, traçado característico de, 110
Atropina intravenosa, 270
Ausculta pulmonar, 322
Azitromicina, 242
Azotemia, 207

B

Bacteroides fragilis, 241
Balão intra-aórtico, 229
Barorreceptores, 181
Benzodiazepínicos, 211
Bexiga, alterações na, 275
Bicarbonato, 215
Bioimpedância, 115
Bloqueadores neuromusculares, 293

Bloqueio atrioventricular, 219
Bolsas trabeculares dos ventrículos, 13
Bomba de propulsão, tipos de, 286
Bradicardia, 173, 204, 275
Bradicininas, 142
Broncodisplasia, 308
Broncoespasmo, 101, 267
Broncopneumonia, 205
Bulbus cordis, 4

C

Caixa torácica e seu conteúdo, 66
Cálcio, 172
- antagonistas do, 172
- cloreto de, 216
Cálculo da saturação funcional e fracional de oxigênio, 86
Canal(is), 10
- arterial, manipuladores do, 175
- - indometacina, 175
- - prostaglandina E1, 176
- atrioventricular, 11
- - divisão do, 10
Cânula, 88
- intratraqueal, 88
- nasal, 88
Capacidade residual funcional, 317
Capnografia volumétrica, 94
- baseada no tempo e volume, 94
- - espaço morto, 96
- diferenças entre o gás carbônico no final da expiração e o gás carbônico arterial, 99
- gás carbônico exalado e recrutamento alveolar, 96
- - alterações da perfusão, 98
- utilização do gás carbônico exalado como um marcador prognóstico, 98
Capnometria e capnografia, 92
- aplicação clínica da PetCO2 e da PSLCO2, 93
- aplicações clínicas da capnometria, 92

Captopril, 172
Cardiomiopatia dilatada, 227
Cardiopatia(s), 105
- agudas, 321
- congênita adquirida, 105
- ducto-dependentes, 132
  - - recém-nascidos com hipoxemia grave devido à, 132
  - - recém-nascidos com insuficiência cardiocirculatória em, 133
- sem possibilidades de correção biventricular, 138
Cartucho oxigenador, 285
Cascata de oxigênio, 79
CATCH 22, síndrome, 216
Catecolaminas, 161, 248
- adrenalina, 163
- dobutamina, 162
- dopamina, 161
- isoproterenol, 165
- liberação de, 197
- noradrenalina, 164
Cateter, 109
- de artéria pulmonar Swan-Ganz, 109
- de Tenckoff, 291
Cateterismo da artéria radial, 205
Cefaléia, 266
Cefalotina, 241
Ceftriaxona, 243
Células pré-cardíacas, 3
Choque
- classificação de, pelo suporte avançado de vida no trauma, 190
- espinhal/neurogênico, 271-277
  - - fisiopatologia, 274
  - - mecanismo de lesão medular, 271
  - - prognóstico, 277
  - - quadro de choque, 273
  - - tipos de lesão espinhal, 272
    - - - fraturas espinhais, 272
    - - - quadriparesia transitória, 273
    - - - SCIWORA, 272
    - - - subluxação rotatória atlanto-axial, 273
  - - tratamento, 275
- estado de, 57
- hipovolêmico, 147, 179-191
  - - aspectos específicos do tratamento, 185
    - - - acesso venoso, 186
    - - - choque no trauma, 189
    - - - controle laboratorial, 187
    - - - fatores preexistentes, 185
    - - - monitoração clínica, 188
    - - - objetivos principais, 185
    - - - protocolo de infusão, 187
    - - - suporte farmacológico, 189
    - - - tipo de líquido, 186
    - - - tratamento da causa do choque, 189
    - - - via aérea, 185
  - - características clínicas, 182
  - - classificação de choque pelo suporte avançado de vida no trauma, 190
  - - etiopatogenia e fisiopatologia, 180
  - - principais causas de, na criança, 180
  - - sinais clínicos de desidratação na criança, 184
- neonatal, 202
- no trauma, 189
- refratário, 109
- séptico, 46, 150, 235-261
  - - agentes infecciosos bacterianos, 241
  - - características clínicas, 249
  - - conceito, 235
  - - diagnóstico, 250
    - - - interleucina-6, 251
    - - - procalcitonina, 251
    - - - proteína C reativa, 250

- - - proteína ligadora de
    lipopolissacarídeo, 251
- - etiopatogenia e
    fisiopatologia, 239
- - na criança, 256
- - no recém-nascido, 255
- - objetivos terapêuticos, 252
- - - antibioticoterapia, 257
- - - anticoagulantes, 258
- - - corticóides, 256
- - - ressuscitação
    volumétrica, 253
- - - suporte à função renal,
    260
- - - suporte cardiovascular,
    254
- - - suporte respiratório, 258
- - tratamento, 252
Choque anafilático, 263-271
- diagnóstico, 265
- - clínica, 265
- - diferencial, 267
- - laboratorial na fase aguda, 266
- etiologia, 265
- fisiopatologia, 264
- incidência e prevalência, 263
- medidas após a fase aguda, 271
- período crítico de
  observação, 270
- tratamento, 268
- - adicionais, 270
- - inicial, 268
- - - circulação, 269
- - - respiração, 269
- - - vias aéreas, 268
Choque cardiogênico, 193-234
- atuando na fisiopatologia da
  cardiopatia, 225
- características clínicas, 203
- causas, 200
- - anormalidades cardíacas
    estruturais, 200
- - anormalidades no ritmo
    cardíaco, 201
- - disfunções miocárdicas, 201
- - obstrutivas, 201

- estratégias de ventilação
  pulmonar mecânica no, 214
- etiologia, 199
- evolução do tratamento, 209
- fisiopatologia, 194
- insuficiência do ventrículo, 198
- - direito, 199
- - esquerdo, 198
- mecanismos, 197
- - compensatórios, 197
- - descompensatórios, 197
- medida direta de débito
  cardíaco, 208
- métodos diagnósticos, 205
- monitoração, 205
- particularidades do pós-
  operatório de cirurgia
  cardíaca, 198
- quadro clínico e
  etiopatogenia, 202
- suporte hemodinâmico
  mecânico, 226
- - tipos, 226
- - - de uso agudo, 226
- - - de uso crônico, 230
- tratamento, 210
- - medidas específicas, 216
- - - otimizar a pré-carga, 216
- - - reconhecimento e
    correção das
    arritmias, 218
- - - redução da
    pós-carga, 225
- - - tratamento do coração
    hipocontrátil, 220
- - medidas gerais, 210
- - - controle térmico, 212
- - - correção da anemia, 212
- - - correção dos distúrbios
    metabólicos, 215
- - - sedação e analgesia, 210
- - - suporte ventilatório, 212
Cianose, 204
Ciclo cardíaco, 32
- diástole, 33

- sístole, 36
Circulação
- esplâncnica, 181
- extracorpórea, efeitos da, e do clampeamento aórtico, 129
Cirurgia(s), 128
- cardíaca, particularidades do pós-operatório de, 198
- de Fontan, 206
- de Glenn, 128, 141
- sem circulação extracorpórea, disfunção miocárdica no pós-operatório de, 140
Cirurgia cardíaca, disfunção miocárdica no pós-operatório de, 127
- causas, 131
- cirurgias sem circulação extracorpórea, 140
- correção da coarctação de aorta, 141
- efeitos da circulação extracorpórea e do clampeamento aórtico, 129
- *shunt* sistêmico pulmonar em cardiopatias com hipoxemia, 141
- situações clínicas especiais, 132
  - - alterações bioquímicas no pós-operatório, 140
  - - arritmias cardíacas, 139
  - - cardiopatias sem possibilidades de correção biventricular, 138
  - - hipertensão pulmonar, 136
  - - lesão(ões), 133
    - - - cardíacas residuais no pós-operatório, 137
    - - - miocárdica durante a circulação extracorpórea e o clampeamento aórtico, 134
    - - - valvares agudas, 133
  - - recém-nascidos, 132
    - - - com hipoxemia grave devido à cardiopatia ducto-dependente, 132
    - - - com insuficiência cardiocirculatória em cardiopatias ducto-dependentes, 133
  - - ventrículo esquerdo não-preparado, 134
- tipos de cirurgia, 128
  - - com circulação extracorpórea, 129
  - - sem circulação extracorpórea, 128
- tratamento de cardiopatias com hiperfluxo pulmonar, 140
Clampeamento aórtico, 129
Claritromicina, 243
Cloreto de cálcio, 216
CO_2, transporte de, no sangue, 49
Coarctação de aorta, correção da, 141
Colapso cardiovascular, 52
Complacência vascular, 38
Cone de Luschka, 22
Congestão, 204
- pulmonar, 219
- vascular pulmonar, 204
Contração muscular, 32, 53
Contratilidade, 57
- diminuição da, 127
- miocárdica, 78, 196
Controle
- térmico, 212
- urinário, 339, 344
Convulsões, 250
Coração, 31
- como bomba, 31
  - - ciclo cardíaco, 32
    - - - diástole, 33
    - - - sístole, 36
- direito, 59
- hipocontrátil, tratamento do, 220
Corticóides, 256
Corticosteróides, 276
Coxins endocárdicos, 7, 11
Criança(s), 148
- choque séptico na, 256

- falência de múltiplos órgãos na, 149
- principais causas de choque hipovolêmico na, 180
- sinais clínicos de desidratação nas, 184
- suscetíveis à hipovolemia, 148

Crise convulsiva, 176
Crista *terminalis*, 17
Cronotropismo, 215

D

Davis, gelatina cardíaca de, 5
Débito cardíaco, 56, 79, 84, 194
- avaliação do, 117
- e seus determinantes, 52
  - - freqüência cardíaca, 52
  - - volume sistólico, 52
    - - - contratilidade, 57
    - - - pós-carga, 56
    - - - pré-carga, 53
- medida do, 115
  - - direta, 208
  - - pela tonometria gástrica e intestinal, 115
  - - por meio da análise da onda de pulso arterial, 115

Débito urinário, 184, 244
Depressão miocárdica, 143
Derrames pleurais, 308
Desenvolvimento, 1, 15
- de aorta, 12
  - - artéria pulmonar principal, septo interventricular e pericárdio, 12
  - - vasos aórticos principais, artérias pulmonares e ducto arterioso, 15
- do pericárdio, 15
- dos vasos do arco aórtico, 15
- embriológico do coração, 1

Desidratação nas crianças, sinais clínicos de, 184

Desobstrução rinofaríngea retrógrada, 331
Dexmedetomidina, 211
Dextrans, 152
Diabetes, 158
Diafragma, 66, 313
Diagrama pressão-volume e função contrátil, 58
Diálise, 284
Diarréia, 158
Diástole, 33
- ventricular, fases da, 34

Dioxiemoglobina, 84
Disemoglobinas, 87
Disfunção, 84
- circulatória grave, 290
- de múltiplos órgãos e sistemas, 84
- orgânica em pediatria, critérios para a definição de, 238
- sistólica, 133

Disfunção miocárdica, 52, 121-145, 201
- mecanismos fisiopatológicos da insuficiência cardíaca, 121
  - - fisiopatologia da insuficiência cardíaca diastólica, 127
  - - hipertrofia como compensação e seus tipos, 124
  - - mecanismos de compensação e conseqüente deterioração, 122
  - - mecanismos moleculares no remodelamento ventricular, 126
    - - - diminuição da contratilidade, 127
    - - - perda de miócitos, 126
- na sepse, 141

Disfunção miocárdica no pós-operatório de cirurgia cardíaca, 127
- causas, 131
- cirurgias sem circulação extracorpórea, 140

- correção da coarctação de aorta, 141
- efeitos da circulação extracorpórea e do clampeamento aórtico, 129
- *shunt* sistêmico pulmonar em cardiopatias com hipoxemia, 141
- situações clínicas especiais, 132
  - - alterações bioquímicas no pós-operatório, 140
  - - arritmias cardíacas, 139
  - - cardiopatias sem possibilidades de correção biventricular, 138
  - - hipertensão pulmonar, 136
  - - lesão(ões), 133
    - - - cardíacas residuais no pós-operatório, 137
    - - - miocárdica durante a circulação extracorpórea e o clampeamento aórtico, 134
    - - - valvares agudas, 133
  - - recém-nascidos, 132
    - - - com hipoxemia grave devido à cardiopatia ducto-dependente, 132
    - - - com insuficiência cardiocirculatória em cardiopatias ducto-dependentes, 133
  - - ventrículo esquerdo não-preparado, 134
- tipos de cirurgia, 128
  - - com circulação extracorpórea, 129
  - - sem circulação extracorpórea, 128
- tratamento de cardiopatias com hiperfluxo pulmonar, 140

Disoxia do trato gastrointestinal, 116
Dispositivo(s), 230
- de assistência ventricular esquerda, 299
- pulsáteis, tipos de, 230

Disritmias malignas, 289
Distensão abdominal, 250
Distermias, 250
Distúrbios, 202
- do ritmo circadiano, 202
- hidroeletrolíticos, 218
- metabólicos, 215
Diuréticos, 174
- de alça, 217
Dobutamina, 162
Doença, 200
- de Kawasaki, 203
- infiltrativa do miocárdio, 200
- pulmonar obstrutiva crônica, 90
Dopamina, 161, 220, 276
Dor, avaliação e controle da, 345
Drenagem, 321
- autógena assistida, 332
- postural, 321
- sangüínea, 282
Drogas vasoativas, 161-177
- antagonistas do cálcio, 172
- catecolaminas, 161
  - - adrenalina, 163
  - - dobutamina, 162
  - - dopamina, 161
  - - isoproterenol, 165
  - - noradrenalina, 164
- diuréticos, 174
- inibidores, 166
  - - da enzima de conversão da angiotensina, 172
    - - - captopril, 172
    - - - enalapril, 173
  - - da fosfodiesterase, 166
- manipuladores do canal arterial, 175
  - - indometacina, 175
  - - prostaglandina E1, 176
- vasoconstritores, 166
- vasodilatadores, 167
  - - labetalol, 168
  - - nitroprussiato de sódio, 167
  - - óxido nítrico, 169
  - - sildenafil, 171

Ducto arterioso, desenvolvimento do, 15

E

Ecocardiograma Doppler, 114
Ectoderma, 2
Edema pulmonar, 81, 168
Efeito(s), 50
- da circulação extracorpórea e do clampeamento aórtico, 129
- Haldane, 50
Ejeção ventricular, 56
- lenta, 37
- rápida, 37
Eletrocardiograma, 104
- com Doppler, 84
Eletroencefalograma, 306
Embolia, 98
- gasosa, 112
- pulmonar, 98, 201
- - grave, 102
Êmbolo pulmonar, 90, 325
Embriologia e anatomia do sistema cardiovascular, 1-29
- anatomia cardíaca, 17
- - segmento arterial, 27
- - - aorta, 28
- - - artéria pulmonar, 27
- - segmento atrial, 17
- - - átrio anatomicamente direito, 17
- - - átrio esquerdo, 20
- - segmento ventricular, 21
- - - ventrículo direito, 21
- - - ventrículo esquerdo, 25
- desenvolvimento de aorta, 12
- - artéria pulmonar principal, septo interventricular e pericárdio, 12
- - vasos aórticos principais, artérias pulmonares e ducto arterioso, 15
- divisão do canal atrioventricular, 10
- formação, 2
- - do tubo cardíaco, 2
- - e desenvolvimento do septo interatrial, 6
Enalapril, 173
Enchimento ventricular rápido, 34
Endoderma, 2
Endotelina 1, 224
Endotoxinas, 142
Enfermagem, cuidados de, para paciente com alterações hemodinâmicas, 339-346
- atuação do enfermeiro, 339
- - avaliação e controle da dor, 345
- - controle urinário, 344
- - cuidados respiratórios, 343
- - monitoração, 339
- - - da oxigenação, 343
- - - do ritmo e freqüência cardíaca, 339
- - pressão, 340
- - - arterial sistêmica invasiva, 340
- - - venosa central, 342
- - profilaxia e controle de infecção, 345
- - regulação térmica, 344
Enzima(s), 142
- de conversão da angiotensina, inibidores da, 172
- - captopril, 172
- - enalapril, 173
- proteolíticas dos neutrófilos polimorfonucleares, 142
Equação de Henderson-Hasselbalch, 89
Eritema, 266
Eritropoetina, 82
Espaço, 66
- morto, 96
- pleural, 66
Espectrofotometria, 84
Espironolactona, 174
Esplancnopleura, 4

Estado de choque, 57, 279
Esternotomia, 293
Estresse sistólico, 124
Eustáquio, válvula de, 18
Extra-sistolia supraventricular, 139

F

Fadiga, 322
Faixa abdominal, uso de, 332
Falência, 79
- cardíaca, 197
- de múltiplos órgãos, 196
  - - na criança, 149
- ventilatória, fisiopatologia do fornecimento de oxigênio na, 79
Fallot, tetralogia de, 55, 130, 308
Fator de necrose tumoral-α, 142
Feixe de His, 19
Fenilefrina, 221
Fenolodopan, 217
Fentanil, 211
Fibra(s), 53
- de Purkinje, 104
- miocárdica, 53
Fibrina, 142
Fibroblastos, 123, 201
Fick, 44
  método de, 98
- princípio da termodiluição de, 44
Fisiologia cardiocirculatória, princípios de, 31-63
- coração como bomba, 31
  - - ciclo cardíaco, 32
    - - - diástole, 33
    - - - sístole, 36
- coração direito, 59
- débito cardíaco e seus determinantes, 52
  - - freqüência cardíaca, 52
  - - volume sistólico, 52
    - - - contratilidade, 57
    - - - pós-carga, 56
    - - - pré-carga, 53

- diagrama pressão-volume e função contrátil, 58
- estimulação e sinalização celular dos receptores β-miocárdicos, 61
- relações entre pressão, volume, fluxo e resistência, 36
  - - perfil parabólico de velocidade durante o fluxo laminar, 39
    - - - fluxo sangüíneo periférico, 40
- transporte, 47
  - - de CO_2 no sangue, 49
  - - de O_2 no sangue, 47
Fisioterapia, cuidados de, para paciente com alterações hemodinâmicas, 303-338
- cuidados em neonatologia, 303
- cuidados em pediatria, 307
  - - considerações, 326
    - - - gerais, 334
    - - - sobre as técnicas convencionais, 326
  - - técnicas atuais, 326
    - - - aumento do fluxo expiratório, 326
    - - - drenagem autógena assistida, 332
    - - - expiração lenta e prolongada, 331
  - - técnicas manuais de fisioterapia respiratória, 319
    - - - convencionais, 320
    tratamento, 309
    - - - aspiração de secreções, 309
    - - - PEEP, 318
    - - - posicionamento, 313
    - - - recrutamento, 316
  - - vibração manual e mecânica, 323
Flagelina, 240
Fluxo, 37
- laminar, perfil parabólico de velocidade durante o, 39

- pulsátil do sangue, 37
- sangüíneo, 42
  - - cerebral, 304
  - - diminuição do, para os pulmões, 91
  - - periférico, 40
    - - - oferta de O2, 42
  - - regional, alterações do, 91
  - - sistêmico, mensuração do, 90
Fontan, cirurgia de, 206
Forame *ovale*, 8
Fosfodiesterase, inibidores da, 61, 166
Frank-Starling, 53
- lei de, 53
- mecanismo de, 122
Fraturas espinhais, 272
Freqüência cardíaca, 52, 303, 339
Furosemida, 174

G

Gás(es), 88
- arteriais, 325
- carbônico, 89
  - - diferenças entre o, no final da expiração e o gás carbônico arterial, 99
  - - exalado, 96
    - - - como um marcador prognóstico, utilização do, 98
    - - - e recrutamento alveolar, 96
  - - monitorização do, 88
    - - - alterações do fluxo sangüíneo regional, 91
    - - - diminuição do fluxo sangüíneo para os pulmões, 91
    - - - fisiologia da produção e eliminação do gás carbônico, 89
    - - - mensuração do fluxo sangüíneo sistêmico, 90
    - - - perda da vascularização pulmonar, 90
Gasometria arterial, 49
Gelatina(s), 152
- cardíaca de Davis, 5
Ginecomastia, 175
Glenn, cirurgia de, 128, 141
Glicemia, 187, 215

H

Haemophilus influenza, 242
Haldane, efeito, 50
Hematócrito, 292
Hemidiafragma, 314
Hemodiálise, 168
Hemoglobina, 43, 47, 82
- condições que alteram a afinidade da, pelo oxigênio, 83
Hemorragia, 290
- intracraniana, 290
- periventricular-intraventricular, 306
Hemotórax, 112, 342
Henderson-Hasselbalch, equação de, 89
Henry, lei de, 47
Hepatomegalia, 205, 250
Heterogeneidade pulmonar, 95
Hidrocortisona, 257
Hidroxicobalamina, 168
Hiperbilirrubinemia, 87
Hipercalcemia, 105
Hipercapnia permissiva, 305
Hiperdistensão pulmonar, 90
Hiperfluxo pulmonar, tratamento de cardiopatias com, 140
Hiperglicemia, 215
Hiperinsuflação, 72
- alveolar, 325
Hipernatremia, 215
Hiperosmolaridade plasmática, 166
Hiperpnéia, 183

Hiperpotassemia, 173
Hipertensão, 109
- arterial pulmonar, 199
- intracraniana, 321
- pulmonar, 109, 136, 289
Hipertermia maligna, 102
Hipertrofia, 55
- como compensação e seus tipos, 124
- miocárdica, 132
- ventricular esquerda, 55
Hipocalcemia, 216
Hipocalemia, 175
Hipocapnia, 95
Hipofosfatemia, 82
Hipoglicemia, 215
Hiponatremia, 174
Hipoperfusão, 86
Hipoplasia, 141
- do coração esquerdo, 226
- pulmonar, 141
Hipotensão, 204, 274
- arterial sistêmica, 117
Hipotermia, 86, 274, 289, 308, 344
Hipovolemia, 53, 147, 274
- crianças suscetíveis à, 148
Hipoxemia, 79
- arterial, 81
- crônica, 132
- grave, recém-nascidos com, devido à cardiopatia ducto-dependente, 132
Hipoxia, 202
- citopática, 247
- grave neonatal, 202
- tecidual, 43
His, 17
- feixe de, 19
- sulco *terminalis* de, 17
Homogeneidade pulmonar, 96
Hormônio, 101
- adrenocorticotrófico, 101
- antidiurético, 150

I

Icterícia, 250
Impotência sexual, 175
Inamrinona, 222
Indometacina, 175
Infecção, 236
Infundíbulo do ventrículo direito, 24
Inibidores, 61
- da enzima de conversão da angiotensina, 172
- - captopril, 172
- - enalapril, 173
- da fosfodiesterase, 61, 166, 222
Instabilidade torácica, 326
Insuficiência, 133
- cardiocirculatória, recém-nascidos com, em cardiopatias ducto-dependentes, 133
- do ventrículo, 198
- - direito, 199
- - esquerdo, 198
- supra-renal, 257
Insuficiência cardíaca, 56
- congestiva, 91
- diastólica, 56
- mecanismos fisiopatológicos da, 121
- - fisiopatologia da insuficiência cardíaca diastólica, 127
- - hipertrofia como compensação e seus tipos, 124
- - mecanismos de compensação e conseqüente deterioração, 122
- - mecanismos moleculares no remodelamento ventricular, 126
- - - diminuição da contratilidade, 127
- - - perda de miócitos, 126
Interação cardioventilatória, 65-75
- fisiologia do paciente, 66
- - em ventilação pulmonar

mecânica, 71
- - sadio, 66
- - - caixa torácica e seu conteúdo, 66
- - - efeitos cardiovasculares da respiração espontânea, 69
- - - interdependência ventricular, 68
- - - pré-carga e pós-carga, 68
- - - sistema cardiovascular, 67
Interdependência ventricular, 68
Interferon-y, 142
Interleucina-6, 251
Interleucina-8, 142
Interleucina-10, 249
Intestino, alterações no, 275
Intoxicações, 289
Intubação, 102
- do esôfago, 102
- intratraqueal, 319
- traqueal, 213
Isoproterenol, 165, 220
Isquemia miocárdica, 287

K

Kawasaki, doença de, 203
Koch, triângulo de, 19
Korotkov, ruídos de, 99

L

Labetalol, 168
Lactato de Ringer, 150
Laplace, lei de, 68
Laringoespasmo, 102
Lei, 38
- de Frank-Starling, 53
- de Henry, 47
- de Laplace, 68
- de Ohm, 38
- de Poisseuille, 40

Leito vascular pulmonar, 67
Lesão(ões)
- cardíacas residuais no pós-operatório, 137
- espinhal, tipos de, 272
- - fraturas espinhais, 272
- - quadriparesia transitória, 273
- - SCIWORA, 272
- - subluxação rotatória atlanto-axial, 273
- medular, mecanismo de, 271
- miocárdica durante a circulação extracorpórea e o clampeamento aórtico, 134
- pulmonar aguda, 94
- valvares agudas, 133
Levosimendan, 62, 221, 223
Ligamento de Marshall, 21
Lipoproteínas, 240
Luschka, cone de, 22
Lysteria monocytogenes, 241

M

Manipuladores do canal arterial, 175
- indometacina, 175
- prostaglandina E1, 176
Manto mioendocárdico, 4
Mão torácica, 328
Marshall, ligamento de, 21
Mecanismo(s)
- de Frank-Starling, 122
- de lesão medular, 271
- fisiopatológicos da insuficiência cardíaca, 121
- - diastólica, 127
- - hipertrofia como compensação e seus tipos, 124
- - mecanismos de compensação e conseqüente deterioração, 122
- - mecanismos moleculares no remodelamento ventricular, 126

- - - diminuição da contratilidade, 127
- - - perda de miócitos, 126
Medida do débito cardíaco, 115
- direta, 208
- por meio da análise da onda de pulso arterial, 115
- por tonometria gástrica e intestinal, 115
Medula, 181
- adrenal, 181
- espinhal, traumatismo da, 271
Meningite, 241
- bacteriana grave, 257
Mensuração de pressão venosa central, fatores que interferem com a, 103
Mesoderma, 3
Método de Fick, 98
Metoprolol, 123
Microcirculação, capacitação de oxigênio pela, 44
MicroMed-DeBakey, 300
Midazolam, 211
Milrinona, 61, 166, 220
Miocárdio, 61
- doença infiltrativa do, 200
Miocardite, 193, 227
- aguda fulminante, 289
Miócitos, perda de, 126
Modelo de Rothe, 68
Monitoração hemodinâmica avançada, 109-119
- invasiva, 109
- - cateter de artéria pulmonar Swan-Ganz, 109
- - variáveis hemodinâmicas medidas e calculadas, 113
- minimamente invasiva, 115
- - medida do débito cardíaco, 115
- - - por meio da análise da onda de pulso arterial, 115
- - - por tonometria gástrica e intestinal, 115
- não-invasiva, 114
- - bioimpedância, 115
- - ecocardiograma Doppler, 114
- situações clínicas em pediatria, 116
- - monitorização hemodinâmica invasiva, 116
- - - aplicação direta em situações clínicas mais freqüentes, 117
Monitorização hemodinâmica básica, 77-108
- capnografia volumétrica, 94
- - baseada no tempo e volume, 94
- - - espaço morto, 96
- - diferenças entre o gás carbônico no final da expiração e o gás carbônico arterial, 99
- - gás carbônico exalado e recrutamento alveolar, 96
- - - alterações da perfusão, 98
- - utilização do gás carbônico exalado como um marcador prognóstico, 98
- capnometria e capnografia, 92
- - aplicação(ões) clínica(s), 92
- - - da capnometria, 92
- - - da PetCO2 e da PSLCO2, 93
- eletrocardiograma, 104
- monitorização do gás carbônico, 88
- - alterações do fluxo sangüíneo regional, 91
- - diminuição do fluxo sangüíneo para os pulmões, 91
- - fisiologia, 88
- - - da produção e eliminação do gás carbônico, 89
- - - do gás carbônico, 88

- - mensuração do fluxo sangüíneo sistêmico, 90
- - perda da vascularização pulmonar, 90
- monitorização transcutânea do oxigênio, 87
- oxigenação, 78
- - débito cardíaco, 84
- - determinantes da troca de oxigênio, 80
- - fisiopatologia do fornecimento de oxigênio na falência ventilatória, 79
- - hemoglobina, 82
- - oxigenação, 81
- oximetria de pulso, 84
- - princípios, 84
- - - acurácia, 86
- - - aplicações clínicas, 87
- - - variação entre os probes, 87
- pressão, 99
- - arterial sistêmica, 99
- - venosa central, 101
Músculos, 17
- papilares, 25
- - inferiores, 23
- pectíneos, 17
Mycoplasma pneumoniae, 242

N

Náuseas, 266
Neisseria meningitidis, 241
Nervo frênico, 15
Nesiritide, 217, 221
Nifedipina, 172
Nitroglicerina, 221
Nitroprussiato, 221
- de sódio, 167
Nódulo sinusal, 211
Noradrenalina, 161, 164, 220, 276

O

Obstrução intestinal, 158
Oferta de O_2, 42
Ohm, lei de, 38
Oligúria, 207
Onda, 104
- de pulso arterial, medida do débito cardíaco por meio da análise da, 115
- P, 104
Ostium sinoatrial, 6
Oxacilia, 243
Óxido nítrico, 169, 281
Oxiemoglobina, 82
Oxigenação, 78
- débito cardíaco, 84
- determinantes da troca de oxigênio, 80
- extracorpórea por membranas, 280
- - cuidados, 291
- - - antes da instituição da, 291
- - - de enfermagem na, 296
- - - durante a terapia com, 292
- - de resgate, 298
- - retirada da, 294
- - venoarterial, 283
- - - circuito típico de, 283
- - - contra-indicações para o uso de, 290
- - - indicações para o uso de, 288
- - - justificativas para uso de, 287
- - venosa e venoarterial, 282
- fisiopatologia do fornecimento de oxigênio na falência ventilatória, 79
- hemoglobina, 82
- miocárdica, 57
- monitoração da, 343

Oxigênio, 47
- cálculo da saturação funcional e fracional de, 86
- cascata de, 79
- condições que alteram a afinidade da hemoglobina pelo, 83
- monitorização transcutânea do, 87
- transporte de, no sangue, 47

Oximetria de pulso, 84
- princípios, 84
  - - acurácia, 86
  - - aplicações clínicas, 87
  - - variação entre os probes, 87

Oxímetro de pulso, 85

P

Paciente(s), 66
- em ventilação pulmonar mecânica, fisiologia no, 71
- sadio, fisiologia do, 66
  - - caixa torácica e seu conteúdo, 66
  - - efeitos cardiovasculares da respiração espontânea, 69
  - - interdependência ventricular, 68
  - - pré-carga e pós-carga, 68
  - - sistema cardiovascular, 67

Paciente com alterações hemodinâmicas, cuidados de enfermagem para, 339-346
- atuação do enfermeiro, 339
  - - avaliação e controle da dor, 345
  - - controle urinário, 344
  - - cuidados respiratórios, 343
  - - monitoração, 339
    - - - da oxigenação, 343
    - - - do ritmo e freqüência cardíaca, 339
  - - pressão, 340
    - - - arterial sistêmica invasiva, 340
    - - - venosa central, 342
  - - profilaxia e controle de infecção, 345
  - - regulação térmica, 344

Pacientes com alterações hemodinâmicas, cuidados de fisioterapia para, 303-338
- cuidados em neonatologia, 303
- cuidados em pediatria, 307
  - - considerações, 326
    - - - gerais, 334
    - - - sobre as técnicas convencionais, 326
  - - técnicas atuais, 326
    - - - aumento do fluxo expiratório, 326
    - - - drenagem autógena assistida, 332
    - - - expiração lenta e prolongada, 331
  - - técnicas manuais de fisioterapia respiratória, 319
    - - - convencionais, 320
  - - tratamento, 309
    - - - aspiração de secreções, 309
    - - - PEEP, 318
    - - - posicionamento, 313
    - - - recrutamento, 316
  - - vibração manual e mecânica, 323

Parada, 87
- cardíaca, 91
- cardiorrespiratória prolongada, 290

Parede traqueal, rigidez da, 333
Pediatria, critérios para a definição de disfunção orgânica em, 238
PEEP, 318
Penicilina, 242
Peptideoglicanos, 240
Peptídeos natriuréticos, 124
Percussões torácicas manuais, 322

Perfil parabólico de velocidade durante o fluxo laminar, 39
- fluxo sangüíneo periférico, 40

Perfusão, 52
- coronariana do ventrículo direito, 60
- gastrointestinal, 91
- miocárdica, 52
- tissular, 180, 206

Pericárdio, 66
- desenvolvimento do, 12, 15

Período, 2
- de blástula, 2
- de gástrula, 2

Peritonites, 241
PIRO, sistema, 240
Placa cardiogênica, 4
Plaquetopenia, 175
Plasma fresco, 186
Pletismografia, 84
Pleura, 66
Plexo venoso pulmonar, 8
Pneumonia, 257
- nosocomial, 308, 319
- por *Pneumocystis carinii*, 257

Pneumotórax, 201
Poisseuille, lei de, 40
Pós-carga, 56
Posição de Trendelemburg, 321
Pós-operatório, 140
- de cirurgia cardíaca, particularidades do, 198
- alterações bioquímicas no, 140

Pós-operatório de cirurgia cardíaca, disfunção miocárdica no, 127
- causas, 131
- cirurgias sem circulação extracorpórea, 140
- correção da coarctação de aorta, 141
- efeitos da circulação extracorpórea e do clampeamento aórtico, 129
- *shunt* sistêmico pulmonar em cardiopatias com hipoxemia, 141
- situações clínicas especiais, 132
- - alterações bioquímicas no pós-operatório, 140
- - arritmias cardíacas, 139
- - cardiopatias sem possibilidades de correção biventricular, 138
- - hipertensão pulmonar, 136
- - lesão(ões), 133
- - - cardíacas residuais no pós-operatório, 137
- - - miocárdica durante a circulação extracorpórea e o clampeamento aórtico, 134
- - - valvares agudas, 133
- - recém-nascidos, 132
- - - com hipoxemia grave devido à cardiopatia ducto-dependente, 132
- - - com insuficiência cardiocirculatória em cardiopatias ducto-dependentes, 133
- - ventrículo esquerdo não-preparado, 134
- tipos de cirurgia, 128
- - com circulação extracorpórea, 129
- - sem circulação extracorpórea, 128
- tratamento de cardiopatias com hiperfluxo pulmonar, 140

Pré-carga, 53
Pressão
- arterial, 99
- - média, 205
- - sistêmica, 99
- - - invasiva, 340
- de O2 alveolar, 81
- diastólica no choque cardiogênico, 195
- intracraniana, 169
- intratorácica, 71
- positiva expiratória final, 206, 316

- venosa central, 101, 304, 342
    - - fatores que interferem com a mensuração de, 103
    - - monitoração da, 156
Princípio da termodiluição de Fick, 44
Procalcitonina, 251
Produtos derivados do sangue, 291
Programa SEPSSE, 252
Prostaglandina, 132
- E1, 176
Proteína, 250
- C reativa, 250
- ligadora de lipopolissacarídeo, 251
Proteinúria, 173
Protocolo de reposição volêmica, 157
Pseudo-aneurisma da artéria pulmonar, 113
Punção arterial, 112
Purkinje, fibras de, 104

Q

Quadriparesia transitória, 273

R

Ranitidina, 275
Rash purpúrico, 236
Recém-nascido(s), 132
- choque séptico no, 255
- com hipoxemia grave devido à cardiopatia ducto-dependente, 132
- com insuficiência cardiocirculatória em cardiopatias ducto-dependentes, 133
Receptores, 61
- β-adrenérgicos, 161
- β-miocárdicos, estimulação e sinalização celular dos, 61
Regulação térmica, 339, 344
Relaxamento, 34
- isovolumétrico, 34
- ventricular, 222
Remifentanil, 211
Remodelamento ventricular, mecanismos moleculares no, 126
- diminuição da contratilidade, 127
- perda de miócitos, 126
Reposição volêmica, 147-160
- bases da, 149
- como e quando usar, 154
- crianças suscetíveis à hipovolemia, 148
- monitoração da resposta terapêutica, 156
- protocolo de, 157
- soluções disponíveis para, 150
Resistência vascular, 39
- pulmonar, 6, 73, 223
Respiração espontânea, efeitos cardiovasculares da, 69
Ressuscitação, 253
- cardiopulmonar, 289
- volumétrica, 253
Rigidez, 211
- da parede traqueal, 333
- torácica, 211
Ringer, lactato de, 150
Rinite, 266
Ritmo, 201
- cardíaco, anormalidades no, 201
- circadiano, distúrbios do, 202
Rothe, modelo de, 68
Ruídos de Korotkov, 99

S

Sangue, 37
- fluxo pulsátil do, 37
- produtos derivados do, 291
- transporte, 47
    - - de CO_2 no, 49
    - - de O_2 no, 47
Sarcômero, 53
Saturação venosa central de oxigênio, 318

SCIWORA, 272
Secreções aspiração de, 309
Seio de Valsalva, 24
Sepse, 237
- disfunção miocárdica na, 141
- neonatal, características da, 250
SEPSE, programa, 252
Septo, 6
- aórtico pulmonar, 13
- interatrial, 19
- - formação e desenvolvimento do, 6
- interventricular, 26
- - desenvolvimento do, 12
Septum, 6
- *primum*, 6
- *secundum*, 6
Shunt(s), 128
- pós-tricuspídeos, 131
- sistêmico pulmonar, 128
- - em cardiopatias com hipoxemia, 141
Sildenafil, 171
Sincronia atrioventricular, 219
Síndrome, 216
- CATCH 22, 216
- da disfunção de múltiplos órgãos, 237
- da resposta inflamatória sistêmica em pediatria, 235
- do coração hipoplásico esquerdo, 288
- do desconforto respiratório agudo, 94, 97
Sistema cardiovascular, embriologia e anatomia do, 1-29
- anatomia cardíaca, 17
- - segmento arterial, 27
- - - aorta, 28
- - - artéria pulmonar, 27
- - segmento atrial, 17
- - - átrio anatomicamente direito, 17
- - - átrio esquerdo, 20
- - segmento ventricular, 21

- - - ventrículo direito, 21
- - - ventrículo esquerdo, 25
- desenvolvimento de aorta, 12
- - artéria pulmonar principal, septo interventricular e pericárdio, 12
- - vasos aórticos principais, artérias pulmonares e ducto arterioso, 15
- divisão do canal atrioventricular, 10
- formação, 2
- - do tubo cardíaco, 2
- - e desenvolvimento do septo interatrial, 6
Sistema, 57
- nervoso autônomo simpático, 57
- PIRO, 240
- renina-angiotensina, 143
Sístole, 36
- atrial, 34
- ventricular, 33
- - fases da, 37
Sódio, 167
- nitroprussiato de, 167
- tiossulfato de, 168
Soluções, 150
- cristalóides, 150
- disponíveis para reposição volêmica, 150
Sondagem vesical, 187
Sondergaard, sulco de, 19
Sopro, 203
Staphylococcus, 241
- *aureus*, 241
- *faecalis*, 241
Streptococcus, 241
- *pneumoniae*, 242
- *pyogenes*, 241
Subluxação rotatória atlanto-axial, 273
Substância P, 211, 248
Sulco, 17
- de Sondergaard, 19
- de Waterson, 19
- terminalis de His, 17

Suporte, 189
- avançado de vida no trauma, 189
  - - classificação de choque pelo, 190
- hemodinâmico mecânico no choque cardiogênico, tipos, 226
  - - de uso agudo, 226
    - - - balão intra-aórtico, 229
    - - - diferenças entre ECMO e DAV, 227
  - - de uso crônico, 230
- respiratório, 258

Suporte hemodinâmico extracorpóreo, 279-301
- dispositivo de assistência ventricular esquerda, 299
- estado de choque, 279
- modalidades de, 280
- oxigenação extracorpórea por membranas, 280
  - - cuidados, 291
    - - - antes da instituição da, 291
    - - - de enfermagem na, 296
    - - - durante a terapia com, 292
  - - de resgate, 298
  - - retirada da, 294
  - - venoarterial, 282
    - - - circuito típico de, 283
    - - - contra-indicações para o uso de, 290
    - - - indicações para o uso de, 288
    - - - justificativas para uso de, 287
  - - venosa e venoarterial, 282
- tipos de bomba de propulsão, 286

Swan-Ganz, cateter de artéria pulmonar, 109

T

Tamponamento pericárdico, 288

- agudo, 201

Tapotagem, 322
Taquicardia, 183
- ectópica juncional, 219

Taquipnéia, 249
Tebésio, valva de, 19
Tecido mesenquimal, 10
Técnicas manuais de fisioterapia respiratória, 319
- drenagem postural, 321
- percussões torácicas manuais, 322

Tenckoff, cateter de, 291
Testes de coagulação, 293
Tetralogia de Fallot, 55, 130, 308
Tiossulfato de sódio, 168
Tonometria gástrica e intestinal
- medida do débito cardíaco pela, 115

Tonturas, 266
Transdutores de pressão, 341
Transporte, 47
- de CO_2 no sangue, 49
- de O_2 no sangue, 47

Trauma, choque no, 189
Traumatismo da medula espinhal, 271
Trendelemburg, posição de, 321
Triângulo de Koch, 19
Trombina, 142
Tromboembolismo, 277
Trombose venosa profunda, 277
Tronco braquiocefálico, 29
Troponina, 62
Tubo cardíaco, 2
- formação do, 2
- primitivo, 4

U

Unidades de Cuidados Intensivos, 77, 148
Urticária, 266

V

Valsalva, seio de, 24
Valva(s), 19
- aórtica, 27
- atrioventriculares, 33
- de Tebésio, 19
- mitral, 25
- pulmonar, 24
- tricúspide, 19

Válvula de Eustáquio, 18
Variáveis hemodinâmicas medidas e calculadas, 113
Vascularização pulmonar, perda da, 90
Vasoconstrição periférica, 183
Vasoconstritores, 166
Vasodilatadores, 167
- labetalol, 168
- nitroprussiato de sódio, 167
- óxido nítrico, 169
- sildenafil, 171

Vasopressina, 166, 221, 223
Vasos, 15
- aórticos principais, desenvolvimento dos, 15
- linfáticos, 288

Veia(s), 17
- cava, 17
  - - inferior, 17
  - - superior, 18
- de Tebésio, 19
- extratorácicas, 69
- femoral, 283
- pulmonar primitiva, 6

Ventilação pulmonar, 49
- mecânica, 71, 79, 140
  - - estratégias de, no choque cardiogênico, 214

Ventrículo(s), 21
- bolsas trabeculares dos, 13
- direito, 21
  - - insuficiência do, 199
- esquerdo, 25
  - - insuficiência do, 198
  - - não-preparado, 134

Ventriculograma, traçado característico de, 111
Ventriculotomia, 137
Vieussens, anel de, 19
Volume, 39
- pulmonar, 73
  - - alterações no, 213
  - - aumento do, 73
- sistólico, 39, 52
  - - contratilidade, 57
  - - pós-carga, 56
  - - pré-carga, 53

Vômitos, 266

W

Waterson, sulco de, 19